Störungen systemisch behandeln

CARL-AUER

Für Almut

Störungen systemisch behandeln
Band 12
Herausgegeben von
Hans Lieb und Wilhelm Rotthaus

Roland Schleiffer

Dissoziales Handeln von Kindern und Jugendlichen

2018

Reihe »Störungen systemisch behandeln«, Band 12
hrsg. von Hans Lieb und Wilhelm Rotthaus
Reihendesign: Uwe Göbel
Umschlag und Satz: Heinrich Eiermann
Printed in Germany
Druck und Bindung: CPI books GmbH, Leck

MIX
Papier aus verantwortungsvollen Quellen
FSC® C083411

klimaneutral
Mehr Bäume. Weniger CO_2

Erste Auflage, 2018
ISBN 978-3-8497-0100-0 (Printausgabe)
ISBN 978-3-8497-8150-7 (ePUB)

Bibliografische Information der Deutschen Nationalbibliothek: Die Deutsche Nationalbibliothek verzeichnet diese Publikation in der Deutschen Nationalbibliografie; detaillierte bibliografische Daten sind im Internet über http://dnb.d-nb.de abrufbar.

Informationen zu unserem gesamten Programm, unseren Autoren und zum Verlag finden Sie unter: **www.carl-auer.de**.

Wenn Sie Interesse an unseren monatlichen Nachrichten aus der Vangerowstraße haben, abonnieren Sie den Newsletter unter http://www.carl-auer.de/newsletter.

Carl-Auer Verlag GmbH
Vangerowstraße 14 • 69115 Heidelberg
Tel. +49 6221 6438-0 • Fax +49 6221 6438-22
info@carl-auer.de

Inhalt

Vorwort der Herausgeber

Ursprünglich ein querdenkendes Außenseiterkonzept, hat sich der systemische Ansatz heute in vielen Bereichen der Therapie und der Beratung theoretisch wie praktisch etabliert. Auch Vertreter anderer Schulen bereichert er mittlerweile in ihrer Arbeit. Die Etablierung eines Paradigmas birgt für dieses selbst aber auch Risiken, weil sie stets mit der Verfestigung von Denk- und Handlungsgewohnheiten einhergeht. Die Reihe *Störungen systemisch behandeln* stellt sich vor diesem Hintergrund zwei Herausforderungen: Nichtsystemischen Behandlern und Vertretern anderer Therapierichtungen soll sie komprimiert und praxisorientiert vorstellen, was die systemische Welt im Hinblick auf bestimmte Störungsbilder zu bieten hat. Innerhalb der Systemtherapie steht sie für eine neue Phase im Umgang mit dem Konzept von »Störung« und »Krankheit«.

Historisch gesehen war einer ersten Phase mit erfolgreichen Konzepten zu Krankheitsbildern wie Schizophrenie, Essstörungen, psychosomatischen Krankheiten und affektiven Störungen eine zweite Phase gefolgt, die geprägt war von einem gezielten Verzicht oder einer definitiven Ablehnung aller Formen störungsspezifischer Codierungen. In jüngerer Zeit wenden sich manche Vertreter der systemischen Welt wieder störungsspezifischen Konzepten und Fragen zu – und werden von anderen dafür deutlich attackiert. Diese neue Welle ist bedingt durch die Anerkennung der Systemtherapie als wissenschaftliches Heilverfahren, durch den Antrag auf deren sozialrechtliche Anerkennung und nicht zuletzt dadurch, dass viele im klinischen Sektor systemisch arbeitende Kollegen täglich gezwungen sind, sich zu störungsspezifischen Konzepten zu positionieren.

Die systemische Welt hat hierzu einiges anzubieten. Die Reihe *Störungen systemisch behandeln* will zeigen, dass und wie die Systemtheorie mit traditionellen diagnostischen Kategorien bezeichnete Phänomene ebenso gut und oft besser beschreiben, erklären und mit hoher praktischer Effizienz behandeln kann. Sie verfolgt dabei zwei Ziele: Zum einen soll systemisch arbeitenden Kollegen das große

Spektrum theoretisch fundierter und praktikabler systemischer Lösungen für einzelne Störungen zugänglich gemacht werden - ohne das Risiko, die eigene systemische Identität zu verlieren, im besten Fall sogar mit dem Ergebnis einer gestärkten systemischen Identität. Gleichzeitig soll nicht-systemischen Behandlern und Vertretern anderer Schulen das umfangreiche systemische Material an Erklärungen, Behandlungskonzepten und praktischen Tools zu verschiedenen Störungsbildern auf kompakte und nachvollziehbare Weise vermittelt werden.

Verlag, Herausgeber und Autoren bemühen sich, einerseits eine für alle Bände gleiche Gliederung einzuhalten und andererseits kreativen systemischen Querdenkern die Freiheit des Gestaltens zu lassen.

An die Stelle der Abgrenzung und der Konkurrenz zwischen den verschiedenen Therapieschulen ist heute der Austausch zwischen ihnen getreten. Die Reihe »Störungen systemisch behandeln« versteht sich als ein Beitrag zu diesem Dialog.

Dr. Hans Lieb, Dr. Wilhelm Rotthaus

1 Einleitung

1.1 Ein exemplarischer Fall

Für den 17-jährigen Axel sollte ein jugendpsychiatrisches Gutachten angefertigt werden. Der Jugendliche war zum wiederholten Mal wegen gemeinschaftlich begangener Einbruchdiebstähle und Autoaufbrüche aufgefallen. Laut Anklage hat er zusammen mit anderen Jugendlichen bzw. jungen Erwachsenen aus dem Stadtteil, der als sozialer Brennpunkt gilt, Autos aufgebrochen und diese kurzgeschlossen. Beim letzten Mal seien die jungen Leute aber nicht weit gekommen, da Axel das Auto bei einem Wendemanöver gegen einen Baum gesetzt habe. Dabei sei ein beträchtlicher Sachschaden entstanden.
Axel war bereits vorbestraft. Die letzten Delikte hatte er während seiner Bewährungszeit begangen. Im Jahr zuvor war er »wegen gemeinschaftlich begangenen Diebstahls in einem besonders schweren Fall« zu einer Jugendstrafe von 10 Monaten verurteilt worden, die zur Bewährung ausgesetzt worden war. Axel hatte zusammen mit zwei anderen Mitgliedern seiner Clique, mit einer Gaspistole bewaffnet, ein Reisebüro überfallen. Dabei wurde nur ein kleiner Geldbetrag erbeutet. In das Urteil einbezogen wurden Urteile aus zwei früheren Verfahren, in denen es um ähnlich gelagerte Delikte gegangen war. Die jungen Leute waren eingebrochen, unter anderem in eine Gartenlaube und in ein Eiscafé, wobei sie jeweils nur geringfügige Geldbeträge sowie Zigaretten entwendet hatten.
Axel war bereits bei der Einschulungsuntersuchung aufgefallen. Die Schulärztin hatte seinerzeit bei dem Jungen die Diagnose »leichte frühkindliche Hirnschädigung« gestellt. Diese Diagnose stützte sich auf die Anamnese, die durch eine Risikoschwangerschaft, eine vorzeitige Geburtseinleitung und eine in der Neugeborenenzeit notwendig gewordene Intensivbehandlung belastet war, sowie auf Symptome einer zentralen Koordinationsstörung, einer Störung der visuellen Wahrnehmung und der visuomotorischen Koordination wie auf eine deutliche Verminderung der Konzentrations- und Merkfähigkeit.
Der Junge wurde in den folgenden Jahren regelmäßig schulärztlich und sozialpädagogisch betreut. Im 2. Grundschuljahr wurde ein Sonderschulaufnahmeverfahren in Gang gesetzt. Axel wurde daraufhin wegen »erheblicher Verhaltensstörungen, neurogener Teilleistungsschwächen und generalisierter Lernstörung« in die Sonderschule für Erziehungshilfe umgeschult. Bei der seinerzeit durch-

geführten psychologischen Untersuchung erreichte der Junge im Intelligenztest ein insgesamt unterdurchschnittliches Ergebnis. Seine sprachfreie Intelligenz wurde als knapp durchschnittlich eingeschätzt. Er zeigte besondere Schwächen im Bereich des rechnerischen Denkens, beim Kurzzeitgedächtnis, im Bereich der praktischen Urteilsfähigkeit und bei der visuomotorischen Koordination. Es habe eine Artikulationsstörung bestanden.

Axels deutliche emotionale Unausgeglichenheit und seine geringe Frustrationstoleranz wurden damals durch die »schwierige familiäre Situation« erklärt. Als der Junge 8 Jahre alt war, ließen sich seine Eltern scheiden. Seitdem wohnt der Junge mit seiner Mutter und seinen zwei älteren Geschwistern in einer Wohnung in einem ausgesprochenen Problemviertel einer Großstadt. Eine Reihe ambulanter Hilfemaßnahmen wurden eingesetzt, so eine Legasthenie-Therapie, eine Hausaufgabenhilfe sowie eine sonderpädagogische Einzelbetreuung. Nach Beendigung der Grundschulzeit war Axel dann in eine Sonderschule für Lernbehinderte gewechselt.

Im Alter von 14 Jahren hörte Axel auf, die Schule zu besuchen. Nachdem er ein Jahr lang nicht mehr in der Schule erschienen war, stellte seine Mutter, die inzwischen auch infolge ihrer eigenen behindernden, chronischen Erkrankung nahezu jeden erzieherischen Einfluss verloren hatte, beim Jugendamt der Stadt einen Antrag auf Erziehungshilfe. Von kinderpsychiatrischer Seite wurde eine Fremdplatzierung in einem Heim vorgeschlagen, gegen die sich der Junge erfolgreich wehrte. Jedenfalls erfolgte keine Heimunterbringung. Aber auch andere Hilfemaßnahmen erfolgten nicht.

Stattdessen suchte und fand Axel Anschluss an eine delinquente Gleichaltrigengruppe seiner Nachbarschaft. Dort soll es ihm allerdings nicht leichtgefallen sein, die gewünschte Anerkennung zu erreichen. Nach Angaben der Mutter habe sich ihr Sohn lange Zeit von seinen Kameraden schlagen lassen. Erst seit Kurzem habe er es geschafft, sich erfolgreich zu wehren. Er komme nun mit den Gleichaltrigen besser zurecht. Axel habe sich vor geraumer Zeit nach einem Streit mit ihr mit Tabletten umbringen wollen. Früher sei der Junge sehr schüchtern gewesen. Er habe vor allem Neuen Angst gehabt. Schnell habe er sich geschämt.

Axel sei nun sehr aggressiv. Zu Hause demoliere ihr Sohn bisweilen die Wohnung. Die Mutter äußerte die Angst, dass er sich einmal nicht mehr würde steuern können. Diesbezüglich sei er seinem Vater, den sie als aggressiv und spielsüchtig schilderte, doch sehr ähnlich. Schon im Alter von 6 Jahren sei Axel gegen seinen Vater »mit dem Messer losgegangen«. Erst auf Nachfrage ergänzte die Mutter, dass Axel sie bei diesem Vorfall vor ihrem gewalttätigen Ehemann habe schützen wollen.

Der erste Kontakt mit Axel fand in der Behinderteneinrichtung statt, in welcher der Jugendliche die Sozialstunden, zu denen er in einem vorausgegangenen Verfahren verurteilt worden war, gerade ableistete. Axel überraschte den Sachverständigen mit seinem Verhalten. Er empfing diesen an der Tür ausgesprochen freundlich, geleitete ihn zur Leiterin der Einrichtung, machte ihn mit dieser bekannt und servierte beiden später Kaffee und Gebäck. Von der Leiterin der Einrichtung war zu erfahren, dass Axel bei den dort betreuten Kindern sehr beliebt sei. Vor allem bei der Arbeit mit Kindern mit einer Mehrfachbehinderung engagiere sich Axel. Er habe sich inzwischen in der Einrichtung geradezu unersetzlich gemacht.

Im Gespräch mit dem Sachverständigen verhielt sich Axel anfangs sehr schüchtern, ängstlich, auch misstrauisch, insgesamt aber keineswegs situationsinadäquat. Es bestand eine deutliche Artikulationsstörung. Bei emotional brisanten Themen war der Jugendliche nur schwer zu verstehen, sodass man nachfragen musste. Schnell wurde deutlich, dass Axel nur über einen niedrigen Selbstwert verfügte. Er schäme sich, nur mit Mühe schreiben und lesen zu können. Die Frage, ob denn alle anderen Schüler der Berufsschule, die er im Übrigen nur selten aufsuchte, lesen und schreiben könnten, beantwortete er mit der resignativen Aussage: »Manche sind auch so doof wie ich und können nicht richtig lesen.«

Axel machte keinen Hehl daraus, wie sehr er sich derzeit bei der Arbeit in der Behinderteneinrichtung wohlfühlte. Er wirkte geradezu glücklich. Seit einigen Wochen laufe für ihn eine Arbeitserkundungsmaßnahme im handwerklichen Bereich. Das mache ihm richtig Spaß. Allerdings schaffe es die Mutter manchmal nicht, ihn morgens aus dem Bett zu bringen. Im weiteren Verlauf des Gesprächs stellte sich heraus, dass Axel vorzugsweise an solchen Tagen nicht aufstand, an denen der Besuch der Berufsschule anstand. Es wurde deutlich, wie sehr sich Axel schämte, nicht richtig lesen zu können, und wie wichtig es ihm war, diese Tatsache zu verbergen. So frage er auch nie nach, um sich nicht offenbaren zu müssen. Im Zweifelsfall würde er vieles unterschreiben, auch ohne den Text gelesen zu haben. Auch würde er sich keiner Ausbildung unterziehen, bei der man rechnen müsse. Mit dem Rechnen habe er es nämlich nicht so.

Axel schätzte sich selbst als »eigentlich friedlichen Typ« ein. »Aber nicht, wenn

man mich nervt«, ergänzte er. Es dauere aber schon lange, bis es so weit sei. Auf die Frage, was denn passieren müsse, dass er sich schlage, antwortete Axel, dass es dazu komme, wenn man ihn »Hurensohn« nenne oder wenn man ihn auf seine Leseschwäche anspreche. Überhaupt solle dies niemand erfahren. Früher hätten sich seine Kumpel über ihn lustig gemacht. Das passiere aber nun nicht mehr.
Zu den ihm vorgeworfenen Delikten befragt, gab Axel an, dass die Anklage so nicht stimme. Er sei zwar dabei gewesen, sei aber nie selbst gefahren. Er habe immer nur »Schmiere gestanden«. Die kurze Zeit in der Untersuchungshaft sei für ihn ganz schlimm gewesen. Er habe sich vorgenommen, nunmehr »keinen Scheiß« mehr zu machen. Auch mit seiner Clique wolle er nichts mehr zu tun haben.
Der Sinn bzw. die Funktion von Axels delinquentem Handeln war dem Gericht unschwer zu vermitteln. Axel versuchte offensichtlich mit seinen Delikten, sich der eigenen Handlungskompetenz zu versichern und die Anerkennung vonseiten seiner Gleichaltrigengruppe zu erreichen. Dies gelang ihm allerdings nur ansatzweise. Axel dürfte vorzugsweise doch nur zum Schmierestehen abkommandiert worden sein. Bei der Ausübung dieser eigentlich durchaus verantwortungsvollen Tätigkeit, mit der allerdings nur die eher weniger cleveren Mitglieder einer delinquenten Clique betraut werden, ließ sich Axel denn auch von der Polizei erwischen. Im Unterschied zu seinen Kumpanen gelang es ihm nicht, sich rechtzeitig davonzumachen.
Dem dissozialen Verhalten war mithin die Funktion zuzuschreiben, das Selbstkonzept zu stärken, das nicht zuletzt durch das schulische Versagen deutlich beeinträchtigt war. Axels Delinquenz lässt sich als Selbsthilfeversuch ansehen, gelang es ihm doch dadurch, von den Mitgliedern seiner Clique als durchaus ernst zu nehmender Gesprächspartner akzeptiert zu werden. Zumindest in der Kommunikation dort erlebte sich Axel als ausreichend sicher adressiert. Dieses Erleben eignete sich nur allzu gut, sein Selbstwertgefühl zu steigern, hängt doch der Selbstwert entscheidend ab von der Einschätzung der eigenen Adressabilität (vgl. Fuchs 1997). Die gleiche Funktion kam allerdings auch seinem prosozialen Verhalten anlässlich der Ableistung der ihm auferlegten Sozialstunden in der Behinderteneinrichtung zu. Diese Tätigkeit brachte ihm offensichtlich die Anerkennung aller Beteiligten ein. Hierbei bewies der Jugendliche eine in Anbetracht der Aktenlage überraschend hohe soziale Kompetenz. Hätte die Möglichkeit bestanden, dass Axel weiterhin in der Behinderteneinrichtung

hätte tätig sein können, wäre seine Weiterbeschäftigung dort sicherlich eine Erfolg versprechende therapeutische bzw. präventive Intervention gewesen. Aufgrund der eindrücklichen funktionalen Äquivalenz von dissozialen, delinquenten Verhaltensweisen einerseits und prosozialen Handlungen andererseits verzichtete das Jugendgericht in seinem Urteil auf eine härtere Bestrafung, zumal die Durchführung einer Berufsfindungsmaßnahme im sozialen Bereich gesichert schien.

1.2 Überblick

Die Geschichte des 17-jährigen Axel lässt sich durchaus als exemplarisch für eine dissoziale Entwicklung ansehen. An ihr lassen sich einige zentral bedeutsame Themenbereiche diskutieren, die zum Verständnis der Entstehung von Dissozialität und zur Planung von Interventionen mit ihr beitragen und auf die in den folgenden Kapiteln eingegangen werden soll.

In Kapitel 2 geht es neben terminologischen Fragen um die Überlegung, in welchen Funktionssystemen eine dissoziale Problematik thematisiert wird. Bei Axel handelt es sich um einen Jungen, der mit seinem dissozialen Handeln gegen die Normen verstößt. Um diese Normen wusste der Junge zweifellos. Sein von den etablierten Verhaltensregeln abweichendes Verhalten wird in mehreren Subsystemen der Gesellschaft nach den dort jeweils geltenden Kommunikationsregeln unterschiedlich thematisiert. So wurde im Erziehungssystem bei dem Jungen ein sonderpädagogischer Förderbedarf festgestellt. Im Medizinsystem erhielt er die Diagnose Störung des Sozialverhaltens bei multiplen Teilleistungsschwächen. Im Funktionssystem der Sozialen Hilfe wurde der Mutter Erziehungshilfe angeboten. Die kostenintensive Fremdplatzierung scheiterte allerdings am hinhaltenden Widerstand des Jungen.

Da es in diesem Band um therapeutische Interventionen geht, mithin um Operationen des Krankenbehandlungssystems, soll in Kapitel 3 das »klinische« Erscheinungsbild von Dissozialität beschrieben werden. Axels dissoziales Verhalten umfasst neben einer offen geäußerten Aggressivität auch Diebstähle und Einbrüche. Diese heimlichen

Delikte beging der Junge niemals alleine, sondern jeweils in Gesellschaft einer delinquenten Clique. Bei Axel bestanden weitere psychische Auffälligkeiten oder Störungen im Sinne einer Komorbidität, wie etwa die Teilleistungsschwächen, aber auch seine zumindest zeitweilig subdepressive Verfassung, die sich in einem parasuizidalen Handeln ausdrückte.

In Kapitel 4 geht es aus einer entwicklungspsychopathologischen Perspektive vor allem um die Risikofaktoren, die eine dissoziale Entwicklung begünstigen. Bei Axel war es der fast vollständige Vaterverlust nach der Trennung seiner Eltern. In der Folgezeit zeigte der Junge Verhaltensauffälligkeiten, die seine Mutter mit dem Verhalten ihres geschiedenen Mannes verglich. Axel hatte augenscheinlich die Rolle seines nunmehr abwesenden Vaters im Sinne eines kollusiven Partnersubstituts übernommen. Auch das Aufwachsen in einer kriminalitätsbelasteten Nachbarschaft seines Stadtviertels begünstigte seine dissoziale Entwicklung. Axel suchte die Nähe zu einer delinquenten Peergruppe. Auch seine gravierenden Teilleistungsschwächen sind als bedeutsame Risikofaktoren zu nennen.

Kapitel 5 thematisiert die unterschiedlichen Erklärungsmodelle für dissoziale Verhaltensstörungen. Die Methode der funktionalen Analyse wird vorgestellt, die ein systemtheoretisches Problemverständnis für dissoziales Handeln ermöglicht. Dieser Methode, die das Schema Problem/Problemlösung einsetzt, kommt ein zentraler Stellenwert in der vom Bielefelder Soziologen Niklas Luhmann vorgelegten differenztheoretisch konzipierten Theorie autopoietischer Systeme zu. Dabei geht es darum, das Problem zu beschreiben, für welches das dissoziale Verhalten als Problemlösungsversuch infrage kommt. Dieses Vorgehen ermöglicht es, nach Alternativen zu suchen, die zwar funktional äquivalent, aber für die betreffende Person wie auch für ihre Umgebung weniger schädlich sind. So bestand bei Axel ein gravierendes Selbstwertproblem. Mit seinen dissozialen und kriminellen Aktivitäten suchte er den selbstwertsteigernden Anschluss an die Gleichaltrigengruppe. So sollte die Delinquenz ihm als Selbsthilfeversuch eine ausreichend sichere Adresse in der Kommunikation garantieren. In diesem Fall ließ sich zudem eine bemerkenswerte funktionale Äquivalenz von dissozialem und prosozialem Verhalten beobachten.

Das Kapitel 6 beginnt mit einer knappen Übersicht über die Interventionen, die von unterschiedlichen Therapierichtungen in unterschiedlichen Settings angeboten werden. Die funktionale Analyse macht verständlich, warum Interventionsformen oder Therapieprogramme erfolgsversprechend sind, vermag aber auch zu erklären, warum sich Probleme mit Dissozialität immer wieder, wie auch im Falle von Axel, als therapieresistent erweisen. Es schließen sich Vorschläge für eine systemische Psychotherapie beim Vorliegen einer dissozialen Problematik an, wobei sich die funktionale Analyse als handlungsleitend erweist. Diese Form der Psychotherapie versteht sich insofern als systemisch, als sich ihre Methoden und Techniken, gleich ob individual- oder familientherapeutisch eingesetzt, systemtheoretisch begründen lassen.

Anmerkungen zum Nutzen der funktionalen Analyse beschließen in Kapitel 7 den Band.

2 Kinder und Jugendliche, die sich dissozial verhalten – eine schwierige Klientel

Kinder und Jugendliche, die sich dissozial verhalten, stellen ihre Mitmenschen mit ihrem Tun vor beträchtliche Probleme. Das erschwert schon den alltäglichen Umgang mit ihnen, der daher nach Möglichkeit gemieden wird. Sofern dies nicht gänzlich möglich ist, empfiehlt es sich jedenfalls, Vorsicht walten zu lassen. Das Thema Dissozialität lässt denn auch kaum jemanden kalt. Geht es um Dissozialität bei Minderjährigen, kommt es noch zu einer weiteren Emotionalisierung, als ob man gerade von jungen Menschen ein solches, die normativen Erwartungen enttäuschendes Verhalten nicht erwarten würde. Werden wir mit deren abweichendem, delinquentem oder kriminellem Verhalten konfrontiert, empören wir uns. Offensichtlich erleichtert es diese affektive Aufladung, an den eigenen normativen Erwartungen auch in einem solchen Enttäuschungsfall festhalten zu können. Man darf sich dann versichern, ein sozial angemessenes Verhalten erwartet zu haben, und wird seine Erwartungen nicht zur Disposition stellen müssen. Schließlich hat sich doch der andere falsch verhalten.

Affekte bewirken einen Handlungsdruck. Maßnahmen werden vorgeschlagen, Sanktionen gefordert. Die Emotionalisierung lässt den Grad der »gefühlten« Bedrohung ansteigen mit der Folge, dass die Häufigkeit von Dissozialität und Delinquenz überschätzt wird. Den sachlichen, um Objektivität bemühten Angaben etwa von sozialwissenschaftlicher Seite wird dann mit Misstrauen begegnet. Mit seinen Ängsten und Sorgen fühlt man sich nicht ernst genommen. Vor allem sogenannte Intensivtäter fesseln die Aufmerksamkeit, erst recht wenn sie das Alter der Strafmündigkeit von 14 Jahren noch nicht erreicht haben. Die skandalisierende Berichterstattung lässt denn auch die Auflagen der einschlägigen Massenmedien vorhersehbar in die Höhe schnellen.

Nicht nur »Normalbürger«, sondern auch professionelle Helfer, seien es Erzieher, Lehrer, Sonderpädagogen, Sozialarbeiter, Psychotherapeuten und/oder Kinderpsychiater, haben mit dissozialen Kindern und Jugendlichen ihre liebe Not, werden doch die Erfolgsaussichten ihrer erzieherischen und therapeutischen Bemühungen in der wissenschaftlichen Literatur zumeist als bescheiden eingeschätzt. Verhalten sich die Kinder und Jugendlichen im Erwachsenenalter immer noch dissozial, soll ihnen denn kaum noch zu helfen sein. Da Erwachsene, bei denen wegen ihres gewohnheitsmäßigen dissozialen Verhaltens die Diagnose einer dissozialen Persönlichkeitsstörung gestellt wird, meist bereits im Kindesalter auffällig waren, stellt sich die Frage, ob und durch welche Hilfemaßnahmen sich ein solch prekärer Verlauf verhindern ließe. Dass eine frühzeitige Prävention im frühen Kindesalter wünschenswert wäre, bedarf dabei keiner weiteren Ausführungen.

2.1 Terminologie

Schon begrifflich bereitet dissoziales Verhalten bzw. Handeln von Kindern und Jugendlichen einige Probleme. Unter Dissozialität wird im Allgemeinen eine lang anhaltende bis stabile und sich auf weite Verhaltensbereiche erstreckende Neigung verstanden, fundamentale Rechte anderer Menschen zu verletzen und somit von den in der Gesellschaft bestehenden normativen Verhaltenserwartungen in negativer Weise abzuweichen. Als dissozial wird mithin eine Person nur dann bezeichnet, wenn sie nicht nur einmalig oder gelegentlich in ihrem Handeln gegen die gesellschaftlichen Normen verstößt, sondern wenn sie dies häufig oder gar gewohnheitsmäßig tut, sodass auf das Bestehen einer Neigung oder Verhaltenstendenz bzw. auf ein Persönlichkeitsmerkmal geschlossen werden kann. Daher erscheint es auch nicht angebracht, Kinder und Jugendliche als dissozial zu bezeichnen, da in einem jungen Alter noch nicht von einem stabilen Persönlichkeitsmerkmal bei abgeschlossener Persönlichkeitsentwicklung gesprochen werden kann. Im Folgenden soll es daher um Kinder und Jugendliche gehen, die sich dissozial verhalten und bei denen ein beträchtliches Risiko besteht, dass sie sich zu dissozialen Erwachsenen entwickeln. Zudem erhalten Personen auch nur dann das Etikett »dissozial«, wenn sie umfassend gegen die Normen verstoßen, d. h., wenn ihr abweichendes Handeln nicht nur auf einen eng umschriebenen Bereich begrenzt ist. Daher rechtfertigt etwa das kriminelle Handeln von Bankern oder Automobilherstellern alleine nicht das Persönlichkeitsmerkmal der Dissozialität.

Dissoziales Handeln verletzt und enttäuscht normative Erwartungen. Diese zeichnen sich dadurch aus, dass an ihnen auch im Enttäuschungsfalle festgehalten wird. Im Unterschied dazu zeigt man sich bei kognitiven Erwartungen im Enttäuschungsfalle durchaus lernwillig und ist bereit, diese zu ändern. Typischerweise betrifft dissoziales Handeln Erwartungen, an deren Normativität nicht zu zweifeln ist und deren Berechtigung daher weder der dissozial Handelnde noch ein außenstehender Beobachter infrage stellt. In der Tat weiß »schon jedes kleine Kind«, dass es beispielsweise das Eigentum eines anderen Kindes nicht »einfach so« wegnehmen darf, dass es die körperliche Unversehrtheit der Spielkameraden zu achten hat oder dass Tiere nicht zu quälen sind. Wie in Kapitel 5 noch ausgeführt wird, ist der Sinn, ist die Funktionalität von Dissozialität gerade an das Wissen um die Nichtnormativität dieses Handelns gebunden.

Der Begriff Dissozialität bezieht sich also auf eine Verhaltenstendenz oder auf ein Persönlichkeitsmerkmal. Insofern unterscheidet er sich von den Begriffen Auffälligkeit und Abweichung wie auch von den beiden juristischen Begriffen Delinquenz und Kriminalität, mit denen jeweils ein Verhaltensmerkmal bezeichnet wird (Specht 1985, S. 276 ff.). Dort werden Verhaltensweisen als auffällig bezeichnet,

> »wenn sie den Erwartungen maßgeblicher Beziehungspartner oder Bezugsgruppen derart zuwiderlaufen, dass diese sich aufgrund ihrer subjektiven Einschätzung beunruhigt fühlen und entsprechend reagieren«.

Als abweichend oder deviant werden solche Verhaltensweisen benannt,

> »die nach Meinung der Mehrheit innerhalb einer Gesellschaft oder innerhalb eines ihrer Subsysteme als unerwünscht missbilligt werden«.

Als delinquent gelten Handlungen,

> »die als sozialschädlich beurteilt werden und deswegen ein Eingreifen notwendig erscheinen lassen«.

Schulschwänzen, das Komasaufen von Schülern oder das inzwischen ebenfalls populäre Bullying wären Beispiele für delinquentes Handeln. Handlungen, die zudem noch

»nach den Gesetzen mit Strafe bedroht sind«,

werden als kriminell bezeichnet. Haben dissoziale Kinder mit 14 Jahren das Alter der Strafmündigkeit erreicht, wird mit ihnen – und oft genug nur über sie – im Rechtssystem verhandelt, sofern sie mit ihrem dann kriminellen Handeln gegen gesetzliche Normen verstoßen haben.

Weitgehend synonym mit Dissozialität wurde früher der heute allerdings sozialpädagogisch nicht mehr korrekte, weil offenbar doch allzu diskriminierende Begriff der »Verwahrlosung« verwendet, der für ein »fortgesetztes und allgemeines Sozialversagen« (Hartmann 1970, S. 5) steht. Diese Sprachregelung mag man insofern bedauern, als dieser Begriff doch auf eine ätiologisch wichtige Einsicht verwies. Das Wort »Verwahren« leitet sich nämlich vom althochdeutschen »wara« ab, das »Acht« oder eben »Aufmerksamkeit« bedeutet. Daher bezeichnete das Verb »verwahrlosen« ursprünglich einen transitiven, aktiven Vorgang. Mithin verwahrlosen Eltern ihre Kinder dann, wenn sie diesen nicht die ihnen zustehende Sorge, Achtung und Aufmerksamkeit entgegenbringen. Ein solcher Sachverhalt liegt bei sich dissozial entwickelnden Kindern und Jugendlichen zumeist vor. Der Begriff »verwahrlost« findet sich zudem auch im Grundgesetz der Bundesrepublik Deutschland. So heißt es im § 6 Abs. 3 GG:

»Gegen den Willen der Erziehungsberechtigten dürfen Kinder nur auf Grund eines Gesetzes von der Familie getrennt werden, wenn die Erziehungsberechtigten versagen oder wenn die Kinder aus anderen Gründen zu verwahrlosen drohen.«

Diesen Bedeutungswandel kommentiert Hartmann (1973, S. 557) schon seinerzeit, es scheine,

»als ob das Bewußtsein für die Verantwortlichkeit der Erzieher im Laufe der Zeit aus dem Bedeutungsfeld der Verwahrlosung verdrängt worden«

sei.

In der Pädagogik bzw. der Erziehungswissenschaft wird für die dissozialen Verhaltensauffälligkeiten zumeist der Begriff »Verhaltensstörung« verwendet, der sich definieren lässt als

»ein von den zeit- und kulturspezifischen Erwartungsnormen abweichendes maladaptives Verhalten, das organogen und/oder milieureaktiv bedingt ist,

> wegen der Mehrdimensionalität, der Häufigkeit und des Schweregrades die Entwicklungs-, Lern- und Arbeitsfähigkeit sowie das Interaktionsgeschehen in der Umwelt beeinträchtigt und ohne besondere pädagogisch-therapeutische Hilfe nicht oder nur unzureichend überwunden werden kann« (Myschker u. Stein 2014, S. 51).

Im Schulsektor des Erziehungssystems äußert sich die terminologische Unübersichtlichkeit schon in den unterschiedlichen Bezeichnungen für die besondere Schulform, die Schülern zugedacht ist, die das Unterrichtsgeschehen in der Regelschule allzu sehr stören und deren Anwesenheit daher ihren Mitschülern wie auch ihren Lehrern nicht zugemutet werden soll. Je nach Bundesland sollten solche Schüler zumindest die Schule oder Förderschule für Erziehungshilfe, die Sonderschule für Verhaltensgestörte, die Schule für Erziehungsschwierige oder die Schule mit dem Förderschwerpunkt Emotionale und Soziale Entwicklung besuchen. Gerade bei der zuletzt genannten Bezeichnung wird deutlich, wie sehr die unvermeidlich stigmatisierende Exklusion aus der Regelschule das pädagogische Gewissen strapaziert. Zumindest der Bezeichnung für diese Form der Sonderschule ist eine inklusive Konnotation nicht abzusprechen. Schließlich wird die Zahl derjenigen Schüler doch überschaubar sein, bei denen sich ein Förderbedarf im Bereich der emotionalen und sozialen Entwicklung ausschließen ließe, wobei auch hier das bekannte Haribo-Motto (»... und Erwachsene ebenso«) gelten dürfte.

Mit den Schwierigkeiten, das Verhalten dissozialer Kinder und Jugendlicher in einem Begriff zu fassen, korrespondieren die Probleme, die sich im Umgang mit diesen auftun. Erweist sich schon der bloße Umgang, die alltägliche Kommunikation mit den betreffenden Kindern und Jugendlichen als problematisch, nehmen die Probleme noch zu, wenn es darum geht, ihnen professionell helfen zu sollen, sei es in einem pädagogischen, sei es in einem therapeutischen Kontext. Bei Kindern und Jugendlichen, die sich dissozial verhalten, handelt es sich denn auch um eine ausgesprochen schwierige Klientel.

2.2 Dissozialität und Interventionsbedarf

Ohne Zweifel begründet Dissozialität einen hohen Interventionsbedarf. Das dissoziale Handeln schädigt nicht nur die psychosoziale Entwicklung der betreffenden Kinder und Jugendlichen, sondern ist mit seelischem und materiellem Leid bei den geschädigten Mitmenschen innerhalb und außerhalb ihrer Familien verbunden. Darüber hinaus bedeuten die dissozialen und aggressiven Verhaltensprobleme von Kindern und Jugendlichen enorme volkswirtschaftliche Kosten. Kein anderes Problemverhalten dürfte letztlich so schädlich sein. Insofern besteht bei diesen Kindern und Jugendlichen »objektiv« ein großer Hilfebedarf trotz oder vielleicht wegen der oft fehlenden Problemeinsicht und vor allem einer fehlenden Bereitschaft, das eigene Verhalten zu ändern.

Als individuelle negative Folgen dissozialen Handelns seien Schulprobleme bis hin zu einem völligen Schulversagen genannt. So macht eine externalisierende Störung bei Jugendlichen das Erreichen eines Bildungsabschlusses deutlich weniger wahrscheinlich. Arbeitslosigkeit droht. Dissoziale Jugendliche sind in hohem Maße somatisch krankheitsanfällig. Auch finden sich bei ihnen häufig Drogenprobleme und andere psychische Störungen. Bisweilen spricht man von komorbiden Störungen, wobei allerdings zu bedenken ist, dass der Begriff Komorbidität[1] impliziert, dass es sich bei Dissozialität um eine Krankheit handelt.

Dissozialität ist von erheblicher gesundheitsökonomischer Relevanz. Die Lebenserwartung bei dissozialen Menschen ist insgesamt deutlich verkürzt. Durch Dissozialität entstehen immense Kosten, denkt man an die Ausgaben für Fachpersonal in Förderschulen, Heimeinrichtungen, Haftanstalten oder psychiatrischen Kliniken, wenn der betreffende Jugendliche erst einmal eine delinquente und kriminelle Karriere eingeschlagen hat. In einer englischen Längsschnittuntersuchung wurden die Kosten geschätzt, die der Gemeinschaft durch Kinder, die im Alter von 10 Jahren wegen ihres dissozialen Verhaltens

1 *Co, cum* = lat. »mit, zusammen«; *morbus* = lat. »Krankheit«.

auffällig wurden, bis zum Alter von 28 Jahren entstehen, im Vergleich zu den Kosten, die sich bei der Versorgung unauffälliger Kinder ergeben (Scott et al. 2001). Demnach waren die Ausgaben der öffentlichen Hand für die Gruppe der Kinder, die mit dissozialem Verhalten auffielen, um ein 10-Faches höher. Als besonders kostenintensiv erwies sich das kriminelle Verhalten, gefolgt von den Kosten für sondererzieherische Maßnahmen wie auch für eine Fremdplatzierung in einer Pflegefamilie oder Heimeinrichtung.

2.3 Eine schwierige Hilfekommunikation

Es besteht die Gefahr, dass Hilfekommunikation bei diesen Kindern entweder gar nicht erst zustande kommt oder dass sie verzerrt abläuft. Dabei können sich die Kommunikationsprobleme zum einen intrasystemisch im Kommunikationssystem der Sozialen Hilfe bzw. des Medizinsystems jeweils zwischen den professionellen Helfern und ihren Klienten oder Patienten bemerkbar machen. Zum anderen kann es auch zu intersystemischen Kommunikationsproblemen kommen, so etwa zwischen den Helfern aus der Sozialen Arbeit, dem Erziehungssystem oder dem Gesundheits- bzw. Medizinsystem, das sich auch als Krankenbehandlungssystem bezeichnen lässt, in welchem unter anderem Psychotherapie stattfindet.

Helfen ist absichtsvolle Kommunikation. Diese Kommunikation erfolgt, um beim Adressaten eine Veränderung herbeizuführen, und zwar die Behebung oder Linderung einer bestehenden Mangelsituation. Dabei handelt es sich letztlich um eine »defizitäre Teilnahmechance in gesellschaftlicher Kommunikation« (Baecker 1994), welche es dem betreffenden Individuum erschwert oder unmöglich macht, an den unterschiedlichen Funktionssystemen der Gesellschaft teilzunehmen. Die Leistung der Sozialen Arbeit besteht darin, die Inklusionschancen des Adressaten zu rehabilitieren und/oder dessen Adressabilität zu reorganisieren (Fuchs 2000, S. 162).

Die differenztheoretische Systemtheorie postuliert eine streng überschneidungsfreie Operationsweise der autopoietischen Systeme, die sich mithilfe ihrer Elemente, aus denen sie bestehen, immer selbst reproduzieren. Daraus folgt, dass ein autopoietisches System wie etwa das kommunikative Hilfesystem ein anderes autopoietisches System nicht direkt zu instruieren vermag. Wenn aber die Aufgabe der Sozialen Arbeit gerade darin besteht, Probleme zu bearbeiten, die in anderen Funktionssystemen anfallen, muss sich die Frage stellen, wie sich die Bearbeitung von Inklusionsproblemen und damit erfolgreiche Hilfe überhaupt vorstellen lässt. Hierfür bietet sich der Begriff der »strukturellen Kopplung« an, der auf die spezifischen Zusammenhänge zwischen einem System, in diesem Fall dem System Soziale Arbeit, und einem anderen System in dessen Umwelt, hier dem psychischen System des als hilfsbedürftig beobachteten Adressaten, abzielt. Soll die Hilfekommunikation erfolgreich sein, muss sich das an diese Kommunikation strukturell gekoppelte psychische System des Hilfsbedürftigen irritieren lassen und diese Irritation zum Anlass nehmen, sich helfen zu lassen. Es muss sich mithin an seine kommunikative Umwelt anpassen, d. h. seine Erwartungsstrukturen so verändern, dass seine Inklusionschancen verbessert und die Gefahr einer sich generalisierenden Exklusion (vgl. Fuchs u. Schneider 1995) gebannt wird.

Somit ist Helfen aus systemtheoretischer Sicht

> »eine Kommunikation, die darüber informiert, dass ein Defizit besteht, mitteilt, dass dieses Defizit behoben werden soll, und verständlich macht, dass zwischen dem Bestehen eines Defizits und seiner Behebung nicht etwa ein kausal verlässlicher, sondern ein höchst kontingenter Zusammenhang besteht« (Baecker 1994, S. 99).[2]

Da das psychische System des Klienten die Kriterien vorgibt, »unter denen es bereit ist, sich beeindrucken zu lassen« (Willke 1987, S. 333), entscheidet über den Erfolg von Hilfsbemühungen mithin in erster Linie das an die Hilfekommunikation strukturell gekoppelte psychische System des Adressaten. Wechselt man auf die psychologische Referenzebene, hat man zu akzeptieren, dass der Erfolg sei-

2 Als kontingent bezeichnet die Systemtheorie »etwas, was weder notwendig ist noch unmöglich ist« (Luhmann 1984, S. 152), was also auch anders möglich ist.

ner Bemühungen für den Helfer letztlich unkalkulierbar ist. Dadurch bleibt Hilfe unsicher und kontingent, ist ihre Zielerreichung nicht zu kontrollieren. Schließlich lassen sich psychische Systeme nicht als Trivialmaschinen auffassen, welche auf den gleichen Input stereotyp den gleichen Output produzieren, sondern sind allenfalls mit nichttrivialen Maschinen zu vergleichen, deren Reaktionen bestimmt werden von ihren jeweiligen inneren Zuständen, mithin von ihrer Lerngeschichte und dem sich entlang der Biografie entwickelnden Selbstkonzept. Daher sind die Reaktionen der Hilfeadressaten grundsätzlich nicht vorherzusehen.

Allerdings können es sich professionelle Helfer kaum leisten, ihre Klienten stets als nichttriviale Maschinen zu behandeln. Schließlich sind sie schon zur Aufrechterhaltung ihrer eigenen Motivation und der ihrer Geldgeber auf einen Erfolgsnachweis bezüglich ihrer Hilfebemühungen angewiesen. Sie sind also letztlich davon abhängig, dass sich ihre Klienten helfen lassen. Sie müssen mithin davon ausgehen können, dass diese sich hinreichend trivialisieren lassen bzw. sich selbst trivialisieren, mit anderen Worten, dass deren psychisches System nicht gegen die ihm mitgeteilte Hilfeabsicht interveniert. Stößt schon jede professionelle Intervention »aufgrund ihrer Zielgerichtetheit sogleich an die Rezeptionsbarrieren seiner Klienten« (Merten 2000, S. 194), dürfte sich dieses Problem bei der Arbeit mit sich dissozial verhaltenden Kindern und Jugendlichen besonders nachdrücklich bemerkbar machen.

Da sich Hilfe aus einer systemtheoretischen Perspektive immer nur als Selbsthilfe verstehen lässt, kann es für die professionellen Helfer nur nützlich sein, sich über den Adressaten der Hilfekommunikation zu informieren, um die Erfolgswahrscheinlichkeit der eigenen Bemühungen zu erhöhen. So dürfte bei dissozialen Kindern und Jugendlichen gerade eine erfolgreiche Motivierung darüber entscheiden, ob die Intervention sich als hilfreich erweisen wird. Nach Fuchs (2000, S. 164) besteht die Spezifik sozialer Arbeit darin, dass sie ihr Augenmerk darauf richtet, wie in der Hilfekommunikation mit der Mitteilung, es solle geholfen werden, umgegangen wird. Diese Beobachtung ist ausgesprochen informativ. Insofern gehört zum Helfen auch die Förderung der Motivation zur Annahme von Hilfe.

Kinder und Jugendliche, bei denen wegen ihrer dissozialen Verhaltensauffälligkeiten eine Hilfemaßnahme für indiziert gehalten wird, sind in der Regel wenig oder gar nicht motiviert, sich helfen zu lassen. Hilfsbedürftigkeit konzedieren sie kaum jemals. Sie halten sich schließlich keineswegs für »Opfer«. Diese Kinder und Jugendlichen verhalten sich immer wieder ausgesprochen hilfeaversiv. Da ohne eine Problemeinsicht auch keine Veränderungsabsicht bestehen dürfte, gehören sie zu den eher unbeliebten Klienten. Überdies missachten sie häufig die Regeln einer Hilfekommunikation, die asymmetrisch konfiguriert ist. So tun sie sich ebenso schwer damit, in einer Praxis oder Beratungsstelle die Rolle von Rat- oder Hilfesuchenden bzw. gar von Patienten zu übernehmen, wie sie sich in der Schule schwertun, die Schülerrolle zu übernehmen. Kinder und Jugendliche, die sich dissozial verhalten, eignen sich auch deshalb nur schlecht als Klientel einer freien Praxis, weil der Therapeut nie sicher sein kann, ob diese den vereinbarten Termin tatsächlich wahrnehmen. Es drohen insofern finanzielle Verluste. Mitarbeiter einer Institution können sich ein solch riskantes Hilfsangebot eher leisten.

Insofern können professionelle Helfer davon ausgehen, dass eine Hilfekommunikation dann zustande kommt, wenn sie ihre Hilfe im Rahmen eines unfreiwilligen Aufenthalts anbieten, wie vor allem in Heimen der Erziehungshilfe, in psychiatrischen Kliniken oder in Haftanstalten. Da die kommunikativen Möglichkeiten in einer solchen Umgebung jedoch mehr oder weniger eingeschränkt sind, kann sich der Psychotherapeut allerdings nie sicher sein, ob das von seinem Klienten gegebenenfalls bekundete Interesse an einer Beteiligung an der Hilfekommunikation nicht nur dem Mangel an hinlänglich attraktiven Alternativen geschuldet ist, ob mithin tatsächlich eine echte Motivation und eine ernst gemeinte, »authentische« Absicht besteht, sich helfen lassen zu wollen. Auch befördert gerade der Zwangskontext den Verdacht auf das Vorliegen einer eher opportunistischen Motivlage beim Klienten im Sinne eines »Anschleimens«.

In solchen Institutionen gefährden dissoziale Kinder und Jugendliche die narzisstische Balance ihrer Helfer, besteht doch für diese ein besonders hohes Risiko, als Helfer nicht anerkannt zu werden und in der Hilfekommunikation unadressiert zu bleiben. Diese Nichtanerkennung als Helfer kann beschämen. Solchermaßen am Helfen gehinderte Helfer werden sich schnell selbst hilflos vorkommen, können sie doch ihr Hilfsangebot nicht erfolgreich adressieren. Eine unsichere Adressierung als Helfer dürfte der Motivation zu helfen nicht gerade förderlich sein. Verschärft werden diese Motivationsprobleme aufseiten der Helfer, wenn sie von ihren dissozialen »Nicht-Klienten« zwar schon adressiert werden, dies allerdings in negativer, abwertender Hinsicht. Ihr Hilfeangebot mag brüsk abgelehnt oder gar lächerlich gemacht werden.

Offensichtlich bereitet das Hilfsangebot mit der für Hilfe konstitutiven Asymmetrie manchen Kindern und Jugendlichen so große Probleme, dass sie meinen, zur Problemlösung den »Spieß umdrehen« zu müssen, und ihre bereits frustrierten Helfer kränken und verletzen. Diesbezüglich demonstrieren sie immer wieder durchaus beachtliche Fähigkeiten, persönliche Schwachpunkte bei ihren Helfer aufzuspüren und diesen Fund für ihre Ziele zu nutzen.

2.4 Die therapeutische Allianz

Aus alledem lässt sich schließen, dass der Psychotherapeut auch für den Fall, dass am »objektiv« bestehenden Hilfebedarf bei seinem sich dissozial verhaltenden Klienten nicht zu zweifeln ist, gut daran tut, bei diesem nicht ohne Weiteres die Annahmebereitschaft bezüglich seines Hilfsangebotes oder gar die Existenz eines Arbeitsbündnisses anzunehmen. Nun lassen aber die Ergebnisse der empirischen Psychotherapieforschung keinen Zweifel daran, dass der Erfolg von Psychotherapien in hohem Maße von der Qualität der therapeutischen Beziehung abhängt, für die auch die Begriffe der hilfreichen oder therapeutischen Allianz stehen. Die therapeutische Allianz, unter der eine intensive, emotional geladene und vertrauensvolle Beziehung zu einer hilfreichen Person zu verstehen ist, gehört zu den sogenannten kommunalen, d. h. allen unterschiedlichen Verfahren gemeinsam zugrunde liegenden Wirkfaktoren von Psychotherapie. Eine solche vertrauensvolle Beziehung ist nicht nur für den Erfolg psychodynamisch orientierter Psychotherapieformen eine kritische Variable, sondern offensichtlich für den Erfolg aller psychotherapeutischen Interventionen, mithin auch der systemischen Psychotherapie (Loth a. von Schlippe 2004). Insofern lässt sich für die therapeutische Allianz ein »pantheoretischer« Anspruch (Bordin 1979) reklamieren.

Bei der psychotherapeutischen Arbeit mit sich dissozial verhaltenden Kindern und Jugendlichen sollte deshalb besonders sorgsam geprüft werden, inwieweit eine tragfähige therapeutische Allianz besteht oder ob sich die Herstellung einer solchen zumindest erwarten lässt. Dabei ist davon auszugehen, dass sich diese besondere therapeutische Arbeitsbeziehung bei Kindern und Jugendlichen in mancher Hinsicht von der bei erwachsenen Klienten unterscheidet. Im Unterschied zur Psychotherapie mit Erwachsenen suchen Kinder und Jugendliche doch eher selten von sich aus einen professionellen Helfer auf. Vielmehr werden sie in der Regel geschickt, zumeist von ihren Eltern, aber bisweilen auch von professionellen Pädagogen. Daher lässt sich eine Übereinstimmung zwischen dem Helfer und seinem jungen Klienten bezüglich des Ziels dieses Hilfeunternehmens nicht unbedingt voraussetzen. Umso wichtiger ist daher der affektive Beziehungsaspekt des therapeutischen Arbeitsbündnisses: »Die Chemie muss stimmen!«

Recht häufig kommt es zu Problemen bei der Etablierung einer therapeutischen Beziehung, wenn die Psychotherapie als Maßnahme der Jugendhilfe angeboten wird. In einem solchen Kontext ist es nämlich immer wieder schwierig, den eigentlichen Auftraggeber für den Hilfeprozess zu identifizieren. Schon deswegen ist von einer Freiwilligkeit aufseiten des Klienten oder Patienten nicht unbedingt auszugehen. Im Gegensatz zu einer Psychotherapie mit Erwachsenen, die auf einem Vertrag gründet und die schon deshalb auch vergleichsweise einfach beendet werden kann, ist dies bei einer Maßnahme der Jugendhilfe nicht so ohne Weiteres möglich. Da Kinder und Jugendliche noch in hohem Maße von ihren Eltern abhängig sind, wird ihre Beziehung zu ihrem Therapeuten immer auch durch die gegenwärtige Beziehung zu den Eltern beeinflusst sein. Dabei kann die Beziehung etwa zwischen dem Therapeuten und dem Jugendlichen durchaus eine gänzlich andere Qualität annehmen als die zwischen ihm und dessen Eltern. Dieser Umstand macht die Einbeziehung der Eltern in den Hilfeprozess notwendig.

Auch wenn ein Kind von seinen Eltern zur Therapie geschickt wird, sollte dennoch deren Motivation sorgsam überprüft werden. Nicht selten nämlich handelt es sich nicht nur bei dem Kind oder dem Jugendlichen um einen »geschickten« Patienten, sondern auch die Eltern dürften insofern eher »geschickte« Auftraggeber sein, als sie fremdmotiviert ihr Kind dieser Prozedur aussetzen, beispielsweise um familiengerichtlichen Maßnahmen wie der Herausnahme des Kindes oder einem Entzug des Sorgerechts zuvorzukommen.

In einem solchen Fall hat der Helfer erst einmal die Frage zu klären, wer überhaupt was von ihm will. Sollte die Therapie vom Jugendamt vorgeschlagen oder eine Therapieauflage vom Gericht erlassen worden sein, bietet es sich an, gemeinsam mit der Familie die Fragen zu erörtern, was denn die Behörde zu diesem Verfahren bewogen haben könnte und welche (Verhaltens-)Änderungen eintreten müssten, damit die Behörde die Therapie als erfolgreich ansieht und auf die angedrohte Maßnahme verzichtet. Unter dieser Prämisse wäre dann die Frage zu stellen, ob eine Änderung durch die Therapie gewünscht oder nur eine Teilnahmebescheinigung angestrebt wird. Ein solches Vorgehen hat den Vorteil, dass der Therapeut deutlich machen kann, dass nicht er für die Therapieauflage oder die behördliche Entscheidung verantwortlich ist, auch wenn er diese für durchaus sinnvoll halten und seine Meinung hierüber kundtun würde. Dann erst liegen die Voraussetzungen für das Zustandekommen eines Arbeitsbündnisses vor.

Hilfreich kann es sein, diejenigen Personen, die eine solche Entscheidung getroffen haben, zu einem Gespräch zu laden, um gemeinsam mit ihnen und den Eltern die Gründe für die Zuweisung zu diskutieren. Dieses Vorhaben ist allerdings eher schwer zu realisieren. Der Grund hierfür liegt darin, dass es sich bei einer Zuweisung um eine Entscheidung handelt, d. h. um eine Form der Kommunikation, wie sie für Organisationen typisch ist. In Organisationen läuft die Kommunikation nicht personenorientiert ab. Vielmehr sind Personen dort in der Regel austauschbar. Die »Sachbearbeiterin« beim Jugendamt wechselt, weil sie die Sache bzw. den Fall abgegeben hat oder sich im Urlaub befindet. Trotzdem muss entschieden werden. Dann reicht der Verweis auf die Aktenlage. Sind das Jugendamt oder das Jugendgericht die eigentlichen Auftraggeber für die anstehende Intervention, kann der Therapeut jedenfalls nicht unbedingt erwarten, den Therapieauftrag und die Konsequenzen bei ausbleibender Mitarbeit persönlich mitgeteilt zu bekommen.

2.5 Fragen der Moral

Stehen beim Vorliegen einer dissozialen Problematik therapeutische Interventionen an, muss nicht nur mit Motivationsproblemen aufseiten der betreffenden Kinder und Jugendlichen und ihrer Familienmitglieder gerechnet werden, sondern auch mit Motivationsproblemen aufseiten der professionellen Helfer. Diese Probleme dürften vor allem der fehlenden oder zumindest unklaren Beauftragung zum Helfen geschuldet sein. In einem solchen Fall können sich die Therapeuten in der Hilfekommunikation nur als nicht oder nicht eindeutig adressiert erleben. Ohne klaren Auftrag vonseiten eines Hilfe-Suchenden kann die Verantwortung für das Gelingen dieser Kommunikation nur einseitig beim Helfer verbleiben.

Muss der Psychotherapeut erleben, dass er mit seinem Therapieangebot keine Anerkennung findet, sondern dass sein Angebot gar in beleidigender Absicht als »Gelabere« abgetan wird, dann wird ein solch ärgerliches oder gar empörendes Verhalten es ihm erschweren, die für ein professionelles Handeln notwendige moralische Indifferenz einzunehmen und diese zu wahren. In diesem Falle würde das therapeutische Arbeitsbündnis auch vonseiten des Therapeuten gefährdet, erweist sich doch Professionalität gerade darin, eine moralindifferente Haltung[3] einzunehmen und diese aufrechtzuerhalten, auch wenn dies schwerfallen sollte.

Die Annahme erscheint plausibel, dass diese moralische Indifferenz dann besonders schwer aufzubringen ist, wenn in der Kommunikation moralische Fragen aufgeworfen werden. Moralische Implikationen können daher die Hilfekommunikation mit dissozialen Kindern und Jugendlichen erschweren. Schließlich wird dissoziales Handeln als unmoralisch bewertet. Verhalten sich die Kinder und Jugendlichen dissozial auch solchen Personen gegenüber, die ihnen helfen wollen und sollen, indem sie sich »erwartungsgemäß erwartungswidrig« verhalten und provokativ die »bürgerlichen« Anstandsregeln verletzen, dann wird ein solches dissoziales Verhalten das Ingangkommen oder die Fortsetzung der psychotherapeutischen Hilfekommunikation behindern.

Sieht man in der Moral eine

> »besondere Form von Kommunikation, die Hinweise auf Achtung oder Missachtung mitführt« (Luhmann 1990a, S. 17 f.)

und deren Funktion mithin darin besteht, die Akzeptanz oder Ablehnung von Personen zu regulieren, dann lässt sich leicht nachvollziehen, dass sich eine Hilfekommunikation, die eine Person bzw. deren Situation zu verändern bzw. zu erleichtern sucht, gerade mit Kindern und Jugendlichen, die sich in dieser Weise dissozial verhalten, schwertun muss. Typischerweise wird das Attribut unmoralisch dann nicht einer einzelnen Handlung, sondern doch eher der gesamten Person erteilt. Die moralische Qualifikation als »schlecht« betrifft dann die gesamte

3 Eine moralische Indifferenz charakterisiert die funktional ausdifferenzierten Kommunikationssysteme der modernen Gesellschaft. So ist es etwa im Wirtschaftssystem grundsätzlich moralisch nicht besser Geld zu haben als Schulden zu haben. Im Wissenschaftssystem geht wahre Erkenntnis nicht mit moralischer Achtung einher. Für das politische System gilt, dass Regierungspolitiker nicht besser sind als Oppositionspolitiker. Im Erziehungssystem sollte ein schlechter Schüler moralisch nicht schlechter bewertet werden als der Klassenprimus. Im Medizinsystem werden Krankheiten auch über den somatischen Kernbereich hinaus nicht mehr als Folge sündhaften Tuns aufgefasst.

Person. Der berechtigten pädagogischen Forderung, zu unterscheiden zwischen einer dissozialen Handlung einerseits und der Person, die eine solche Handlung vollzieht, andererseits, wird erfahrungsgemäß im Alltag eher selten entsprochen. Die Interaktion, d. h. eine Kommunikation unter körperlich Anwesenden, mit einer für unmoralisch gehaltenen Person wird daher nach Möglichkeit gemieden. Daher droht denjenigen, die für unmoralisch gehalten werden, die Exklusion aus der Kommunikation.

Augenfällig werden diese Prozesse im Rechtssystem, dem die Funktion der »Einrichtung und Stabilisierung normativer Erwartungen« zukommt (Luhmann 1993, S. 136). Verstößt das von den Normen abweichende Handeln strafmündiger Jugendlicher gegen das geltende Recht, werden Sanktionen ausgesprochen, deren Ausmaß in Deutschland im Jugendgerichtsgesetz (JGG) festgelegt ist. Das Jugendstrafrecht weist gegenüber dem Erwachsenenstrafrecht zwei Besonderheiten auf als Ausdruck einer strukturellen Kopplung des Rechtssystems mit dem Erziehungssystem. Das Jugendstrafrecht ist zum einen eher täterorientiert denn tatorientiert. Zum anderen soll es als Erziehungsstrafrecht dem Zweck der Erziehung dienen in der Annahme, dass bei Jugendlichen entwicklungsbedingt noch größere Chancen bestehen, deren psychische Entwicklung günstig zu beeinflussen. Alle im JGG vorgesehenen Maßnahmen, von den Erziehungsmaßregeln wie Weisungen, der Teilnahme an sozialen Trainingskursen oder Bemühungen um einen Täter-Opfer-Ausgleich über die Zuchtmittel und Jugendarrest bis hin zur Jugendstrafe sollen dazu beitragen, weitere Straftaten zu verhindern.

Jugendstrafe, die den Freiheitsentzug in einer Jugendstrafanstalt bedeutet, steht an, wenn das Gericht bei dem betreffenden Jugendlichen schädliche Neigungen feststellt oder wenn es die Schwere der Tat fordert. Schädliche Neigungen werden vorzugsweise solchen Jugendlichen attestiert, deren dissoziale Entwicklung früh beginnt und einen kontinuierlichen Verlauf nimmt. Diese Gruppe ist dann auch für die Mehrzahl der Delikte verantwortlich (Moffitt 1993). Schon von daher kann es kaum überraschen, dass im Falle von Jugendstrafe als der eingriffsintensivsten Sanktion des JGG die Rückfallquote innerhalb von 5 Jahren nach Entlassung mit bis zu 80 % extrem hoch liegt (Jehle, Heinz u. Sutterer 2003).[4]

Auch die Tatsache, dass es zu den Rückfällen häufig in der ersten Zeit nach der Entlassung kommt, kann die Zweifel an der erzieherischen Effektivität dieser Maßnahme nur verstärken (Hosser u. Bosold 2008). Eine Inhaftierung von Jugendlichen wird nach Möglichkeit zu vermeiden gesucht, vor allem durch ein Aussprechen von Bewährungsstrafen oder durch Maßnahmen der Diversion. Daher ist der Jugendstrafvollzug im Wesentlichen ein Vollzug an jungen Männern. Einer niederländischen Studie zufolge ließ sich allein bei 75 % der jugendlichen Strafgefangenen eine Störung des Sozialverhaltens diagnostizieren (Vreugdenhil et al. 2004). Ähnliche Verhältnisse finden sich bei erwachsenen Straftätern. So lag bei den von Kopp und Mitarbeitern (2009) untersuchten 102 männlichen Erwachsenen einer deutschen Justizvollzugsanstalt allein bei 72 eine dissoziale bzw. antisoziale Persönlichkeitsstörung vor.

Auch wenn es nicht berechtigt sein dürfte, in Gefängnissen generell »Schulen des Verbrechens zu sehen«, bedeutet Strafhaft doch einen weiteren Risikofaktor für die psychische Entwicklung der Jugendlichen. Im Strafvollzug kommt es bei den Jugendlichen zu einer weiteren Schwächung ihrer familiären Bindungen bis hin zur sozialen Isolation. Ihre durch die Haftbedingungen beeinträchtigte Autonomie und bedrohte Identität können diese häufig nur über eine Orientierung an ihren dissozialen Mithäftlingen aufrechterhalten. Es entwickelt sich im Gefängnis eine gegen das Personal gerichtete Subkultur. Solche »Prisonierungseffekte« (Hosser 2008) können dem Resozialisierungsziel nur zuwiderlaufen.

Da es sich bei inhaftierten Straftätern um eine psychiatrische Risikopopulation handelt, kommt es in Organisationen des Rechtssystems

4 Die Rückfallquote hat sich offenbar in den letzten 100 Jahren nicht verändert. 1899 wurde die Rückfallquote jugendlicher »Verbrecher« vom englischen Gefängnisgeistlichen Morrison mit 79 % angegeben (zit. bei Trüper 1904).

auch zu strukturellen Kopplungen mit dem Krankenbehandlungssystem. Zu nennen sind hier die sozialtherapeutischen Anstalten. Ermutigen können hingegen die Ergebnisse einer sozialtherapeutischen Wohngruppe innerhalb einer Jugendjustizvollzugsanstalt, die für eine gewisse Kompensation sozialer Defizite zugunsten des Aufbaus sozial kompetenterer Verhaltensweisen sprechen (Clemens, Greuel u. Scholz 1994). Insofern erscheint die Übernahme des pauschalen Verdikts eines »nothing works« nicht berechtigt (Beelmann u. Raabe 2007, S. 210). Trotzdem wird der Nutzen von im Strafvollzug angebotenen Therapiemaßnahmen insgesamt als bescheiden beurteilt.

Auch das in der JVA Hameln entwickelte Anti-Aggressivitäts-Training, bei dem jugendliche Gewalttäter auf der Basis einer guten persönlichen Beziehung mit ihrer eigenen Aggressivität konfrontiert werden sollen (Weidner, Kilb u. Kreft 1997), wird immer noch kontrovers diskutiert, selbst wenn sich inzwischen die Kontroverse abgekühlt zu haben scheint[5]. Ob diese aus den USA importierte Form einer konfrontativen Pädagogik, die mit den traditionellen sozialpädagogischen Gepflogenheiten in Deutschland kaum zu vereinbaren ist, tatsächlich geeignet ist, langfristig Aggressionen einzudämmen, bedarf noch weiterer Überprüfung. Bei den wenigen verfügbaren Evaluationsstudien fanden sich zumindest keine überzeugenden Effekte.

Beim gerichtlich angeordneten Freiheitsentzug handelt es sich sicherlich um die extreme Form einer exkludierenden Sanktion. Aber auch in anderen Institutionen lassen sich, wenn auch geringer ausgeprägt, exkludierende Tendenzen beobachten, so etwa im Schulsystem, in der Kinder- und Jugendhilfe wie auch im psychiatrischen Sektor des Gesundheitssystems. Kein Zufall dürfte es sein, dass die Frage der angemessenen Beschulungsform, d. h. die Frage der Inklusion in einer Regelschule und damit umgekehrt die Frage der Exklusion in eine »zuständige« Sonder- bzw. Förderschule, gerade an der Gruppe verhaltensauffälliger Schüler besonders heftig diskutiert wird (vgl. Ellinger u. Stein 2012). Schon die Vielzahl an Namen für die zuständige Schul-

5 Vgl. Beiträge in *Sozial Extra* 38, 2014, Heft 5.

form zeugt von dem Problem, diese Kinder und Jugendlichen in der pädagogischen Kommunikation eindeutig zu adressieren. Die schulpolitisch korrekte Integration bzw. Inklusion aller Schüler stößt offenbar an moralische Grenzen. Dass hierbei tatsächlich moralische Fragen angeschnitten sind, dürfte schon die emotionale Aufladung der diesbezüglichen Debatte bezeugen. Moral ist eben polemogen[6], entfacht Streit (Luhmann 1989, S. 370). Auch die immer wieder und je nach politischer Großwetterlage aufflackernde Debatte über die Notwendigkeit geschlossener Heime, in denen die schwierigen Jugendlichen »verbindlich« betreut (vgl. Ahrbeck u. Stadler 2000) werden sollen, wie es die euphemistische Umschreibung dieser Exklusionsmaßnahme verspricht, entbehrt nicht moralischer Konnotationen. Es sind dies eben doch immer wieder Kinder, »die keiner will« (Redl u. Wineman 1984, S. 25).

2.6 Zuständigkeitsfragen

Als Möglichkeit, dem Dilemma zu entkommen zwischen dem Wunsch, einen unmotivierten Klienten loszuwerden, und dem Verpflichtungsgefühl, helfen zu wollen bzw. zu sollen, bietet sich die mehr oder weniger unfreundliche Überweisung in ein anderes Hilfesystem an. In der Tat kommt es bei und mit dissozialen Kindern und Jugendlichen immer wieder zu Ab- und Verschiebungsprozessen. Diese schwierigen und bisweilen untragbaren jungen Menschen werden als sogenannte »Grenzfälle« (Köttgen u. Kretzer 1989) zwischen den Institutionen der Jugendhilfe und denen der Kinder- und Jugendpsychiatrie hin- und hergeschoben. In all diesen Einrichtungen fallen sie dadurch auf, dass sie die dort geltenden Kommunikationsregeln missachten und sich weigern, die ihnen zugewiesene Klienten- bzw. Patientenrolle zu übernehmen. Erziehungsschwierig wie auch behandlungsschwierig droht ihnen dann die Exklusion aus der jeweiligen Einrichtung. Geläufige Kollateralfolge solcher Verschiebungen sind Konflikte zwischen den Vertretern der beteiligten Institutionen.

6 *Pólemos* = altgriech. »Krieg, Streit«.

In der Tat ist die Kooperation zwischen den Vertreten der Kinder- und Jugendpsychiatrie und denen der Sonderpädagogik seit dem Beginn ihrer jeweiligen Ausdifferenzierung allen geradezu gebetsmühlenhaft vorgetragenen Forderungen nach einer Verbesserung der Zusammenarbeit zum Wohle der betroffenen Kinder und Jugendlichen zum Trotz nach wie vor problematisch. Interdisziplinäre Konflikte wie auch Kooperationsprobleme zwischen (Psycho)therapeuten und (Sozial)pädagogen sind vorprogrammiert, impliziert Kooperation doch immer wieder auch Konkurrenz. Angesichts dieser Konflikte muss sich die Frage stellen, welche Disziplin und welche Profession für diese nicht wohlgelittenen Kinder und Jugendlichen denn eigentlich zuständig ist. Diese Frage ist gerade in Deutschland brisant, da es hier an einem einheitlichen System der psychosozialen Versorgung mangelt und die Jugendhilfe wie auch das Gesundheitssystem jeweils getrennt ihre Dienste für dieselbe Klientel anbieten, so auch für die dissoziale Klientel.

Aus systemtheoretischer Perspektive sind das Erziehungssystem, das System Sozialer Hilfe wie auch das Medizin- bzw. Krankenversorgungssystem jeweils funktional differenzierte Teilsysteme der modernen Gesellschaft, mithin soziale, kommunikative Systeme. Dabei kennzeichnet es die moderne Gesellschaft, dass alle Gesellschaftsmitglieder prinzipiell die Möglichkeit haben, an den jeweiligen Kommunikationsprozessen teilzunehmen, entweder in einer professionellen Leistungsrolle, etwa als Sozialpädagoge oder Psychotherapeut, oder in einer Komplementärrolle als Schüler, Klient oder Patient. Dies meint das Prinzip der Inklusion. Die autonomen Kommunikationssysteme jedoch operieren separat und überschneidungsfrei. Die jeweiligen kommunikativen Operationen lassen sich als systemzugehörig identifizieren. Diese Aufgabe erfüllt eine für jedes System spezifische binäre Codierung.

Im Medizinsystem, in dem es darum geht, Krankheiten zu heilen, zu lindern oder zu vermeiden, garantiert dies der Code »krank/gesund« (Luhmann 1990b). Die richtige Zuordnung dieser Codewerte regeln diagnostische Klassifikationssysteme oder Therapieprogramme. Eine

Besonderheit des Medizinsystems besteht darin, dass die Anschlussfähigkeit der Kommunikationen nicht durch den positiven Codewert »gesund«, sondern durch den negativen Codewert »krank« vermittelt wird. Das Medizinsystem hat in erster Linie mit Krankheiten zu tun. Dass der Reflexionswert »gesund« unmittelbar mit der Zielformel therapeutischen Handelns, nämlich der Gesundheit, zusammenfällt, erklärt für Luhmann (1983) das im Medizinsystem zu beobachtende Reflexionsdefizit. Ärzte wissen mit Gesunden nichts Rechtes anzufangen. Die Definition der Weltgesundheitsorganisation (WHO) in der Präambel ihrer Verfassung vom 22.7.1946 von Gesundheit als »Zustand des vollkommenen körperlichen, geistigen und sozialen Wohlbefindens« (Weltgesundheitsorganisation 1946) ist in der Tat nicht zu operationalisieren. Zumindest im Kernbereich des Medizinsystems ist der Körper von herausragender Bedeutung, während die Kommunikation zwischen Arzt und Patient eher zurücktritt.

Im Erziehungssystem, dem die Funktion zukommt, das Kind über die Vermittlung von Wissen und Fertigkeiten zur Teilnahme an der Kommunikation in den unterschiedlichen funktional ausdifferenzierten Teilsystemen der Gesellschaft zu befähigen, gestaltet sich die Bestimmung des Codes schwieriger. Der selektierende Code im Sinne besserer oder schlechterer Positionen weist schon im Schulsystem zunehmend Akzeptanzprobleme auf, lässt sich doch die Funktion von Erziehung nicht auf die ungeliebte Selektion reduzieren, auch wenn die Schulkarriere und der Schulabschluss die Inklusionschancen limitieren. Kade (1997, S. 50) schlägt als Code für das Erziehungssystem das Dual »vermittelbar/nicht vermittelbar« vor. In der erzieherischen Kommunikation soll sich der Zögling das aneignen, was ihm der Erzieher zu vermitteln sucht.

Da Helfen sich als die spezifische Operation des Systems Sozialer Arbeit ansehen lässt, lässt sich nach einem Vorschlag von Baecker (1994) das Begriffspaar Helfen/Nichthelfen als der systemspezifische Code betrachten, welcher über die Systemzugehörigkeit der jeweilig anfallenden Kommunikation befindet als Voraussetzung für die Ausdifferenzierung eines Systems Sozialer Arbeit oder Sozialer Hilfe zu einem eigenständigen sozialen Funktionssystem der modernen Gesellschaft.

Als funktional differenzierte Sozialsysteme sind diese Systeme untereinander strukturell gekoppelt. Dabei werden die intersystemischen Beziehungen typisch durch Organisationen vermittelt. Allerdings gibt es keine dominanten, weisungsbefugten Funktionssysteme, ist doch kein System in der Lage, seine systemspezifische Perspektive anderen Systemen vorzugeben. Insofern ist jedes Ereignis immer auch ein Mehrfachereignis, als es in den beteiligten Systemen ganz unterschiedlich beobachtet und gänzlich differente kommunikative Anschlüsse nach sich ziehen wird. »Was passiert, passiert mehrfach«, stellt Luhmann (1997, S. 599) fest.

Auch dissoziales Handeln bzw. dissoziale Kommunikation erweist sich in mehreren Funktionssystemen als anschlussfähig. So sind mit Kindern und Jugendlichen, die sich dissozial verhalten, in zeitlicher Reihenfolge befasst: das vorschulische Erziehungssystem, das Medizinsystem, das Schulsystem und letztlich das Rechtssystem. Ein anderes Beispiel wäre das dissozialitätstypische Schulschwänzen, mit dem sich ebenfalls mehrere Funktionssysteme beschäftigen: neben der Familie das professionelle Erziehungssystem, das Medizinsystem, das System der Sozialen Hilfe und zuletzt auch das Rechtssystem. Schließlich besteht eine Schulpflicht, gegen die auch die Eltern verstoßen können.

Da dissoziales Verhalten zumindest langfristig die gesellschaftlichen Teilhabechancen behindert, werden sogenannte Eingliederungshilfen als Maßnahmen der Jugendhilfe als sinnvoll angesehen. Diese sollen eine drohende Exklusion verhindern und die gefährdete Teilhabe bzw. Inklusion sicherstellen. Gemäß § 35a Sozialgesetzbuch (SGB) VIII haben Kinder oder Jugendliche Anspruch auf eine solche Eingliederungshilfe, wenn ihre seelische Gesundheit mit hoher Wahrscheinlichkeit länger als sechs Monate von dem für ihr Lebensalter typischen Zustand abweicht, wenn so ihre Teilhabe am Leben in der Gesellschaft beeinträchtigt oder eine solche Beeinträchtigung zu erwarten ist. Dabei handelt es sich bei der Feststellung einer Abweichung der seelischen Gesundheit »vom für das Lebensalter typischen Zustand« um eine psychiatrische Diagnose. Insofern ist die Feststellung eines solchen Anspruchs auf Hilfe Sache eines Akteurs aus dem Medizinsystem. Betrachtet man mithin Dissozialität als eine seelische Störung, dann wird sich dieser Sachverhalt im Medizinsystem als anschlussfähig erweisen, zumal in einem solchen Fall sowohl Erziehungshilfen als Maßnahmen der Jugendhilfe als auch therapeutische Interventionen seitens des Medizinsystems gemeinsam angeboten oder zumindest als angezeigt betrachtet werden.

Äußert ein Kind oder Jugendlicher über sein dissoziales Verhalten hinaus noch suizidale Absichten oder verletzt sich selbst, dann dürfte Übereinstimmung darüber bestehen, dass eine behandlungsbedürftige psychische Störung vorliegt und dass daher das Krankenversorgungssystem in Anspruch genommen werden sollte. Aus der Sicht des Medizinsystems ist dann von einer Komorbidität die Rede. Reziprok hierzu erweisen sich psychotherapeutische Maßnahmen, zumindest wenn ihnen Erfolg beschieden sein sollte, im Erziehungssystem wie auch im System der Sozialen Hilfe als anschlussfähig, lassen sie sich doch dort auch als Hilfen zur Erziehung bzw. als Eingliederungshilfe beobachten.

Die offensichtlich schwer zu beantwortende Frage, in welchen Funktionssystemen, warum gerade dort und in welchem Ausmaß sich dissoziales Verhalten eines Kindes oder Jugendlichen als anschlussfähig erweist, muss nach alledem offenbleiben. Unter einer systemtheoretischen Perspektive sollte dies nicht überraschen. Schließlich gibt es keinen interdisziplinären Kooperationszwang und keine Instanz, an die diese Aufgabe zu delegieren wäre. Daher folgen die jeweiligen Hilfemaßnahmen auch nicht selten eher einer »Einrichtungslogik« als einem beim Kind oder Jugendlichen bestehenden Hilfebedarf, wie bereits im 13. Kinder- und Jugendbericht (Bundesministerium für Familie, Senioren, Frauen und Jugend 2009, S. 232) kritisch angemerkt wurde. Oder sie müssen dem Zufall zugeschrieben werden.

2.7 Ist Dissozialität eine Krankheit?

Nicht zuletzt hängt die Antwort auf die Frage der Zuständigkeit für eine Intervention im Falle dissozialer Verhaltensauffälligkeiten davon ab, ob man Dissozialität bei Kindern und Jugendlichen als eine psychische Störung, die dann auch mit einer psychotherapeutischen Intervention zu behandeln wäre, aufzufassen gedenkt oder nur oder zumindest primär als ein pädagogisches Problem. Die Beantwortung dieser Frage wiederum hängt entscheidend davon ab, wie der Begriff der »psychischen Störung« definiert wird.

Ausgesprochen häufig jedenfalls ist das Gesundheitssystem bzw. der psychiatrische Sektor des medizinischen Systems mit den Problemen von und mit dissozialen Kindern und Jugendlichen befasst. Man schätzt, dass über 40 % aller Vorstellungen in Einrichtungen der Kinder- und Jugendpsychiatrie zur Abklärung oder zur Therapie solcher Verhaltensauffälligkeiten erfolgen. Somit dürfte Dissozialität neben Angststörungen der häufigste Grund sein, um kinder- und jugendpsychiatrische Hilfe nachzusuchen. Diese Zahl ist bemerkenswert, bedenkt man die Schwierigkeiten des Medizinsystems, Dissozialität als Krankheit auszuweisen, um so für sich die disziplinäre Zuständigkeit für diese Problematik reklamieren zu können.

Grundsätzlich tut sich die Psychiatrie mit dem Krankheitsbegriff schwer. Anders als im körperorientierten Kernbereich des Medizinsystems, in dem traditionell dem Körper und seinen Läsionen die ausschlaggebende Bedeutung bei der Feststellung einer Krankheit zukommt, lassen sich doch bei psychischen bzw. psychiatrisch relevanten Auffälligkeiten in der Regel keine pathologischen Befunde des Körperorgans Gehirn erheben. Dies ist auch beim Vorliegen dissozialer Verhaltensauffälligkeiten zumeist der Fall. Die modernen psychiatrischen Klassifikationssysteme wie ICD oder DSM verzichten daher auf den Begriff »Krankheit« (engl. *disease*) und verwenden seit geraumer Zeit nur noch die Bezeichnung »Störung« (engl. *disorder*), wobei allerdings die im ICD-10 vorgenommene Differenzierung sich nicht durchgesetzt hat und die beiden Attribute »krank« und »gestört« in ihrer Codierungsfunktion als gleich zu werten sind. Offenbleiben muss dabei die Frage, ob die Person, bei der eine Störung festgestellt wird, eher als störend oder eher als gestört oder als beides beobachtet wird. Das gleiche terminologische Problem lässt sich bei dem Begriff Verhaltensstörung (engl. *conduct disorder*) ausmachen. Die in der ICD-10 aufgeführte Diagnose »Störung des Sozialverhaltens« jedenfalls legt das Vorliegen einer Auffälligkeit im Verhalten nahe. Bisweilen wird der Begriff der Störung auch um den vagen, letztlich nicht zu definierenden und nur professionspolitisch begründbaren Zusatz »mit Krankheitswert« ergänzt, um zu verdeutlichen, dass der betreffende Sachverhalt bzw. die betreffende Person im Medizinsystem zu thematisieren bzw. zu behandeln sei.

Ob Dissozialität als Krankheit bzw. als psychische Störung zu gelten hat, hängt mithin von dem verwendeten Krankheitsbegriff ab. Nach weitgehender Übereinstimmung sollte nur dann von einer - auch psychischen - Erkrankung gesprochen werden,

> »wenn neben objektivierbaren Krankheitszeichen im Sinne einer Störung überlebensnotwendiger Funktionen noch individuelles Leid oder eine schwere Beeinträchtigung der basalen sozialen Teilhabe gegeben sind« (Heinz 2015).

Als psychiatrisch relevante Störung mit Krankheitswert hat sozial abweichendes Verhalten demnach nur dann zu gelten, wenn die Abweichung aus einer psychischen Dysfunktion beim betroffenen Individuum resultiert. Um solche Dysfunktionen nachzuweisen, unternimmt die moderne biologische Psychiatrie seit einigen Jahren enorme Anstrengungen, um Programme zu liefern, die den für das Medizinsystem zuständigen Code »krank/gesund« auch für die Psychiatrie technisch handhabbar machen sollen. Ziel dieser Bemühungen ist die Integration der Psychiatrie in das Medizinsystem. Dabei kann die Psychiatrie von den Forschungsergebnissen der Neurowissenschaften profitieren, insbesondere wenn diese sich durch die modernen bildgebenden Verfahren dokumentieren und augenfällig demonstrieren lassen. Waren es früher Läsionen des Gehirngewebes, die als Ursache für eine »moralische Geisteskrankheit« (engl. *moral insanity*) postuliert wurden, sind es heute Störungen von Funktionskreisen, die als neurobiologische Korrelate von dissozialen Verhaltensauffälligkeiten diskutiert werden. Dies gilt jedenfalls für die Angehörigen der dissozialen Kerngruppe, für welche die Diagnose einer dissozialen Persönlichkeitsstörung oder Psychopathie vorgesehen ist (vgl. Roth u. Strüber 2009). Einzuwenden ist allerdings, dass es bei der im Vorangegangenen angeführten Krankheitsdefinition von Heinz (2015) doch nur um solche Funktionsfähigkeiten gehen soll, die für das Überleben der Menschen in unterschiedlichen sozialen Situationen bedeutsam sind. Wie in Kapitel 5 näher ausgeführt werden soll, lässt sich dissozialem Verhalten allerdings schon eine zumindest für das Selbstkonzept bedeutsame Funktion zuschreiben.

Auch ist es fraglich, ob und inwieweit Kindern und Jugendlichen, die sich dissozial verhalten, schon für die Zeit vor einer Sanktion, etwa einer Inhaftierung, die dann allerdings durchaus leidvoll erfahren wird, »individuelles Leid« zu attestieren ist. Ebenfalls streiten ließe sich darüber, ob im Falle von Dissozialität von einer »schweren Beeinträchtigung der basalen sozialen Teilhabe« die Rede sein kann oder sollte. Nach alledem muss man konstatieren, dass die Validität der Diagnose Dissozialität alles andere als gesichert ist. Gerade in Anbetracht der ausgesprochen hohen Prävalenz der Diagnose Dissozialität in kinder- und jugendpsychiatrischen Inanspruchnahme-Populationen liegt es nahe, von einer Psychiatrisierung und damit von einer Medikalisierung zu sprechen, worunter eine Ausweitung des Krankheitsbegriffs und medizinischer Handlungsprogramme auf mehr oder weniger allfällige soziale Phänomene zu verstehen ist (vgl. Beck 2014).

Obwohl im Rückblick die mit der Entstehungsgeschichte der Psychiatrie seit dem 19. Jahrhundert einhergehende Medikalisierung, deren Körperorientierung die Einnahme einer moralisch indifferenten Haltung erleichtert haben dürfte, durchaus als Fortschritt im Sinne eine Entkriminalisierung und Entstigmatisierung störender Verhaltensauffälligkeiten zu werten ist (Schneider 2013), muss heute die psychiatrisierende und pathologisierende Verwendung von Krankheitskategorien für sozial abweichendes oder auffälliges Verhalten eher kritisch betrachtet werden. Schließlich sind psychiatrische Diagnosen immer noch stigmatisierend.

Auch wenn sich die intensive Beschäftigung der Kinder- und Jugendpsychiatrie mit dem Thema Dissozialität als Ausdruck einer nicht angebrachten Medikalisierung kritisieren lässt (vgl. Timimi 2002), so lassen sich doch auch Argumente für ihre Beschäftigung mit dieser Thematik anführen. So werden inzwischen eine Reihe biologischer Risikofaktoren genannt, die die Wahrscheinlichkeit erhöhen sollen, dass ein Kind oder ein Jugendlicher einen dissozialen Entwicklungspfad einschlägt. Auch finden sich bei vielen dissozialen Personen immer wieder zusätzliche psychiatrische Störungen im Sinne einer psychiatrischen Komorbidität, von der dann gesprochen wird, wenn sich bei einer Person zwei oder mehrere unterschiedliche Störungsformen beobachten lassen. Dabei kann deren gemeinsames Auftreten zufällig sein. Es kann aber auch ein systematischer Zusammenhang bestehen. Übereinstimmung besteht heute darüber, dass Komorbidität bei Dissozialität - wie bei den anderen Störungen auch - nicht die Ausnahme, sondern die Regel darstellt. So erhalten als dissozial etikettierte Kinder und Jugendliche häufig weitere psychiatrische Diagnosen aus dem Spektrum sogenannter externalisierender Störungen wie Substanzmissbrauch oder Aufmerksamkeitsdefizitstörung, aber auch aus dem Spektrum internalisierender Störungen wie Depression oder Angststörungen (Tilfors et al. 2009). Dementsprechend befinden diese sich häufig in stationärer psychiatrischer Behandlung. Überdies impliziert ein dissozialer »Lebensstil« (Shepherd et al. 2009) ein erhöhtes Risiko für körperliche Krankheiten aller Art. Verschärft wird dieses Problem dadurch, dass dissoziale Jugendliche sich schwertun, sich an die im Medizinsystem bestehenden kommunikativen Regeln anzupassen. Auch aus diesem Grunde besteht bei diesem Personenkreis ein erhöhtes Mortalitätsrisiko. Dies betrifft insbesondere gewaltsame Todesursachen, vor allem in den USA, wo die Ausstattung mit Schusswaffen nach wie vor zu den unveräußerlichen Rechten eines wehrhaften Mannes gezählt wird.

Nicht zu verschweigen ist allerdings, dass Psychotherapeuten von einer solchen Medikalisierung bzw. Psychiatrisierung profitieren.

Schließlich bieten sie ihre Dienste nur an, wenn ihre Vergütung aus den vergleichsweise üppig vorhandenen finanziellen Ressourcen des Krankenbehandlungssystems gesichert ist. Dies gilt auch für systemische Psychotherapeuten, für die die Verwendung des Begriffs »krank« aus einer systemtheoretischen Perspektive wenig Sinn ergibt und die daher folgerichtig der Verwendung des Krankheitsbegriffs bei ihrer Tätigkeit skeptisch bis ablehnend gegenüberstehen. Da sie nichtsdestotrotz aus pragmatischen Gründen diese Terminologie des Medizinsystems schätzen, ließe sich von einer »parasitären« Beziehung im Sinne von Serres (1981) sprechen.

3 Erscheinungsbild

Dissoziales Verhalten von Kindern und Jugendlichen ist ein häufiges Phänomen. Diese Einschätzung legen auch die Ergebnisse der Studie zur Gesundheit von Kindern und Jugendlichen in Deutschland, des Kinder- und Jugendgesundheitssurveys (KiGGS), nahe, die seit dem Jahr 2003 vom Robert Koch-Institut durchgeführt wird (Hölling et al. 2014). Diese Langzeitstudie liefert regelmäßig repräsentative Daten zur gesundheitlichen Lage der Kinder und Jugendlichen in Deutschland. In der KiGGS-Basiserhebung wurden ungefähr 14.500 Kinder erfasst. Zusätzlich zu dieser Hauptstudie wurden weitere vertiefende Studien zu ausgewählten Themenbereichen erstellt, so auch die »Befragung zum seelischen Wohlbefinden und Verhalten« (BELLA) an über 3000 Kindern und Jugendlichen im Alter von 7 bis 17 Jahren, wobei sowohl die Kinder und Jugendlichen als auch deren Eltern im Abstand von 1, 2 und 6 Jahren telefonisch befragt wurden (Klasen et al. 2017).

Als wichtigstes Erhebungsinstrument bei diesen Studien, welches Hinweise auf ein Vorliegen psychischer Auffälligkeiten erlaubt, wurde der »Strengths and Difficulties Questionnaire« (SDQ) eingesetzt, ein Fragebogen, den die Eltern wie auch die älteren Kinder zu bearbeiten hatten. Wie die Ergebnisse dieser Studien aufzeigen (Hölling et al. 2014; Klasen et al. 2017), ließen sich mittels dieses Screeningverfahrens bei ungefähr jedem 5. Kind oder Jugendlichen Hinweise für emotionale Probleme und Verhaltensprobleme auffinden, wobei etwa gleich viele Kinder und Jugendliche als grenzwertig auffällig bzw. als auffällig eingestuft wurden. Am häufigsten fielen diese Kinder und Jugendlichen durch ihr aggressives und dissoziales Verhalten auf. Es folgten Probleme mit Gleichaltrigen, Ängstlichkeit und Depressivität sowie Unaufmerksamkeit und motorische Unruhe. Aggressiv-dissoziales Verhalten war am stärksten ausgeprägt im Alter zwischen 11 und 13 Jahren. Bei Jungen fand sich eine insgesamt höhere Problembelastung als bei Mädchen. Während Mädchen eher als Jungen zu emotionalen Problemen tendierten, fanden sich bei Jungen häufiger sogenannte externalisierende Verhaltensauffälligkeiten wie aggressives, hyperaktives und dissoziales Verhalten sowie Probleme mit Gleichaltrigen. Bei Jungen ließ sich zudem seltener ein prosoziales Verhalten beobachten.

Anlässlich der dritten Folgeuntersuchung, die sechs Jahre nach der Basiserhebung der BELLA-Studie stattfand, wurde denjenigen Kindern und Jugendlichen, bei denen sich externalisierende Verhaltensauffälligkeiten fanden, im frühen Erwachsenenalter doppelt so häufig riskanter Alkoholkonsum, illegaler Drogenkonsum, Delinquenz und Gewaltbereitschaft bescheinigt im Vergleich zu Kindern und Jugendlichen, die nicht durch externalisierendes Verhalten aufgefallen waren.

Auch wenn bei diesem groß angelegten Gesundheitssurvey aus Zeit- und Kostengründen darauf verzichtet werden musste, psychische Probleme bzw. Störungen mithilfe eines psychodiagnostischen Interviews möglichst valide zu erfassen, so geben die erhobenen Befunde doch Hinweise auf die quantitative, aber auch qualitative Relevanz dissozialen Verhaltens im Kindes- und Jugendalter.

3.1 Störung des Sozialverhaltens: eine psychiatrische Diagnose

Im psychiatrischen Sektor des Medizinsystems ist für Kinder und Jugendliche, die sich dissozial verhalten, die Diagnose »Störung des Sozialverhaltens« (ICD-10: F 91) vorgesehen. In der noch gültigen Fassung der Internationalen Klassifikation von Krankheiten, der ICD-10 (Dilling et al. 2015), findet sich für diese Diagnose folgende Definition:

> »Störungen des Sozialverhaltens sind durch ein sich wiederholendes und anhaltendes Muster dissozialen, aggressiven und aufsässigen Verhaltens charakterisiert. Dieses Verhalten übersteigt mit seinen gröberen Verletzungen die altersentsprechenden sozialen Erwartungen. Es ist also schwerwiegender als gewöhnlicher kindischer Unfug oder jugendliche Aufmüpfigkeit. Das anhaltende Verhaltensmuster muss mindestens sechs Monate oder länger bestanden haben. Störungen des Sozialverhaltens können auch bei anderen psychiatrischen Krankheiten auftreten, in diesen Fällen ist die zugrundeliegende Diagnose zu verwenden.

> Beispiele für Verhaltensweisen, welche diese Diagnose begründen, umfassen ein extremes Maß an Streiten oder Tyrannisieren, Grausamkeit gegenüber anderen Personen oder Tieren, erhebliche Destruktivität gegenüber Eigentum, Feuerlegen, Stehlen, häufiges Lügen, Schulschwänzen oder Weglaufen von zu Hause, ungewöhnlich häufige und schwere Wutausbrüche und Ungehorsam. Jedes dieser Beispiele ist bei erheblicher Ausprägung ausreichend für die Diagnose, nicht aber nur isolierte dissoziale Handlungen.«

Die ICD-10 unterscheidet die folgenden vier Formen von Störungen des Sozialverhaltens:

> »*F91.0 Auf den familiären Rahmen beschränkte Störung des Sozialverhaltens*
>
> Diese Verhaltensstörung umfasst dissoziales oder aggressives Verhalten (und nicht nur oppositionelles, aufsässiges oder trotziges Verhalten), das vollständig oder fast völlig auf den häuslichen Rahmen oder auf Interaktionen mit Mitgliedern der Kernfamilie oder der unmittelbaren Lebensgemeinschaft beschränkt ist. Für die Störung müssen die allgemeinen Kriterien für F91.- erfüllt sein. Schwer gestörte Eltern-Kind-Beziehungen sind für die Diagnose allein nicht ausreichend.
>
> *F91.1 Störung des Sozialverhaltens bei fehlenden sozialen Bindungen*
>
> Diese Störung ist charakterisiert durch die Kombination von andauerndem dissozialen oder aggressiven Verhalten, das die allgemeinen Kriterien für F91.- erfüllt und nicht nur oppositionelles, aufsässiges und trotziges Verhalten umfasst, mit deutlichen und tiefgreifenden Abweichungen der Beziehungen des Betroffenen zu anderen Kindern.
>
> *F91.2 Störung des Sozialverhaltens bei vorhandenen sozialen Bindungen*
>
> Diese Störung beinhaltet andauerndes dissoziales oder aggressives Verhalten, das die allgemeinen Kriterien für F91.- erfüllt und nicht nur oppositionelles, aufsässiges und trotziges Verhalten umfasst und bei Kindern auftritt, die allgemein gut in ihrer Altersgruppe eingebunden sind.
>
> *F91.3 Störung des Sozialverhaltens mit oppositionellem, aufsässigem Verhalten*
>
> Diese Verhaltensstörung tritt gewöhnlich bei jüngeren Kindern auf und ist in

erster Linie durch deutlich aufsässiges, ungehorsames Verhalten charakterisiert, ohne delinquente Handlungen oder schwere Formen aggressiven oder dissozialen Verhaltens. Für diese Störung müssen die allgemeinen Kriterien für F91.- erfüllt sein: Deutlich übermütiges oder ungezogenes Verhalten allein reicht für die Diagnosenstellung nicht aus. Vorsicht beim Stellen dieser Diagnose ist vor allem bei älteren Kindern geboten, bei denen klinisch bedeutsame Störungen des Sozialverhaltens meist mit dissozialem oder aggressivem Verhalten einhergehen, das über Aufsässigkeit, Ungehorsam oder Trotz hinausgeht.«

In den von der WHO vorgelegten ICD-10-Forschungskriterien (World Health Organization 1993), die für den wissenschaftlichen Gebrauch vorgesehen sind, werden 15 Verhaltensweisen aufgelistet, die für die Diagnose »Störung des Sozialverhaltens« sprechen. Diese allerdings eher bei älteren Kindern und Jugendlichen zu erwartenden Verhaltensweisen lassen sich wiederum in vier Klassen gruppieren (Übers.: R. S.):

1. Aggression gegenüber Menschen oder Tieren
   - Drangsaliert, bedroht oder schüchtert andere ein
   - Beginnt oft Schlägereien
   - Benutzte eine Waffe, die andere ernsthaft verletzen könnte (z. B. Knüppel, Stein, zerbrochene Glasflasche, Messer, Pistole)
   - War körperlich grausam zu Personen
   - War körperlich grausam zu Tieren
   - Beging einen Raub (Straßenraub, Entwenden einer Geldbörse, Erpressung, bewaffneter Überfall)
   - Hat eine Person zu einer sexuellen Handlung gezwungen
2. Beschädigung von Sachen
   - Hat Feuer gelegt, um ernsthaften Schaden anzurichten
   - Hat absichtlich fremdes Eigentum zerstört (außer Feuerlegen)
3. Betrügereien und Diebstahl
   - Ist in ein Haus eingebrochen oder hat ein Auto aufgebrochen
   - Lügt oft, um Waren oder Vorteile zu erlangen oder um Verpflichtungen zu entgehen (d. h. legt andere herein)
   - Hat Dinge von beträchtlichem Wert gestohlen ohne Konfrontation mit dem Opfer (Ladendiebstahl, Urkundenfälschung)

4. Übertretungen von Verhaltensregeln wie Weglaufen, Wegbleiben über Nacht oder Schulschwänzen
   - Bleibt oft nachts weg trotz elterlichem Verbot (Beginn vor dem 13. Lebensjahr)
   - Ist mindestens zweimal nachts von zu Hause weggelaufen oder einmal, ohne für längere Zeit nach Hause zurückzukehren
   - Schwänzt oft die Schule mit Beginn vor dem 13. Lebensjahr

Dissozialität bzw. die Störung des Sozialverhaltens ist eine ausgesprochen häufig gestellte psychiatrische Diagnose des Kindes- und Jugendalters. Die Angaben zu ihrer Häufigkeit variieren je nach den verwendeten diagnostischen Kriterien und Instrumenten. Den Ergebnissen einer Reihe epidemiologischer Untersuchungen zufolge erfüllen im Schulalter 2 bis 4 % und im Jugendalter 6 bis 12 % der Allgemeinbevölkerung die Kriterien für diese Diagnose einer Störung des Sozialverhaltens (Steinhausen 2006, S. 281).

Auch wenn das dissoziale Verhalten insgesamt mit dem Erwachsenwerden abnimmt, so ist Dissozialität doch ein recht stabiles Verhaltensmerkmal insbesondere dann, wenn sich diese Verhaltensauffälligkeiten früh zeigen. Dissozialität ist eindeutig eine männliche Domäne. Im Kindesalter beträgt das Geschlechterverhältnis 4:1 zugunsten der Jungen. Mit dem Alter nimmt diese Knabenwendigkeit ab. Im Jugendalter beträgt das Verhältnis dann nur noch 2:1.

Darüber, ob und inwieweit dissoziales und delinquentes Verhalten derzeit zunimmt, gehen die Meinungen auseinander. So wird von jugendpsychiatrischer Seite an einer Zunahme dissozialen Verhaltens in den letzten Jahrzehnten kaum gezweifelt (vgl. Rutter a. Smith 1995). Da zumindest in Deutschland die registrierte Jugendkriminalität in den letzten Jahren zurückgegangen ist, sprechen Kriminologen zumindest in Bezug auf delinquentes Verhalten von einer eher »gefühlten« Zunahme. Demnach sei »die Zunahme der polizeilich registrierten Jugendlichen ein Artefakt der selektiv erhöhten Sensibilität gegenüber problematischem Verhalten von Jugendlichen und der veränderten Reaktionsweisen der Behörden« (Storz 2007, S. 9).

Angesichts des häufigen Vorkommens, der hohen Variabilität der Äußerungsformen von Dissozialität wie auch der Heterogenität (Klahr a. Burt 2014) des sich dissozial verhaltenden Personenkreises kann es nicht verwundern, dass erhebliche Anstrengungen unternommen werden, sinnvolle Subgruppen zu differenzieren, die es erlauben, Aussagen zur Prognose und zu Erfolg versprechenden Interventionen zu treffen, zumal die in der ICD-10 vorgenommene Unterscheidung von vier Untergruppen bei den Störungen des Sozialverhaltens inzwischen als klinisch eher wenig nützlich angesehen wird. Als Unterscheidungskriterien werden in diesen nosologischen Unternehmungen verwendet: neben dem Geschlecht vor allem der Entwicklungsverlauf, die jeweiligen Äußerungsformen des dissozialen Verhaltens, im medizinischen Sprachgebrauch die Symptomatik, und hier insbesondere das Ausmaß und die Art der an den Tag gelegten Aggressivität. Zudem lassen sich wie sonst auch in der psychiatrischen Nosologie kategoriale von dimensionalen Ansätzen unterscheiden.

Als sehr einflussreich erwies sich der Vorschlag von Moffitt (1993), auf den Beginn der ersten dissozialen Verhaltensauffälligkeiten zu achten. Mit Blick auf die Ergebnisse von Längsschnittstudien unterschied er zwei Entwicklungspfade bzw. Verlaufstypen von Dissozialität, die er als »adolescence-limited« (auf die Adoleszenz beschränkt) bzw. »life-course persistent« (chronisch) bezeichnete. Beim ersten Verlaufstyp tritt dissoziales Verhalten erstmals in der Adoleszenz auf. Auch beschränkt es sich auf diesen Lebensabschnitt. Der Geschlechterunterschied ist bei diesem Verlaufstyp wenig ausgeprägt. Das Ausmaß der jeweils eingesetzten Aggressivität ist geringer. Dem Einfluss der Gleichaltrigen scheint große Bedeutung zuzukommen. Insgesamt wird die Prognose bei diesem auf das Jugendalter begrenzten Verlaufstyp vergleichsweise günstiger eingeschätzt. So wird das dissoziale Verhalten der Jugendlichen dieser Gruppe als Übertreibung einer adoleszenztypischen Neigung angesehen, sich gegen die Normen der Erwachsenenwelt aufzulehnen.

Beim anderen Verlaufstyp dagegen bestehen die Verhaltensauffälligkeiten schon von Kindesbeinen an. Es handelt sich mithin um ein ausgesprochen kontinuierlich verlaufendes Störungsmuster. Diese hohe Stabilität kann sich homotypisch wie auch heterotypisch äußern. So gibt es dissoziale Verhaltensweisen des Kindesalters, wie etwa Streiten und Lügen, die sich ebenso auch später im Jugendalter finden, während andere Verhaltensweisen wie etwa das Schulschwänzen oder das promiskuitive Verhalten pubertärer Mädchen an eine bestimmte Altersphase gebunden sind.

Jugendliche, deren Entwicklung diesem kontinuierlichen Verlaufstyp entspricht, sind daher die eigentlichen Problemfälle. So haben die meisten gewalttätigen Jugendlichen eine bis in ihre Kindheit zurückreichende dissoziale Vorgeschichte. Fast die Hälfte dieser sogenannten »frühen Starter« verbleibt demnach lebenslänglich auf der schiefen Bahn. Bei ihnen bestehen von Anfang an gravierende Konflikte in der Eltern-Kind-Beziehung. Auch weisen Kinder, die schon früh verhaltensauffällig werden, häufiger kognitive Defizite auf. Insbesondere wenn es zu einer Interaktion der beiden Risikofaktoren »Dissozialität der Eltern« und »Intelligenzminderung« kommt, ist damit zu rechnen, dass sich das dissoziale Verhalten zumindest bei den Jungen bis in das Erwachsenenalter fortsetzt. Mädchen finden sich nur selten in dieser Gruppe. Die Ursachen hierfür sind noch nicht überzeugend geklärt. Vielleicht liegt es an ihrer im Vergleich zu Jungen schnelleren Reifeentwicklung und/oder an ihrer höheren sozialen Kompetenz. So kann es durchaus sein, dass Mädchen ihre dissozialen Tendenzen im Gegensatz zu Jungen, die typischerweise eine offene Aggressivität an den Tag legen, bevorzugt auf der Beziehungsebene ausleben, etwa indem sie andere schlechtmachen, Lügen über sie verbreiten und so ihre höhere soziale Kompetenz ausspielen. Da sich diese sogenannte relationale Aggression im jüngeren Alter noch weitgehend auf das häusliche Umfeld beschränkt, ist nicht auszuschließen, dass es nur so aussieht, als ob die dissoziale Entwicklung bei Mädchen erst mit der Pubertät begänne (Silverthorn a. Frick 1999).

Unter den »frühen Startern« findet sich die mit 6 % doch recht kleine Gruppe dissozialer Kinder und Jugendlicher, die in späterem Alter für die Hälfte aller Delikte verantwortlich sind (Patterson 1996). Es sind dies die sogenannten Intensivtäter, die derzeit in den Massenmedien bevorzugt thematisiert werden. Deren delinquente Karriere ist insofern recht gleichförmig, als ihre Delikte sowohl qualitativ als auch quantitativ mit dem Alter zunehmen. Zudem ist die Prognose für Mädchen, die sich schon früh auf diesem Entwicklungspfad befinden, ebenso problematisch wie die der Jungen.

Die dargestellte Unterscheidung in diese zwei Verlaufstypen ließ sich allerdings zumindest in der ursprünglichen Fassung nicht mehr aufrechterhalten, nachdem es sich gezeigt hatte, dass sich eine solche Dichotomisierung beim weiblichen Geschlecht nicht durchführen ließ. Zudem lassen sich zahlreiche Zwischenformen beschreiben. So gibt es durchaus eine Gruppe von Kindern, deren dissoziales Verhalten sich auf die Phase der Kindheit beschränkt, mithin verhaltensgestörte Kinder, die mit Erreichen ihrer Pubertät auf den rechten Pfad einbiegen. Auch die Auffassung, dass es sich bei dem an die Adoleszenz gebundenen Verlaufstyp eher um eine altersentsprechende Normvariante handeln dürfte, ließ sich nicht aufrechterhalten. So lassen sich bei vielen Kindern und Jugendlichen, die sich dissozial verhalten, unabhängig vom Beginn ihrer Verhaltensauffälligkeiten kognitive Defizite beobachten, die ihre Entwicklung stören. Auch ist grundsätzlich der therapeutische Nutzen einer retrospektiven Klassifikation beschränkt. Zudem lässt sich das Attribut »lebenslang« streng genommen erst post mortem zuschreiben.

Derzeit wird diskutiert, inwieweit es Sinn macht, eine offen aggressive Form von einer nicht offen aggressiven, sondern verdeckten Form dissozialen Verhaltens, wie sie sich vor allem in regelverletzendem Handeln wie Lügen, Betrügen und Stehlen manifestiert, zu unterscheiden. Voraussetzung einer solchen Unterscheidung wäre allerdings eine begriffliche Abgrenzung von Dissozialität und Aggression, wird doch immer wieder fälschlicherweise Aggressivität als Unterform von Dissozialität behandelt (vgl. Kap. 5). So gilt es zu unterscheiden zwischen dissozialen aggressiven Handlungen und nicht dissozialen aggressiven Handlungen wie auch zwischen dissozialen Handlungen, die unter Einsatz aggressiver körperlicher Gewalt ausgeführt werden, und solchen, bei denen dies nicht der Fall ist. Während die Häufigkeit körperlich-aggressiven Handelns mit zunehmendem Alter abnimmt, ist es beim regelverletzenden Verhalten gerade umgekehrt.

Überhaupt erweist es sich als schwierig, nach einem vorherrschenden dissozialen Handlungstyp eine Gruppeneinteilung vorzunehmen, da die betreffenden Kinder und Jugendlichen zumeist mit einem breiten Spektrum an dissozialen Verhaltensweisen aufwarten. Angesichts der vielen Überlappungen zwischen den jeweiligen Gruppen erscheint es plausibler, eine Einteilung eher nach quantitativen denn nach qualitativen Kriterien vorzunehmen (Petersen et al. 2015). Die empirischen Befunde, wonach sowohl ein frühes Auftreten von dissozialen Verhaltensweisen als auch deren Schwere und Bandbreite die Prognose verschlechtern, lassen sich dann auch ohne Mühe nachvollziehen.

Die Erkenntnis, dass ein früher Beginn dissozialer Verhaltensauffälligkeiten mit einer schlechten Prognose einhergeht, führt zur Forderung, solche Kinder möglichst früh zu identifizieren, um ihnen dann eine adäquate Intervention zukommen zu lassen, welche die Ausbildung einer dann erst recht schwer zu verändernden dissozialen Persönlichkeitsstörung verhindern kann. Insofern erscheint auch die Validität der Diagnosen »Störung des Sozialverhaltens mit oppositionellem, aufsässigem Verhalten« (ICD-10: F91.3) bzw. »Störung mit oppositionellem Trotzverhalten« (DSM-5: 313.81) ausreichend gesichert. Diese beiden Diagnosen, die sich auf eine eher minder schwere Form von Dissozialität bzw. auf eine Art Vorläuferstörung beziehen, werden hauptsächlich bei jüngeren Kindern gestellt. Diese fallen in ihrer familiären oder familiennahen Umwelt auf durch ihre ausgeprägte Widersetzlichkeit, Reizbarkeit und Streitsucht. Sie sorgen für Ärger und sind häufig selbst ärgerlich und wütend, wobei sie typisch die Schuld an diesen Konflikten bei anderen suchen.

Dabei lässt sich externalisierendes Verhalten schon im Alter von 12 Monaten (van Zeijl et al. 2006) oder gar früher (Lorber, del Vecchio a. Slep 2015) recht valide erfassen. Auch wenn sich externalisierende Verhaltensweisen im Kleinkindalter nur schwer von Temperamentsmerkmalen abgrenzen lassen, sind bei diesen Kindern schon Verhaltensweisen zu beobachten, die sich sinnvoll einem typischen Muster zuordnen lassen. So umfasst dieses externalisierende Cluster körperlich-aggressives Verhalten, Widersetzlichkeit und Ungehorsam, ein hohes Aktivitätsniveau sowie Wutanfälle anlässlich allfälliger Einschränkungen. Überhaupt bietet sich dieses Alter für die entwicklungspsychopathologische Erforschung dissozialen Verhaltens an, lassen sich doch die individuellen Unterschiede in der Entwicklung von Empathie und Gewissen bis in diese Altersstufe zurückverfolgen (Waller a. Hyde 2018). So ist dieses nicht unbedingt als anormal oder pathologisch zu bewertende Verhaltensmuster im 3. Lebensjahr besonders ausgeprägt und nimmt in den folgenden Jahren bei den meisten Kindern ab. Unter den Faktoren, die dazu beitragen, dass dieses Muster sich verfestigt und im weiteren Entwicklungsverlauf anhält, kommt Kontextfaktoren wie konfliktuösen Eltern-Kind-Beziehungen, einem harten und autoritären Erziehungsstil wie auch Streitigkeiten zwischen den Eltern, die sich dann in unterschiedlichen Erziehungsstilen äußern können, besondere Bedeutung zu (vgl. Kap. 4).

3.2 Komorbidität

Gelten psychische Störungen im Kindesalter bereits generell als Risikofaktoren für psychische Störungen im Erwachsenenalter, so trifft dies für externalisierende Störungen in besonderem Maße zu. Dabei beeinflussen sich die gemeinsam vorhandenen Störungen in der Regel ungünstig, indem sie sich wechselseitig verstärken und eine beiderseitige Chronifizierung befördern. Dies gilt insbesondere für die Aufmerksamkeitsdefizit-Hyperaktivitätsstörung (ADHS), die zu den externalisierenden Störungen gezählt wird und deren gemeinsames Auftreten mit früh beginnenden Störungen des Sozialverhaltens recht gut erforscht ist (Thapar et al. 2006).

Diese Komorbidität kann nicht überraschen, enttäuscht doch ein unaufmerksames, unruhiges und impulsives Verhalten, d. h. das Verhaltensmuster, welches die Kriterien einer Aufmerksamkeitsdefizit-Hyperaktivitätsstörung (ADHS) erfüllt, bereits im vorschulischen

Kontext und ganz sicher in der Grundschule die an das Kind gestellten normativen Erwartungen und kommt so der im Vorangegangenen wiedergegebenen Definition von Dissozialität nahe. Hyperkinetisches und aufmerksamkeitsgestörtes Verhalten wird zu einem interventionsbedürftigen Problem erst in einem Kontext, in dem es die dort verlaufende asymmetrische Kommunikation allzu sehr stört. Zudem dürfte dem oppositionellen und aufsässigen Verhalten im Kleinkindalter noch nicht der explizite Handlungscharakter zukommen, der das dissoziale Handeln älterer Kinder und Jugendlicher kennzeichnet. Dem entspricht der Befund, dass bei der Diagnose »Störung des Sozialverhaltens mit oppositionellem, aufsässigem Verhalten«, deren diagnostische Kriterien durchaus stimmungsabhängige Probleme umfassen, eine weitaus geringere Knabenwendigkeit besteht (Demmer et al. 2017).

3.3 Psychopathie

Besondere wissenschaftliche Aufmerksamkeit wird seit einigen Jahren einer Gruppe von »frühen Startern« zuteil. Es sind dies Kinder und Jugendliche, die bei ihrem devianten Handeln einen erschreckenden Empathiemangel, eine Gefühllosigkeit, gar Kaltblütigkeit an den Tag legen. Sie lassen sich von erzieherischen oder therapeutischen Angeboten wie auch von juristischen Sanktionen kaum beeindrucken und machen so ihre professionellen Helfer aus Psychiatrie und Jugendhilfe gleichermaßen rat- und hilflos. Seit einigen Jahren wird ihnen das Etikett »Psychopathie« zuteil.

Dieses nicht unumstrittene Konzept der Psychopathie bezog sich ursprünglich auf eine besondere Gruppe krimineller Erwachsener, die sich durch egozentrische, narzisstische Persönlichkeitszüge auszeichnen, die ausschließlich auf den eigenen Vorteil bedacht sind und die Schuldgefühle nicht zu kennen scheinen. Die meisten dieser Menschen, für die im Erwachsenenalter die Diagnose einer dissozialen bzw. antisozialen Persönlichkeitsstörung vorgesehen ist, waren schon im Kindesalter auffällig.

Verschiedene Entwicklungspfade hin zur Psychopathie lassen sich beschreiben. Während bei der primären oder idiopathischen Form der Psychopathie dem konstitutionellen oder genetischen Einfluss die größte Bedeutung beigemessen wird, muss bei der sekundären oder erworbenen Form der Psychopathie den Kontextfaktoren entscheidende Bedeutung zugeschrieben werden. Bei dieser auch symptomatisch genannten Variante der Psychopathie wird die psychische Entwicklung entscheidend geprägt durch biologische und/oder soziale Risikofaktoren wie etwa Hirntraumata oder ein grobes Versagen der elterlichen Pflichten, wie es etwa bei Misshandlung oder Vernachlässigung der Fall ist. Die sekundäre Form der Psychopathie nimmt im Allgemeinen einen schwerwiegenderen, ungünstigeren Verlauf. Das dissoziale Verhalten solcher Kinder und Jugendlicher ist denn auch ausgeprägter. Sie sind insgesamt aggressiver. Auch ist ihr moralisches Niveau niedriger.

Zu einer posttraumatischen Persönlichkeitsänderung kommt es nach einer Läsion des Frontalhirns, die insbesondere solche Anteile betrifft, die auch als »soziales Gehirn« (Adolphs 2009) bezeichnet werden.

Um das wissenschaftshistorisch prominenteste Beispiel einer solchen erworbenen Form der Psychopathie handelt es sich bei dem tragischen Fall des Phineas Gage (Damasio et al. 1994). Dieser Mann war im Jahre 1848 als Vorarbeiter beim Bau der Eisenbahn im Nordosten der USA beschäftigt. Er galt als ein fleißiger Arbeiter, bis er aus Unachtsamkeit einen Arbeitsunfall erlitt. Dabei bohrte sich eine massive Eisenstange durch seinen Schädel. Überraschend überlebte der unglückliche Mann den Unfall scheinbar unbeschadet. Er veränderte sich aber in den folgenden Jahren in seinem Verhalten. Er war nicht mehr derselbe, sondern wurde nun als launisch, unzuverlässig und gar als aufsässig beschrieben. Sein Sozialverhalten war nun offensichtlich gestört. Einige Jahre nach seinem Tod im Jahre 1860 wurde die Leiche exhumiert und der Schädel in das anatomische Museum der Harvard-Universität verbracht. Über ein Jahrhundert später wurde dann eine computergestützte Rekonstruktion der Hirnverletzung durchgeführt, die es ermöglichte, Hypothesen darüber aufzustellen, welche Hirnanteile und welche Faserverbindungen für so komplexe Aufgaben wie Affektkontrolle und Entscheidungsfindung unentbehrlich sind.

Um die Stigmatisierung durch die notorisch negativen Konnotationen des Psychopathiebegriffs zu begrenzen, ersetzt das Klassifikationsschema DSM-5 (APA 2013) diesen Begriff durch die eher neutrale Bezeichnung »Störung des Sozialverhaltens mit fehlenden prosozialen Emotionen«. Die hohe Stigmaanfälligkeit dieser Diagnosen lässt sich unschwer nachvollziehen, hält man sich die Items der Proposed Specifiers for Conduct Disorder Scale (PSCD) vor Augen, eines Fragebogens, der mit dem Ziel entworfen wurde, Diagnostik, Ursachenforschung und Therapie dieser Gruppe besonders dissozialer Kinder und Jugendlichen zu verbessern (Salekin 2017).
Vorschlag für sogenannte »Specifier« und Items zur Diagnose »Störung des Sozialverhaltens«[7]

- grandios-manipulative Eigenschaften
  - Ich kann meinen Charme spielen lassen.
  - Ich bin eine sehr bedeutsame Person.
  - Ich bin gut bei den meisten Dingen, die ich mache.
  - Lügen fällt mir leicht.
  - Ich nutze andere aus.
  - Ich kann gut Geschichten erzählen.
- emotional unbeteiligte Eigenschaften
  - Ich verschwende keine Zeit damit, zu überlegen, ob ich andere verletzt haben könnte.
  - Ich kann mich umdrehen und weggehen von einer Person, die sich verletzt hat.
  - Es scheint mir egal zu sein, ob Leute froh oder traurig sind.
  - Ich mag es, wenn andere Angst vor mir haben.
  - Manche finden mich gemein.
  - Ich erlebe selten Reue oder Schuldgefühle.
- waghalsig-impulsive Eigenschaften
  - Ich mache waghalsige Sachen.
  - Ich liebe Abwechslung oder Abenteuer.
  - Es erregt mich, riskante Sachen zu unternehmen.

7 Übers.: R. S.

   - Ich benötige viel Stimulation.
   - Ich liebe es, für den Augenblick zu leben.
   - Manche Leute halten mich für sorglos.
- Störung des Sozialverhaltens
   - Ich habe gestohlen.
   - Ich war körperlich aggressiv gegen Tiere oder Menschen.
   - Ich habe Sachen zerstört.
   - Ich übertrete viele Regeln.
   - Ich habe mit dem Übertreten von Regeln vor dem 10. Lebensjahr begonnen.
   - Ich kann streitsüchtig und frech sein.

Dieser Fragebogen berücksichtigt, dass es sich auch bei der Psychopathie um ein mehrdimensionales Konstrukt handelt, das neben der zentralen Dimension »kühl-unemotionale Persönlichkeitseigenschaften« auch den Stellenwert übersteigerter narzisstischer Tendenzen sowie einer eingeschränkten Impulskontrolle berücksichtigt.

Zu den besorgniserregenden Eigenschaften dieser Gruppe von Personen mit der Diagnose Psychopathie gehört zudem die besondere Qualität ihrer Aggressivität. Sie zeigen nämlich ein hohes Maß an sogenannter proaktiver Aggressivität (vgl. Hubbard et al. 2010). Proaktiv-aggressive Handlungen werden im Unterschied zu reaktiv-aggressiven Handlungen mit der erkennbaren Absicht durchgeführt, ein bestimmtes Ziel zu erreichen. Von ihrem Einsatz wird mithin ein Vorteil erwartet. Stellt sich dieser tatsächlich ein, wird dieses Handlungsmuster in das Verhaltensrepertoire übernommen. Zumindest von ihren Gleichaltrigen wird den proaktiv Aggressiven ob ihrer »Coolness« durchaus Achtung entgegengebracht, wie überhaupt die Bedeutung der Peers für eine Chronifizierung aggressiver Verhaltensweisen nicht zu unterschätzen ist (Ettekal a. Ladd 2015). Proaktiv-aggressive Jugendliche imponieren selbstbewusst im Gegensatz zu den reaktiv-aggressiven Jugendlichen, die zumeist nur über einen geringen Selbstwert verfügen (Bukowski a. Adams 2009). Deren reaktiv-aggressives Handeln, das durch eine Provokation oder durch das Erleben einer Bedrohung ausgelöst wird, zieht eher eine Abwertung seitens der

Gleichaltrigen nach sich. Kinder und Jugendliche, die anlässlich jeder Kleinigkeit gleich »ausrasten«, gelten denn auch als ausgesprochen »uncool«. Ihre eingeschränkte soziale Kompetenz lässt sich von den anderen Jugendlichen recht leicht ausnutzen, die so ihre Macht und soziale Kompetenz zu beweisen suchen. Auch wegen ihrer geringen Frustrationstoleranz bieten sich Jugendliche, die zu reaktiv-aggressiven Handlungen neigen, als »Bully-Opfer« geradezu an.

Allerdings müssen nicht alle Jugendlichen, die solch »kühl-unemotionale« Persönlichkeitseigenschaften aufweisen, auch eine dissoziale oder kriminelle Karriere einschlagen (Kumsta, Schuga-Barke a. Rutter 2012; Salekin 2017). So dürfte es auch Menschen geben, die über Eigenschaften wie Mut und Risikofreude verfügen, gepaart mit Intelligenz und gut ausgeprägten exekutiven Funktionen, aber auch mit einem ausreichenden Verantwortungsbewusstsein, die es ihnen ermöglichen, ihre »kühl-unemotionalen« Persönlichkeitsanteile gewissermaßen als »erfolgreiche Psychopathen« (Lilienfeld, Watts a. Smith 2015) auf eine nicht deviante Weise auszuleben. Das Wissen über solche Entwicklungsverläufe mag dazu beitragen, allzu pessimistische Prognosen zu vermeiden, die im Sinne einer selbsterfüllenden Prophezeiung die Entwicklungschancen des Kindes oder des Jugendlichen noch zusätzlich iatrogen beschneiden könnten. Wie immer entscheidet auch hier die Balance zwischen den vorhandenen protektiven und Risikofaktoren darüber, welcher Entwicklungspfad - hin zu einem Gewohnheitsverbrecher, zu einem 007-Agenten, einem Börsenspekulanten oder Automobilhersteller - letztlich eingeschlagen wird. Insofern hängt die Entwicklung eines vulnerablen Kindes immer auch vom jeweiligen Kontext ab, oder sie wird bei dessen Unkenntnis auf Zufälligkeiten zurückgeführt.

4 Entwicklungspsychopathologie

4.1 Risikofaktoren

Angesichts der Häufigkeit und Heterogenität von Dissozialität bei Kindern und Jugendlichen wie auch der unterschiedlichen Verlaufsformen von Dissozialität kann es nicht überraschen, dass man bei diesem Störungstyp von einem breiten Ursachenspektrum auszugehen hat. Dabei sind die jeweiligen Ursachen im Einzelfall allerdings kaum jemals eindeutig zu bestimmen. Vielmehr lässt sich im Nachhinein immer nur die Wahrscheinlichkeit angeben, mit der eine bestimmte Ursache eine bestimmte Wirkung nach sich gezogen hat und mit der eine bestimmte Wirkung auf eine bestimmte Ursache zurückgeführt werden dürfte. Da Annahmen zur Kausalität mithin immer nur mehr oder weniger stimmen, sind Aussagen zu Ursachen grundsätzlich nur als probabilistisch und eben nicht als deterministisch aufzufassen (Sroufe 1999).

Einen solchen probabilistischen Ansatz vertritt auch die moderne Entwicklungspsychopathologie, bei der es sich weniger um eine Disziplin oder eine Theorie als um ein breites Konzept handelt. Die Entwicklungspsychopathologie beschäftigt sich mit der Entwicklung der Psyche und teilt daher mit der Entwicklungspsychologie deren Theorien, Methoden und Forschungsstrategien. Im Unterschied zur Entwicklungspsychologie hat die Entwicklungspsychopathologie mit Entwicklungsverläufen zu tun, die von der Norm abweichen und die sich daher als gestört oder gar als pathologisch beobachten lassen. Die Entwicklungspsychopathologie geht davon aus, dass sich psychische Störungen unter einer Entwicklungsperspektive besser verstehen lassen. Gelingt es, den Entwicklungsverlauf bis hin zur manifesten Störung plausibel zu rekonstruieren, so sollten sich von einem solchen Verständnis Hinweise auf Erfolg versprechende therapeutische wie auch präventive Interventionen ableiten lassen. Dabei können verschiedene Entwicklungspfade durchaus zu einem ähnlichen Entwicklungsergebnis und damit zu einem gleichen Erscheinungsbild führen.

So lässt sich bei dissozialen Kindern und Jugendlichen konstatieren, dass sie sich auf gänzlich unterschiedlichen Wegen ihr normabweichendes Verhaltensrepertoire angeeignet haben. Dies meint das Prinzip der *Äquifinalität*. Das Prinzip der *Multifinalität* bezieht sich dagegen auf den Sachverhalt, dass sich Entwicklungsaufgaben bzw. Entwicklungsziele mit durchaus unterschiedlichen Mitteln lösen bzw. auf verschiedenen Wegen erreichen lassen. Ein bestimmtes Problem gibt mithin Anlass zu unterschiedlichen Entwicklungspfaden. Auch für äqui- und multifinale Prozesse gilt, dass sie sich sowohl anlässlich normaler, d. h. den normativen Erwartungen entsprechender Entwicklungsverläufe als auch anlässlich abweichender Entwicklungsverläufe beschreiben lassen.

Einflussfaktoren, welche die Wahrscheinlichkeit erhöhen, dass das Kind einen von der Norm in negativer Hinsicht abweichenden Entwicklungspfad einschlagen wird, werden als Risikofaktoren bezeichnet. Sogenannte protektive Faktoren hingegen mindern dieses Risiko. Welche Faktoren dazu beigetragen haben, dass die Entwicklung eines Kindes gerade diesen Verlauf genommen hat, lässt sich im Einzelfall kaum jemals eindeutig bestimmen, handelt es sich doch bei Risikofaktoren wie auch bei protektiven Faktoren um statistische Konstrukte. Dies gilt erst recht für prospektive Aussagen. Welchen Entwicklungspfad ein Kind letztlich einschlagen wird, lässt sich mithin nie sicher vorhersagen. Auch diesbezüglich lassen sich immer nur Wahrscheinlichkeiten angeben.

Die entwicklungspsychopathologische Forschung hat eine Vielzahl von Bedingungen identifizieren können, die als Risikofaktoren mit einem gehäuften Vorkommen dissozialer Störungen assoziiert sind, wobei eine theoretisch überzeugende Klassifikation dieser Risikofaktoren allerdings noch aussteht. Häufig wird, wie in Tabelle 1 dargestellt, zwischen biologischen, psychologischen und sozialen Faktoren unterschieden.

Übersicht zu Risikofaktoren dissozialer Entwicklung

Biologische Risikofaktoren	• Läsionen im ZNS (Hypothalamus, Amygdala, präfrontaler Kortex) • autonome Hyporeagibilität (red. Hautleitwertreaktionen. schnellere Habituation, verminderte Ruheherzfrequenz) • Störung der Hypophysen-Nebennierenrinden-Achse • serotoninerge Dysfunktion
Temperamentsfaktoren	• exploratives und impulsives Verhalten • ungehemmter Interaktionsstil • Gleichgültigkeit, Gefühllosigkeit • mangelnde Empathie
Psychosoziale Risikofaktoren	• niedriger sozioökonomischer Status • Zugehörigkeit zu einer ethnischen Minderheit • delinquente oder psychisch kranke Eltern • inkonsequenter Erziehungsstil mit zu vielen/ wenigen Regeln • Misshandlung • häufiger Wechsel der Bezugspersonen

Tab. 1: Übersicht zu Risikofaktoren dissozialer Entwicklung (Vloet, Herpertz u. Herpertz-Dahlmann 2006, S. 107)

Eine andere Einteilung unterscheidet zwischen dem Kind zuzuschreibenden, sogenannten dispositionellen Risikofaktoren, seien sie biologischer oder psychologischer Art, und kontextuellen Risikofaktoren, die in der sozialen Umwelt zu lokalisieren sind.

Zudem lassen sich proximale und distale Bedingungen unterscheiden. Dabei sind distale Risikofaktoren eher indirekt, proximale Faktoren hingegen direkt mit einem auffälligen Verhalten verknüpft. Ein nachgewiesener distaler Risikofaktor für Dissozialität ist insbesondere ein niedriger sozioökonomischer Status der Familie, der sich etwa in Armut und schlechten Wohnverhältnissen wie etwa dem Wohnen in einem sozialen Brennpunkt niederschlägt. Armut und soziale

Benachteiligung bedeuten prekäre Adressabilität, die wiederum das Selbstkonzept beeinträchtigt. Die Inklusion, d. h. der Zugang zu und die Beteiligung an den unterschiedlichen kommunikativen Funktionssystemen der Gesellschaft, wird zu einem Problem.

Mit proximal wirkenden Risikofaktoren wird das Kind vor allem in seiner Familie, aber auch in der Schule sowie in seiner Wohngegend unmittelbar konfrontiert. Zu den proximal wirksamen familiären Risikofaktoren zählen Streitigkeiten der Eltern untereinander bis hin zu deren eventueller Trennung, sodann Dissozialität und Kriminalität bei den Eltern oder Geschwistern, überhaupt psychische Störungen wie etwa eine Depression der Mutter oder eine Suchtproblematik beim Vater. Als besonders bedeutsame Risikofaktoren nachgewiesen sind Probleme in der frühen Eltern-Kind-Beziehung sowie ein ineffizientes Erziehungsverhalten der Eltern, das sich in harten, bisweilen auch grausamen und dabei aber auch kaum vorhersehbaren Strafaktionen äußert. Beispiele für auf die Schule bezogene Risiken wären etwa zu geringes Lob für Schulleistungen, überhaupt eine Vernachlässigung der akademischen Aufgaben, eine Geringschätzung der individuellen Verantwortlichkeit der Schüler sowie mangelnde Hilfestellungen der Lehrkräfte bei der Problembewältigung ihrer Schüler.

Risikofaktoren liegen kaum jemals isoliert vor, sondern in der Regel kumuliert als sogenannte Cluster. Sie addieren sich in ihren Auswirkungen und beeinflussen sich gegenseitig. Gerade einer Kumulation von Risiken dürfte größere pathogenetische Bedeutung zukommen als der Spezifität der jeweiligen Risikofaktoren (Flouri a. Kallis 2007). Je mehr Risikofaktoren das Kind ausgesetzt ist, desto höher ist die Wahrscheinlichkeit, dass seine psychische Entwicklung nicht ungestört verläuft (Appleyard et al. 2005). Dabei zeigt sich der Einfluss der Risikofaktoren nicht nur bei der Herausbildung der Verhaltensstörung, sondern auch bei deren weiterem Verlauf. So sprechen die Befunde der Risikoforschung dafür, dass ein früher Beginn und ein kontinuierlicher Verlauf nicht nur mit einer größeren Zahl von Risikofaktoren korreliert sind, sondern dass bei diesem Verlaufstyp auch biologischen Risikofaktoren und hier insbesondere einem schwierigen

Temperament eine besondere Bedeutung zukommt. Dagegen dürften bei der auf die Adoleszenz beschränkten Form der Dissozialität eher soziale Einflüsse ausschlaggebend sein (Frick a. Viding 2009).

Auch das Alter, in welchem das Kind mit einem Risikofaktor konfrontiert wird, kann eine Rolle spielen. So soll etwa die Misshandlung oder Vernachlässigung im späten Kindesalter ein noch höheres Risiko für eine dissoziale Entwicklung bedeuten als Misshandlung oder Vernachlässigung in einem früheren Alter. Risikofaktoren können eine psychische Störung sowohl auslösen als auch eine solche aufrechterhalten und so zu deren Chronifizierung beitragen. Ob sich ein Sachverhalt oder eine Situation als Risikofaktor einschätzen lässt oder nicht, hängt letztlich immer davon ab, wie das Kind hiermit umzugehen vermag und welche Bedeutungszuschreibung es vornimmt. Insofern kann sich auch die Bedeutung eines Risikofaktors im Verlauf der Entwicklung ändern.

Die Beziehungen zwischen Risikofaktoren und psychischen Störungen sind mithin äußerst komplex. Schon von daher reicht ein Wissen über bloße statistische Korrelationen zwischen den jeweiligen Faktoren nicht aus. Vielmehr müssen die pathogenetischen Mechanismen und Prozesse verstanden werden, die diesen Korrelationen zugrunde liegen. Erst dieses Wissen erlaubt eine Prognose von Entwicklungsverläufen und ist insofern für präventive wie auch für therapeutische Interventionen von Nutzen.

Konsens besteht in der entwicklungspsychopathologischen Forschung darüber, dass biologische und psychosoziale Risiken kaum jemals getrennt voneinander in linearer Weise die psychische Entwicklung beeinflussen. Vielmehr wirken Risikofaktoren und protektive Faktoren wechselseitig aufeinander. Das erstmals von Sameroff a. Chandler (1975) beschriebene transaktionale Entwicklungsmodell kann die komplexen Prozesse, wie sie anlässlich einer normalen wie auch einer atypischen Entwicklung ablaufen, am ehesten angemessen beschreiben. Es handelt sich bei diesem transaktionalen Entwicklungsmodell insofern um eine Weiterentwicklung des herkömmlichen interaktionalen Modells, als es nachzuzeichnen vermag, wie es anlässlich der Interaktion von biologischen Faktoren und Umweltfaktoren zu Veränderungen sowohl aufseiten des Organismus als auch aufseiten der Umwelt kommt. Die psychische Entwicklung ist als Ergebnis des transaktionalen Zusammenspiels biologischer und sozialer Prozesse zu verstehen, wobei die beteiligten Systeme jeweils immer nur ihren eigenen Organisationsprinzipien gemäß operieren. Auch unter der Perspektive einer differenztheoretischen Systemtheorie (vgl. Schleiffer 2012; 2013) lässt sich die Entwicklung des psychischen Systems als sowohl durch ihren biologischen als auch ihren sozialen Kontext beeinflusst beobachten. Schließlich stellt der Körper für die Psyche eine einzigartige und äußerst bedeutsame Umwelt dar.

4.1.1 Biologische Risikofaktoren

Zu den biologischen Risikofaktoren zu zählen sind unter anderem chronische Erkrankungen, Traumen oder Geburtskomplikationen, vor allem aber eine etwaige genetische Disposition. Unter den nicht gänzlich biologischen, so doch biologienahen Risikofaktoren für Dissozialität sind auch neuropsychologische Besonderheiten zu subsumieren, so neben einer suboptimalen intellektuellen Ausstattung auch ein schwieriges Temperament, das sich auszeichnet durch eine hohe und andauernde Irritabilität wie auch durch eine überwiegend negative Stimmungslage, aus der sich das betreffende Kind nur schwer herausbringen lässt. Diese Faktoren sind vor allem geeignet, die Affektregulation wie auch die Informationsverarbeitung zu beeinträchtigen. So besteht etwa bei einem Jungen, bei dem eine genetisch zumindest mitbedingte Tendenz zu impulsivem Handeln vorliegt, ein besonders hohes Risiko, sich dissozial zu entwickeln, wenn ihm zusätzlich noch ungünstige Erziehungsbedingungen von seinen Eltern zugemutet werden. Ist dies aber nicht der Fall und wird ihm stattdessen seitens seiner Eltern eine protektive Umwelt geboten, ist für seine Zukunft »nur« mit einem aufmerksamkeitsgestörten und hyperkinetischen Verhalten zu rechnen (Beauchaine 2015). Die Vulnerabilität impulsiver Kinder ist mithin auch in erhöhtem Maße von der Qualität der jeweiligen sozialen Umwelt abhängig.

Als bedeutsamster biologischer Risikofaktor hat die genetische Ausstattung zu gelten. Man geht davon aus, dass Dissozialität zu einem nicht unbeträchtlichen Anteil unter hereditärem Einfluss steht. So wird derzeit zumindest die Hälfte der Varianz, d. h. der Unterschiede zwischen Mitgliedern einer Gruppe, durch genetische Einflüsse erklärt, wobei der genetische Einfluss nach einer Metaanalyse von Burt (2009) bei der aggressiven Form von Dissozialität mit 65 % der Varianz besonders hoch sein soll.

Allerdings ist weithin noch unverstanden, wie sich ein bestimmtes Gen auf ein definiertes Verhalten wie etwa Dissozialität auswirkt. Schließlich kodiert die DNS-Sequenz eines Gens immer nur für ein Protein und nicht für ein bestimmtes Verhalten. Ganz sicher kann nicht mit der Entdeckung eines »Dissozialitätsgens« gerechnet werden. Vielmehr ist davon auszugehen, dass zahlreiche, miteinander interagierende Gene die Entwicklung von Verhaltensdispositionen befördern, die sich am ehesten als Temperamentsmerkmale auffassen lassen. Ein hohes Maß an Aggressivität wie auch an Risikofreudigkeit (engl. *risk-seeking behavior*) wären hierfür Beispiele. Insofern entfalten Gene ihre Wirkung auch niemals isoliert von ihrem psychosozialen Kontext. Vielmehr kommt es zu einem komplexen Zusammenspiel von genetischen und Umwelteinflüssen, das als Genotyp-Umwelt-Korrelation bezeichnet wird (vgl. Jaffee a. Price 2012).

Diese Genotyp-Umwelt-Korrelation, die sich auf die genetisch bedingten Unterschiede in der Umweltexposition bezieht, kann sich in drei unterschiedlichen Konstellationen äußern. Die passive Genotyp-Umwelt-Korrelation lässt sich zurückführen auf die Tatsache, dass Eltern ihre genetischen Anlagen, wie etwa eine Disposition zu dissozialem Verhalten, auf ihre leiblichen Kinder übertragen. So ist es denkbar, dass für den Fall, dass Eltern mit der Diagnose einer dissozialen Persönlichkeitsstörung ihr Kind misshandeln, dessen spätere dissoziale Entwicklung dennoch genetisch zumindest mitbedingt ist und nicht ausschließlich als Reaktion mit diesem, wenn auch äußerst belastenden Umweltfaktor kausal in Verbindung gebracht werden muss.

Von einer evokativen Genotyp-Umwelt-Korrelation ist die Rede, wenn ein genetisch beeinflusstes Verhalten den Interaktionspartner zu einem bestimmten Verhalten provoziert. So lässt sich beispielsweise das harte oder gar brutale Erziehungsregime von Eltern durchaus mit dem aggressiven und widersetzlichen Verhalten des erziehungsschwierigen Sohnes in kausale Verbindung bringen. Eltern, die selbst ihre insbesondere negativen Affekte nur schlecht zu regulieren vermögen, können versucht sein, mit dem Einsatz körperlicher Gewalt eine für sie belastende Interaktion mit ihrem Kind zu beenden, anlässlich derer sie sich von negativen Affekten geradezu überflutet erleben (vgl. del Vecchio et al. 2016; Lorber, del Vecchio a. Slep 2016).

Dass das genetisch geprägte Temperament eines Kindes geeignet sein kann, bei den Eltern pathogen wirksame Erziehungsmethoden zu provozieren, ließ sich bei Adoptivkindern mit einem schwierigen Temperament bereits in ihrem ersten Lebensjahr nachweisen. Diese Kinder schafften es mit ihrem Verhalten, bei ihren Adoptivvätern wütende Reaktionen zu provozieren. Allerdings kommt in diesem Zusammenhang auch dem Familienklima große Bedeutung zu. So zeigte sich, dass eine gute elterliche Partnerschaft es der Adoptivmutter erlaubt, beruhigend auf ihren Partner einzuwirken und diesen von einem harten und unangemessenen Erziehungsverhalten abzuhalten (van Ryzin et al. 2015).

Zudem ist noch auf die aktive Genotyp-Umwelt-Korrelation zu verweisen. Bei diesem Mechanismus sucht sich das Kind genau die Umwelt aus, die zu seiner genetisch bedingten Neigung passt. So wird sich etwa ein aggressiver, sensationshungriger Jugendlicher bevorzugt mit solchen Gleichaltrigen zusammentun, von denen er erwarten kann, dass diese »gut drauf« sind und es daher in dieser Clique etwas zu erleben gibt. In einem solchen Fall erscheint die Verabredung zu delinquentem Handeln mithin durchaus sinnvoll. Die genetische Disposition zu dissozialem Verhalten äußert sich also auch in einer Tendenz, den Kontakt zu sich dissozial verhaltenden Gleichaltrigen zu suchen.

Zu unterscheiden von der Genotyp-Umwelt-Korrelation ist die Gen-Umwelt-Interaktion. Dieser Begriff bezieht sich auf eine genetisch bedingte unterschiedliche Sensitivität oder Beeindruckbarkeit im Hinblick auf Umwelteinflüsse. Ob und wie sich diese Einflüsse auf die Befindlichkeit und das Verhalten des Kindes auswirken, hängt schließlich auch von dessen genetischer Ausstattung ab. So reagieren Kinder durchaus unterschiedlich auf scheinbar gleiche Belastungen. Auch diese komplexe Interaktion bzw. Transaktion zwischen Risiko- und protektiven Faktoren lässt sich am Risikofaktor »brutale Erziehungspraktiken« veranschaulichen, handelt es sich doch um einen besonders gut untersuchten Risikofaktor, der sich auf die Regulation negativer Affekte auswirkt.

So gibt es Kinder, die solche schlimmen Erlebnisse zumindest auf den ersten Blick recht unbeeindruckt »wegstecken«, während dies anderen nicht gelingt, die sich stattdessen auffällig entwickeln und etwa eine dissoziale Verhaltensstörung ausbilden. Es werden mithin nicht alle Kinder, die in ihrer Familie misshandelt, missbraucht und grob vernachlässigt werden, im späteren Leben auch dissozial, depressiv oder suizidal. Manche haben offensichtlich ein »dickeres Fell«. In einer vielbeachteten Studie gelang es Caspi et al. (2002) nachzuweisen, dass es auch von der Aktivität bestimmter, den Neurotransmitterhaushalt regulierender Gene abhängt, ob und in welchem Umfang sich solche unglücklichen Lebenserfahrungen im Nachhinein als pathogen erweisen oder ob sich deren Auswirkungen gewissermaßen abpuffern lassen. Diese unterschiedliche Beeindruckbarkeit bzw. Resilienz wäre in diesem Fall dann genetisch zumindest mitbedingt. Allerdings hat auch diese Resilienz ihre Grenzen. Sind nämlich die Lebensbedingungen des Kindes gar zu katastrophal, dann dürfte selbst eine solche protektive genetische Ausstattung nicht ausreichen, eine ungestörte psychische Entwicklung zu garantieren.

Eine genetisch bedingte gesteigerte Empfindlichkeit für Kontexteinflüsse muss sich aber nicht unbedingt ausschließlich in ungünstigen und entwicklungsgefährdenden Situationen bemerkbar machen. Das Modell der *differential susceptibility*, der unterschiedlichen Anfälligkeit (vgl. van IJzendoorn a. Bakermans-Kranenburg 2015) lässt durchaus auch eine optimistische Sichtweise zu. Ebenso wie das geläufige Diathese-Stress-Modell geht auch dieses Modell davon aus, dass das für Umweltereignisse sensible biologische System die Auswirkungen von Belastungen moderiert und insofern die Entwicklung von Verhaltensauffälligkeiten kontrolliert. Im Gegensatz zum Diathese-Stress-Modell, das auf eine besondere Vulnerabilität abhebt, verweist das Differential-Susceptibility-Modell auf eine unterschiedlich ausgeprägte Plastizität, die sich unabhängig von der Wertigkeit des jeweiligen Umweltereignisses auswirken kann. So mag es durchaus sein, dass solchermaßen besonders empfindliche Kinder auch für positive Umwelteinflüsse empfänglicher sind, auch für psychotherapeutische Interventionen.

An all diesen genannten Mechanismen lässt sich aufzeigen, dass und wie genetische Risikofaktoren mit darüber bestimmen, wie ein Kind sich mit umweltbedingten Risikofaktoren auseinandersetzt. Gene auf der einen und Umweltfaktoren auf der anderen Seite beeinflussen das Verhalten jedenfalls nicht unabhängig voneinander. Vielmehr hat man davon auszugehen, dass es auch an der genetischen Ausstattung liegt, wie ein Kind seine Welt wahrnimmt. Diese Wahrnehmung wird sein Verhalten beeinflussen, welches sich wiederum auf den Kontext auswirkt. Besitzt etwa ein Jugendlicher eine genetisch bedingte Disposition, sich risikobehafteten Umwelteinflüssen auszusetzen, hat man zu konzedieren, dass auch diese auf den ersten Blick eindeutig als psychosozial zu klassifizierenden Risikofaktoren durchaus unter genetischer Kontrolle stehen.

Es hängt mithin auch vom jeweiligen Genotyp ab, wie das Kind mit problematischen Situationen umgeht und welche Problemlösungsversuche es unternimmt. Solche Mechanismen könnten auch dem sogenannten »Sensation-seeking«-Verhalten zugrunde liegen, dem übermäßigen Bedürfnis, sich neue und intensive Erfahrungen zu verschaffen, zu dem Kinder und Jugendliche, die sich dissozial verhalten, häufig neigen. So findet sich bei Dissozialität zum einen ein erniedrigtes Aktivitätsniveau der Hypothalamus-Hypophysen-Nebennierenrinden-Achse (HPA-Achse), eines Regelkreises, der bei Stress aktiviert wird und der die hormonelle Reaktion auf Stress reguliert.

Zum anderen besteht auch ein erniedrigtes Erregungsniveau (engl. *arousal*) des autonomen Nervensystems. Dieser neurophysiologische Befund lässt sich auch als Korrelat für die bei diesen Kindern und Jugendlichen häufig zu beobachtende relative Furchtarmut interpretieren, sind doch diese beiden Regelsysteme an der Stressregulation beteiligt. Da die betreffenden Kinder und Jugendlichen negative Situationen grundsätzlich als nicht so bedrohlich wahrnehmen im Vergleich zu ihren nicht dissozialen Altersgenossen, dürften sie sich auch durch Strafandrohungen weniger beeindrucken lassen. Sie machen sich buchstäblich weniger Stress. Das macht sie erziehungsschwierig. Nach der Underarousal-Hypothese (van Goozen et al. 2007) lässt sich dem oben erwähnten Sensation-seeking-Verhalten dissozialer Kinder und Jugendlicher die Funktion zuschreiben, das erniedrigte Aktivitätsniveau beider Funktionssysteme auf ein normales und vermutlich dann erst als angenehm erlebtes Niveau anzuheben.

Die Arbeitsgruppe um den amerikanischen Psychologen Kenneth Dodge (1993) hat die Besonderheiten bei der Informationsverarbeitung dissozialer Kinder und Jugendlicher als Defizit ihrer sozial-kognitiven Fähigkeiten beschrieben und sie auch experimentell nachweisen können. Demnach richten diese Kinder und Jugendlichen verstärkt ihre Aufmerksamkeit auf aggressive Sachverhalte. Eine als feindlich gesonnen erlebte Umwelt scheint sie regelrecht zu beleben. Als ambivalent und uneindeutig beobachtete Situationen versuchen sie zu klären, indem sie ihrem Gegenüber von vornherein eine feindselige Absicht unterstellen. Im Zweifel meint es der andere dann nicht gut mit ihnen. Dodge spricht in diesem Zusammenhang von einem Attributionsfehler oder einer Attributionsverzerrung.

4.1.2 Soziale Risikofaktoren

Im Vergleich zu diesen erst in neuerer Zeit erforschten biologischen oder zumindest biologienahen Risikofaktoren dürfte den seit Längerem bekannten sozialen wie auch sozioökonomischen Risikofaktoren insgesamt doch größeres Gewicht zukommen bei der Entwicklung hin zu dissozialem Verhalten. So findet sich eine breite Literatur insbesondere zur Familiendynamik, aber auch zum Einfluss der Gleichaltrigengruppe in der Schule wie auch der Nachbarschaft und Wohngegend. Dabei dürften unter den Bedingungsfaktoren für dissoziales Verhalten die Besonderheiten der erzieherischen Kommunikation ausschlaggebende Bedeutung haben. Dass Kinder, deren Eltern selbst dissoziale Tendenzen aufweisen oder denen gar eine dissoziale Persönlichkeitsstörung bescheinigt werden muss, besonders gefährdet sind, sich dissozial zu entwickeln, erscheint unmittelbar einleuchtend. Schließlich bieten sich diese Eltern ihren Kindern als Modell für dissoziales, aggressives, jedenfalls die sozialen Regeln missachtendes Verhalten an. Auch wenn sie das dissoziale Verhalten ihrer Kinder nicht explizit billigen, taugen sie dennoch nicht als Vorbild für normkonformes Verhalten.

Als qualitativ wie auch quantitativ wichtigster sozialer Risikofaktor für Dissozialität ist mithin ein inadäquates Erziehungsverhalten der Eltern zu nennen. Dafür spricht, dass die bekannten sozialen Kontextvariablen - wie soziale Benachteiligung, Armut, ein anhaltend hohes Konfliktniveau in der Familie - sowie psychopathologische Auffälligkeiten bei den Eltern - wie insbesondere Kriminalität oder Depression - das Risiko für eine dissoziale Entwicklung nur dann erhöhen, wenn sie einhergehen mit einem ineffizienten Erziehungsverhalten der Eltern, wie es sich in Disziplinproblemen, einem geringen Interesse für die Angelegenheiten der Kinder und einer ungenügenden Aufsicht bemerkbar macht (Capaldi et al. 2003).

Die Forschergruppe um den amerikanischen Psychologen Gerald Patterson hat das erzieherische Verhalten der Eltern dissozialer Kinder und Jugendlichen eingehend untersucht und die empirisch gut belegte Theorie des »coercive cycle« (Zwangszyklus) aufgestellt (Patterson, Reich a. Dishion 1992). Nach diesem Modell lernen Kinder, deren Eltern nur über ineffiziente Erziehungsverhaltensweisen verfügen, dass es sich lohnt, den hohen Anschlusswert gerade negativer Affekte auszunutzen. Mit ihrem frechen und aggressiven Handeln schaffen sie es, schon früh die intrafamiliäre Kommunikation und somit ihre Adressierung zu kontrollieren. In einem solchen Fall bedingen sich das überharte Erziehungsverhalten und das dissoziale Verhalten des Kindes wechselseitig im Sinne der bereits erwähnten passiven oder evokativen Gen-Umwelt-Korrelation.

Ein Beispiel soll diesen koersiven Mechanismus veranschaulichen. Die Mutter bittet ihren Sohn, den Mülleimer herunterzutragen. Dieser hat hierzu keine Lust und verspricht der Mutter daher, es »gleich« zu tun. Nach fünf Minuten erinnert die Mutter an die Vereinbarung. Der Junge wiederholt seine Antwort, wiederum mit aufschiebender Wirkung. Erneut nach fünf Minuten das Gleiche. Der Ton wird allerdings etwas gereizter. Die Mutter fragt hörbar verärgert nach. Der Junge wird patzig: »Ich habe doch gesagt, gleich. Jetzt nicht!« Weitere Zeit vergeht. Auf ihre erneute Anfrage bekommt die Mutter zu hören: »Wie oft soll ich dir noch sagen, jetzt nicht, sondern gleich. Wenn's dich stört, bring' doch den Müll selbst runter!« Die Mutter erschrickt, resigniert und macht sich selbst auf den Weg. – Was ist passiert? Der Junge macht die Erfahrung, dass er nur frech genug sein muss, um etwas bekanntermaßen so Unangenehmes wie das Mülleimerruntertragen vermeiden zu können. Sein Verhalten wird insofern belohnt, als es dazu führt, dass ein negativ bewertetes Ereignis, eben das Mülleimertragen, im Sinne einer negativen Verstärkung ausbleibt.

Dieses Modell des »coercive cycle« vermag nachzuzeichnen, wie sich eine aggressiv getönte Interaktion gegenseitig hochschaukelt im Sinne einer negativen Verstärkung und aufseiten des Kindes in eine dissoziale Störung mündet. Schließlich liegt es für das Kind nahe, sich in seinem Verhalten auch außerhalb der Familie an diesem offensichtlich tauglichen Modell zu orientieren.

Wie eine Vielzahl empirischer Befunde belegt, fördert ein unangemessenes elterliches Verhalten – wie etwa eine überkritische, ja feindselige Haltung zum Kind, harte bis grausame Strafaktionen oder »übergriffige«, die Autonomieentwicklung des Kindes missachtende Erziehungsmethoden – eine dissoziale Entwicklung. Solche Eltern zeigen sich nicht in der Lage, ihre Kinder ausreichend zu beaufsichtigen. Sie werden der Disziplinprobleme einfach nicht Herr. Es entwickelt sich ein transaktionaler Teufelskreis zwischen den ineffizienten Erziehungspraktiken aufseiten der Eltern und dem dissozialen Verhalten aufseiten des Kindes (Dishion a. Patterson 2006). Das Kind wird frecher, die Eltern unduldsamer. Mit der Zeit erweisen sich nur noch aggressive und feindselige Kommunikationsbeiträge als anschlussfähig, wie Snyder a. Patterson (1995) haben nachweisen können. Das Kind macht die Erfahrung, dass es mit Reaktionen am ehesten bei feindseligem und dissozialem Verhalten rechnen kann. Verhält es sich etwa nett und freundlich, wird es darin kaum jemals bestärkt. Im Gegenteil setzt es sich in einem solchen Fall eher dem Verdacht aus, etwas Besonderes »ausgefressen« zu haben und nun »gut Wetter« zu machen oder sich gar eine neue »Nettigkeit« ausgedacht zu haben.

Der norwegische Dissozialitätsforscher Dan Olweus (1993, S. 39) charakterisiert das familiäre Klima, in dem sich dissozial sozialisierende Kinder aufwachsen, denn auch prägnant mit den Worten »too little love and care, too much freedom« (zu wenig Liebe und Fürsorge und zu viel Freiraum). Diese Kinder erhalten von ihren Eltern zu wenig Liebe und zu wenig Aufsicht. Sie werden von ihren Eltern nicht angemessen adressiert, nicht als ganze Person akzeptiert.

4.1.3 Bindung

Hält man sich vor Augen, dass die gleichen, durchaus kausal fungierenden Risikofaktoren auch geeignet sind, die Bindungsentwicklung des Kindes nachhaltig zu beeinträchtigen, dann kann es nicht überraschen, dass sich zwischen Bindung und Dissozialität Assoziationen auffinden lassen. Dabei dürfte der Grad der Bindungssicherheit allerdings eine eher indirekte Rolle spielen im Sinne einer Moderatorvariablen.

Eine sichere Bindung ist das Ergebnis einer grundsätzlich harmonischen und wechselseitig vertrauensvollen Eltern-Kind-Beziehung. Da die Affektregulation eine zentrale Funktion des Bindungsverhaltenssystems darstellt, besteht mit die wichtigste Aufgabe einer Bindungsperson darin, das noch junge Kind bei der Entwicklung dieser bedeutsamen Kompetenz zu unterstützen. Jedenfalls zeichnen sich sicher gebundene Kinder gerade darin aus, auch ihre negativen Affekte gut zu regulieren. Ob diese Entwicklungsaufgabe gelingt, hängt entscheidend davon ab, ob die primäre Bindungsperson, bei der es sich in der Regel um die Mutter handelt, über eine ausreichende Mentalisierungsfähigkeit verfügt. Darunter ist die Fähigkeit zu verstehen, intuitiv anderen Menschen mentale Prozesse wie Gedanken, Wünsche, Fantasien oder Absichten zu unterstellen. Dieser Kompetenz bedarf es, um die Handlungen anderer Menschen erklären und vorhersehen zu können. Hierfür muss man einschätzen können, was die andere Person als gegeben ansieht, welche Annahmen sie ihrem Handeln zugrunde legt und was sie zu tun beabsichtigt. Von dieser Fähigkeit hängt mithin die soziale Kompetenz ab.

Die Ergebnisse einer Reihe von Studien sprechen dafür, dass sicher gebundene Kinder schneller und stabiler diese Mentalisierungsfähigkeit erwerben (Fonagy a. Target 1997). Ein sicher gebundenes Kind darf erleben, dass seine feinfühligen Eltern sich bemühen herauszufinden, was in seinem Kopf vor sich geht, wie es selbst die jeweilige Situation auffasst, welche Reaktionen es zeigt und welche Absichten und Wünsche es hat. Feinfühlige Eltern sind in der Lage, die Perspektive ihres Kindes einzunehmen und so dessen Bedürfnisse wahrzunehmen und ihr Pflegeverhalten an diesem Wissen auszurichten. Diese Einstellung aufseiten der Eltern wird das Kind dann auch für sich übernehmen können. Feinfühlige Eltern tragen daher entscheidend dazu bei, dass ihr Kind die Welt als sinnvoll wahrnehmen kann. Ein solches Kind wird sich leicht damit tun, die fundamentalen kognitiven Kategorien von vorher-nachher und Ursache-Wirkung zu verstehen und anzuwenden. Es wird daher seine Welt als hinlänglich vorhersehbar begreifen. Kann das Kind die Erfahrung machen, dass seine Bezugspersonen ihm bei seinem Tun grundsätzlich Absichten unterstellen, wird es dies ebenso bei anderen Personen wie auch bei sich selbst tun.

Die jeweilige Bindungsqualität hat zudem Einfluss auf die Entwicklung der Fähigkeit zum moralischen Urteilen (vgl. Kochanska et al. 2009). Schließlich wird die moralische Entwicklung keineswegs nur von kognitiven Faktoren bestimmt, sondern in hohem Ausmaß auch von den affektiv getönten Beziehungen zu den Eltern. Eine selbst ausreichend sicher gebundene und somit mentalisierungsfähige Bindungsperson tut sich leicht, mit ihrem Kind über Themen zu reden, bei denen es um moralische Fragen geht. Sie darf erwarten, dass ihr Kind die ihm mitgeteilten Normen und Gebote internalisiert und sich zu eigen macht. Sicher gebundene Kinder verfügen über die besten Voraussetzungen, ein reifes moralisches Entwicklungsniveau zu erreichen. Die Tatsache, dass die Mentalisierungsfähigkeit Voraussetzung für Empathie ist, d. h. für die Fähigkeit, sich in den anderen einzufühlen und die Welt auch aus dessen Perspektive zu sehen, erklärt, dass sicher gebundene Kinder im Allgemeinen empathischer sind im Vergleich zu Kindern mit einer unsicheren Bindungsorganisation. Sicher gebundene Kinder fühlen mehr mit und zeigen sich schneller betroffen, wenn sie bemerken, dass es einer anderen Person nicht gut geht oder dass sie gar leidet. Auch ist von ihnen später eher ein altruistisches Handeln zu erwarten (vgl. Mikulincer a. Shaver 2005).

Eine verminderte Mentalisierungsfähigkeit birgt demgegenüber das Risiko in sich, dass das Kind sich in seiner weiteren Entwicklung überwiegend von egozentrischen Motiven leiten lässt und dementsprechend seine Umwelt vorwiegend selbstbezogen wahrnimmt. Eine dissoziale Entwicklung droht. Auch dürfte eine gut entwickelte Mentalisierungsfähigkeit im Sinne eines protektiven Faktors die Tendenz verringern, sich proaktiv aggressiv zu verhalten. So neigten Jugendliche, bei denen psychopathische Züge vorlagen, nur dann zu aggressivem Verhalten, wenn überdies ihre Mentalisierungskompetenz schwach ausgeprägt war (Taubner et al. 2013). Ob ein Kind ein sicheres Bindungskonzept ausbildet, hängt mithin entscheidend davon ab, ob seine primären Beziehungs- und Bindungspersonen über eine ausreichend gute bindungsabhängige Mentalisierungsfähigkeit verfügen. Kinder, denen eine feinfühlige Versorgung nicht vergönnt ist, werden ihre negativen Erfahrungen zu unsicheren mentalen Arbeitsmodellen von Bindung internalisieren, die wiederum mit einer eingeschränkten Mentalisierungsfähigkeit einhergehen.

Eine gut mentalisierungsfähige Bindungsperson darf darauf vertrauen, dass sich ihr Kind von ihr etwas sagen lässt und nicht etwa gewohnheitsmäßig auf die Bekundung von Erziehungsabsichten mit einem oppositionellen Verhalten interveniert. Vielmehr darf sie erwarten, von ihrem Kind gewissermaßen einen Vertrauensvorschuss zu bekommen, weil es davon überzeugt ist, dass seine Bezugsperson es grundsätzlich gut meint, auch wenn sie ihm einen Wunsch abschlagen oder es tatsächlich einmal an Empathie fehlen lassen sollte. So können solche Eltern sich darauf verlassen, von ihrem wohlmeinenden Kind Verständnis entgegengebracht zu bekommen und nicht situationsübergreifend abgelehnt zu werden. Sie werden jedenfalls ihr Kind kaum als erziehungsschwierig erleben. Später in dessen Pubertät werden sie dann auch ausreichend informiert sein über die Pläne ihres Kindes, über sein Freizeitverhalten wie über seinen jeweiligen Aufenthaltsort.

Eltern dagegen, deren inkonsistentes Erziehungsverhalten sich darin äußert, dass sie zum einen hart oder gar brutal strafen und dass zum anderen ihre Strafmaßnahmen für ihr Kind wenig vorhersehbar sind, wie auch Eltern, die sich selbst dissozial verhalten, machen es dem Kind schwer, sich aus deren Handeln einen Reim zu machen. In einem solchen Fall wird das Kind seine Eltern eher als sich quasi automatisch verhaltend denn als motiviert handelnd erleben. Ein solches wenig vorhersehbares Elternverhalten trägt daher in hohem Maße zur Entwicklung eines unsicheren Bindungskonzeptes bei. Muss das Kind anlässlich eines eigenen Fehlverhaltens erleben, dass seine Eltern sich erst gar nicht die Mühe machen herauszufinden, warum es sich gerade so und nicht anders verhalten hat, und dass sie stattdessen im Wissen um die ungleiche Machtverteilung auf eine Begründung für ihr Erziehungsverhalten verzichten und gleich zu Strafaktionen greifen, dann wird das Kind diese Art einer gewaltförmigen Kommunikation nur als normal bewerten können und sie später in sein eigenes Verhaltensrepertoire übernehmen. Einem solchen Kind wird es schwerfallen, moralische Vorstellungen darüber, was als gut oder schlecht zu gelten hat, zu internalisieren. Ohne ausreichende Kompetenz zur Selbstregulation bleibt es stattdessen auf externe Regulation angewiesen. Auch dadurch werden sich dann die Eltern in ihrer Auffassung bestätigt fühlen, dass ihr Kind zu seinem Wohl eine »starke Hand« benötige. Dies ist ein Beispiel für einen sich selbst verstärkenden transaktionalen Prozess. Die Gefahr, dass sich eine solche prekäre Kaskade einspielt, besteht vor allem bei

Kindern, die über ein sogenanntes »schwieriges« Temperament verfügen. Diese Kinder sind bekanntlich reizbar, neigen zu Zornausbrüchen und lassen sich nur schwer beruhigen. Ein solcher Verhaltensstil ist geeignet, gerade selbstunsichere Eltern, die um ihre Erziehungskompetenz fürchten und die sich daher in ihrer Elternrolle gefährdet erleben, dazu zu veranlassen, harte Disziplinarmaßnahmen zu ergreifen.

Überhaupt gibt es eine große Übereinstimmung zwischen dem Coercive-Cycle-Ansatz und den Ergebnissen der Bindungsforschung (Kochanska et al. 2009). Vor allem bei Jungen finden sich Assoziationen zwischen einer desorganisiert-unsicheren und somit hochunsicheren Bindung einerseits und externalisierenden Verhaltensauffälligkeiten (Fearon et al. 2010) wie auch Psychopathiemerkmalen (Bohlin et al. 2012) andererseits. Allerdings dürfte ein hochunsicheres Bindungskonzept bei einem Kind nur dann ein Risiko für eine dissoziale Entwicklung implizieren, wenn sich noch weitere Risikofaktoren finden wie etwa eine psychopathologische Auffälligkeit eines Elternteils, gravierende Paarprobleme oder ein schwieriges Temperament des Kindes, das dessen Erziehung erschwert.

Unsicher und insbesondere hochunsicher bzw. desorganisiert-unsicher gebundene Kinder verfügen im Vergleich zu sicher gebundenen Kindern über ein schlechteres, dissozialitätsförderndes Selbstkonzept, haben sie doch die Erfahrung machen müssen, ihre Bindungsbedürfnisse nicht vorbehaltlos an ihre Eltern adressieren zu können. Dissoziales und insbesondere aggressives Handeln kann dann zur Selbstwertstabilisierung eingesetzt werden. Bindungsvermeidende Strategien zeigen an, dass die betreffenden Kinder gelernt haben, ihre Bindungswünsche zu kontrollieren, solche Bedürfnisse jedenfalls nicht vorbehaltlos zu äußern. Dadurch, dass sie insgesamt wenig von sich preisgeben, erschweren sie es ihren Eltern, ihrer elterlichen Aufsichtspflicht effektiv nachzukommen. Ambivalent-unsicher gebundene Kinder dagegen lernen, dass ihnen die Adressierung von Bindungsbedürfnissen am ehesten durch den Einsatz bindungsverstrickter Strategien gelingt, mit denen sie ihre Bindungsperson(en) zu kontrollieren und deren eingeschränkte Verfügbarkeit zu kompensieren suchen.

Die Kinder verinnerlichen ihre Erfahrungen mit ihren Bindungspersonen zu sogenannten »inneren Arbeitsmodellen« von Bindung, bei denen es sich um Erwartungsstrukturen handelt, welche sie an künftige Interaktionen und ihre Interaktionspartner herantragen. Ausgestattet mit einer lediglich suboptimalen Mentalisierungskompetenz dürften sich diese rigiden Erwartungsstrukturen, bei denen es sich gewissermaßen um handlungsanleitende Vorurteile handelt, außerhalb der Familie immer wieder als unpassend herausstellen. Die Kommunikation zwischen hochunsicher gebundenen Kindern und ihren erwachsenen Bezugspersonen erweist sich daher als konfliktträchtig. Sie wird auch von den Kindern für wenig attraktiv gehalten.

4.1.4 Peers

Ist dies der Fall, gerät die Kommunikation mit den Gleichaltrigen zur bevorzugten Alternative. Die Befriedigung von Bindungsbedürfnissen wird dann eher von den Gleichaltrigen denn von den als desinteressiert, jedenfalls als enttäuschend erlebten Eltern erwartet, zumal die Kommunikation mit Peers, da selbst initiiert, grundsätzlich auch selbst beendet werden kann und insofern Autonomiewünschen entgegenkommt. Zudem lassen sich insbesondere in einer devianten Subkultur die Themen der Kommunikation vergleichsweise gut kontrollieren. Somit sind von den Gleichaltrigen eher wenig Überraschungen zu befürchten. Die Chancen, dort entwicklungsfördernde Bindungserfahrungen machen zu können, dürften allerdings auch begrenzt sein.

Ein besonders hohes Risikopotenzial kommt dem Anschluss an eine bereits deviante Peergruppe zu (Müller u. Minger 2013). Um sich der Anerkennung in der Clique zu versichern, liegt es für die Jugendlichen nahe, sich dem Gruppendruck zu beugen und dissoziale Handlungsmuster von ihren gleichaltrigen Vorbildern abzuschauen, wenn nicht gar diese hierin zu übertrumpfen. Überhaupt kann man davon ausgehen, dass der Einsatz von instrumenteller Aggressivität und insbesondere die Demonstration von »Coolness« in einer devianten Subkultur kaum jemals eindeutig abgelehnt wird, sondern im Gegenteil als Zeichen besonderer Stärke bei den Gleichaltrigen gut ankommt oder gar bewundert wird. Dann kommt den devianten Peers eine Vorbildfunktion zu, der mit pädagogischen Mitteln nur schwer beizukommen ist. Eine solche Entwicklung ist nicht zuletzt in Heimeinrichtungen zu befürchten, auch in Institutionen des Jugendarrests und in Jugendgefängnissen, mithin in Institutionen, in die die Jugendlichen fremdplatziert werden. In einem solchen Fall lässt sich die mit einer »Fremdplatzierung« zwangsläufig verbundene Kränkung durch die demonstrative Übernahme subkultureller Verhaltensweisen verleugnen. Die Gefahr, dass es zu einem solchen »Devianz-Training« kommt, besteht auch anlässlich einer unstrukturierten, konzeptionslosen und damit allzu offenen wie zu niederschwelligen Jugendarbeit, die es dissozialen Jugendlichen erlaubt, sich jeglicher Kontrolle zu entziehen und so »ihr Ding zu machen«. Im Extremfall entsteht eine sozial deprivierte, durch Kriminalität und Drogenkonsum geprägte subkulturelle »Parallelgesellschaft«, in der sich der Einsatz von Gewalt als einzige überzeugende Konfliktlösungsstrategie anbietet.

Besonders gefährdet für eine negative Beeinflussung durch Gleichaltrige sind Jugendliche, deren Beziehungen zu den Eltern problematisch sind, sei es, dass sie durch chronische Konflikte geprägt sind, sei es, dass die Eltern sich nicht allzu sehr dafür interessieren, wie und in welcher Gesellschaft ihre Kinder ihre Freizeit verbringen. Hierbei lassen sich zwei unterschiedliche Entwicklungspfade beschreiben, die sich allerdings nicht gegenseitig ausschließen. Zum einen ist es gemäß der Theorie der sozialen Verursachung denkbar, dass ein gewissermaßen noch unbescholtener Jugendlicher »in schlechte Gesellschaft« gerät und erst durch den Kontakt mit bereits dissozialen Jugendlichen auf die schiefe Bahn gerät. Zum anderen kann es aber auch sein, dass ein Jugendlicher, bei dem bereits ein normabweichendes Verhalten zur Regel geworden ist, den Kontakt zu ebenfalls dissozialen Jugendlichen sucht nach dem Motto »Gleich und gleich gesellt sich gerne«. In der Tat ist dies eine probate Möglichkeit, die soziale Isolierung zu durchbrechen, werden doch dissoziale und insbesondere aggressive Jugendliche von ihren nicht devianten

Gleichaltrigen eher gemieden oder gar abgelehnt. In einem solchen Fall ist von sozialer Selektion die Rede.

Die Tendenz manch dissozialer Kinder und Jugendlicher, sich mit Gleichgesinnten zusammenzutun, ist auch genetisch beeinflusst im Sinne vor allem der bereits erwähnten aktiven Gen-Umwelt-Korrelation. Diese psychosozialen Prozesse liegen auch dem bekannten Prinzip des »assortative mating« bzw. »assortative pairing«, der passenden Partnerwahl, zugrunde, wonach eine persönlichkeitsspezifische Präferenz für Partner mit einem ähnlichen Verhaltensrepertoire besteht. Diesem Mechanismus einer nicht zufälligen, sondern gerichteten Partnerwahl kommt bei der intra- wie auch der intergenerationalen Kontinuität dissozialen Verhaltens große Bedeutung zu (Rhule-Louie a. McMahon 2007). So lässt sich etwa bei Jugendlichen, die in einem Heim leben, immer wieder die Tendenz beobachten, sich gerade solche Freunde und Partner zu suchen, die über ähnlich frustrierende Beziehungserfahrungen und daher über ähnlich unsichere Bindungskonzepte verfügen. Eine solche Partnerwahl ist zwar geeignet, die Kränkungsgefahr anlässlich der schließlich immer riskanten Beziehungsaufnahme zu verringern, sie wird aber die Chancen für eine befriedigende Partnerschaft schmälern. Zudem besteht die Gefahr, dass es zu einer frühzeitigen Schwangerschaft kommt, wenn die intime Beziehung, vor allem deren emotionale Dimension, auf eine überwiegend sexuelle Beziehung reduziert wird. Insbesondere in Mutter-Kind-Einrichtungen der Jugendhilfe geht es bei den Hilfeplandiskussionen häufig um die Frage, ob und, wenn ja, wie schnell die Säuglinge in eine Pflegefamilie fremduntergebracht werden sollten, um so einer intergenerationalen Transmission der zumeist bestehenden hochunsicheren Bindung zuvorzukommen.

Eine »idealtypische« negative Kaskade als Resultat einer komplexen Transaktion unterschiedlicher Risikofaktoren ließe sich etwa folgendermaßen beschreiben:

Dem heute 15-jährigen Paul ist ein »schwieriges« Temperament zu attestieren. Vor allem negative Affekte vermochte er schon als Kleinkind nur schlecht zu regulieren. »Schon immer« neigt er zu impulsivem Verhalten. Seine Mutter hat inzwischen resigniert. Sie geht nicht mehr davon aus, dass ihr Sohn sich von ihr doch noch einmal etwas sagen lässt. Wenn es Paul gar zu arg treibt, droht die Mutter, es dem Vater zu sagen. Dies tut sie aber eher selten, nachdem der Vater in seiner Wut den Jungen »grün und blau« geschlagen hat. Auch muss sie befürchten, dass sie selbst es abkriegt, sollte sie dazwischengehen.

Seit einigen Monaten hält sich der Vater allerdings mit Schlägen zurück, nicht aus Einsicht, sondern aus der Angst heraus, Paul könnte zurückschlagen. Abgesehen von disziplinären Auseinandersetzungen hat sich der Vater kaum jemals um seinen Sohn bemüht. Überhaupt verbrachten beide Eltern, die bei Pauls Geburt gerade das Erwachsenenalter erreicht hatten, nicht allzu viel Zeit mit ihrem Sohn. Schon im Kindergarten, den Paul eher unregelmäßig aufsuchte, machte er sich unbeliebt, sowohl bei den Gleichaltrigen als auch bei den Erwachsenen. So gab es häufig Streit mit den anderen Kindern, wenn er diesen wieder einmal die Spielsachen abnahm und diese erst in ramponierten Zustand zurückgab. Seine Erzieherinnen mussten ihm immer »alles dreimal sagen«. Den wiederholten Einladungen seitens der Erzieherinnen zu »Krisengesprächen« wurde seitens der Eltern nie Folge geleistet.

Diese Konstellation eskalierte in der Grundschule, wo Paul mit seinem unangepassten Verhalten sowohl seinen Mitschülern als auch seiner Lehrerin auf die Nerven fiel, bis diese sich klammheimlich freute, wenn Paul wieder einmal fehlte. Da Paul im Unterricht so gut wie nie aufpasste und sich kaum jemals beteiligte, wurde von der Lehrerin die Verdachtsdiagnose ADHS gestellt und den Eltern eine Behandlung mit Ritalin ans Herz gelegt. Die Eltern waren aber nicht dazu zu bewegen, den Kinderpsychiater aufzusuchen. Auch die spätere Sonderschulüberprüfung verlief aufgrund der fehlenden Kooperationsbereitschaft der Eltern im Sande. Paul besuchte in der Folgezeit die Hauptschule. Dort fand Paul Anschluss an »gleichgesinnte« Mitschüler, die sich darin einig waren, dass Lernen »eh nichts bringt«.

Inzwischen verbringt Paul die meiste Zeit zusammen mit seinen Peers draußen. Die Eltern wissen so gut wie nie, wo sich Paul gerade befindet. Sie unternehmen allerdings auch keine Anstrengungen herauszufinden, was ihr Junge denn draußen so treibt. Um 22 Uhr soll Paul sich eigentlich zu Hause einfinden. Dieses Gebot übertritt der Junge immer wieder. Daraufhin bekommt Paul zur Strafe Hausarrest erteilt, der dann nicht kontrolliert wird. Vor Kurzem wurde Paul von der Polizei in Begleitung einer Mitarbeiterin des Jugendamtes spät abends nach

Hause gebracht. Er war dabei erwischt worden, wie er zusammen mit drei anderen Jugendlichen aus seinem Viertel in einen Getränkemarkt eingedrungen war und zwei Kästen Bier entwendet hatte.

5 Erklärungsmodelle

5.1 Psychodynamisches Problemverständnis

Die Psychoanalyse postuliert, dass sich viele psychische Störungen auf bereits in der Kindheit bestehende, zumeist unbewusste Konflikte zurückführen lassen. Hierbei wird das Ich, dem die Aufgabe der Anpassung an die Realität zukommt, überfordert durch biologisch fundierte Triebimpulse aus dem Es und/oder durch Forderungen der Gewissensinstanz, des Über-Ichs.

Gemäß dem Vorschlag von Pine (1990) lassen sich in der klinischen Psychoanalyse vier psychodynamische Modelle unterscheiden. Diese sogenannten vier Psychologien sind die Triebtheorie, die Ich-Psychologie, die Selbstpsychologie und die Objektbeziehungstheorie.

Nach Auffassung der historisch primären, auf Sigmund Freud zurückgehenden Triebpsychologie wird das Verhalten durch triebhafte Wünsche und Bedürfnisse maßgeblich beeinflusst. Aus dieser Sicht

> »erscheinen die psychischen Prozesse um Konflikte und ihre Lösungen herum organisiert und durch Angst, Schuld, Aspekte von Scham, Hemmung, Symptombildung und pathologische Charakterzüge gekennzeichnet« (Pine 1990, S. 233).

Ein zentrales Erziehungsziel besteht darin, dem Kind beizubringen, dass es seine Triebbedürfnisse nicht immer ausleben darf. Gelingt diese Triebbeherrschung nicht, handelt das Kind später bevorzugt nach dem Lustprinzip, da es nicht auf angemessene Abwehrmechanismen zurückgreifen kann. Auch vermag es seine triebbedingten aggressiven und destruktiven Tendenzen nicht zu beherrschen.

Aus der Perspektive der Ich-Psychologie besteht das zentrale Problem dissozialer Personen in einem nur schwach entwickelten Ich, das seine Funktionen nicht angemessen zu erfüllen in der Lage ist. Es besteht daher eine Frustrationsintoleranz wie auch eine schlecht entwickelte Fähigkeit zum Bedürfnisaufschub. Ein solches Ich vermag nur schlecht zu sublimieren. Auch vermag sich ein solches Ich nur schlecht mit den Forderungen seines Über-Ichs, welches entweder zu rigide oder zu schwach ausgebildet ist, wie auch mit den Forderungen der realen Außenwelt zu arrangieren. Übermäßige Schuldgefühle oder Selbstbestrafungstendenzen sind häufig die Folge.

Die Selbstpsychologie oder Narzissmustheorie befasst sich mit den Bemühungen der Psyche,

> »das Selbst als Mittelpunkt von Initiative und als Eigner des eigenen inneren Lebens zu etablieren und ein anhaltendes Gefühl des subjektiven Wertes zu entwickeln« (Pine 1990, S. 240).

Diese umfassende psychische Struktur stellt den Kern der Persönlichkeit dar und ermöglicht so ein kohärentes und Kontinuität verbürgendes Selbsterleben. Der Selbstwert, mithin der Wert, den man der eigenen Person zuschreibt, ist in hohem Maße beeinflusst von dem Wert, den die Eltern ihrem Kind beimessen. Dissoziale Kinder und Jugendliche werden von ihren Eltern nicht ausreichend als Kommunikationspartner wertgeschätzt. Ihre Enttäuschung hierüber kann sich dann in narzisstischer Wut äußern, der die Funktion zukommt, über eine aggressive Abwertung anderer das eigene narzisstische Gleichgewicht zu erlangen oder wiederherzustellen.

Die Objektbeziehungspsychologie verweist als »Psychologie der zwischenmenschlichen Beziehungen« (Kutter 1989, S. 30) auf die zentrale Bedeutung, die Beziehungserfahrungen grundsätzlich für die psychische Entwicklung zukommt. Diese Erfahrungen werden verinnerlicht zu Konzepten, mit denen späteren Erfahrungen Bedeutung beigemessen wird und an denen sich das gegenwärtige Verhalten orientiert. Besondere Bedeutung im Lebenslauf kommt »Objekten«, d. h. Menschen zu, die für die Regulation des Selbstwertes wichtig sind, den sogenannten Selbstobjekten. Selbstobjekte sind in der Kindheit in erster Linie die Eltern. Später teilen oder übernehmen u. a. Gleichaltrige und Freunde, Lehrer und Vorgesetzte oder Partner diese Funktion von Selbstobjekten. Zu dissozialem Verhalten tendierende Kinder und Jugendliche haben oft Eltern, die in dieser Funktion versagten. Ersatz können dann später Gleichaltrige bieten, mit denen sie sich in gleichgesinnten und somit das Selbstkonzept nicht allzu gefährdenden Cliquen zusammenschließen.

Die Bindungstheorie hat sich aus der Psychoanalyse heraus entwickelt. Bindungspersonen, welche die Aufgabe haben, dem Kind ein basales Gefühl von Sicherheit insbesondere in Situationen von Angst und Gefahr zu vermitteln, sind auch Selbstobjekte. Die wiederholte Erfahrung, in einer solchen Situation von den Eltern nicht beachtet zu werden und diesen nicht genügend wert zu sein, wird sowohl das Selbstkonzept als auch das Bindungskonzept in negativer Weise formen. Da sich die Bindungsbeziehung durchaus als Selbstobjektbeziehung auffassen lässt, hängen Bindungserfahrungen und Selbstobjekterfahrungen eng miteinander zusammen. Kinder und Jugendliche, die sich dissozial verhalten, verfügen denn auch über ein eher schwaches Selbstwertgefühl. Auch können sie lediglich auf unsichere oder hochunsichere Bindungskonzepte zurückgreifen.

5.2 Lerntheoretisches Problemverständnis

Gemäß der Lerntheorie, auf der die verhaltenstherapeutischen Verfahren basieren, wird ein jedes Verhalten, das normativ erwartete wie auch das von der Norm abweichende und als symptomatisch und pathologisch etikettierte, entweder nach dem Prinzip des klassischen Konditionierens oder des operanten Konditionierens erlernt, wobei biologische bzw. konstitutionelle Bedingungen berücksichtigen sind. Das jeweilige Verhalten kann dementsprechend wieder verlernt werden, etwa anlässlich der Anwendung verhaltenstherapeutischer Verfahren. Kinder und Jugendliche, die sich dissozial verhalten, haben hierbei allerdings keineswegs, wie es bisweilen heißt, »Lernfehler« begangen. Sie haben nämlich in einem lernpsychologischen Sinne durchaus richtig gelernt. Nur haben sie nicht das moralisch Geforderte, sondern eben das Falsche, das Unerwünschte gelernt. Eine Weiterentwicklung der beiden klassischen Lerntheorien ist die Theorie des Modell-Lernens. Beim Beobachtungslernen bzw. Imitationslernen wird gelernt, ohne dass selbst gehandelt oder auf Reize reagiert werden muss. Dies reduziert die Fehlergefahr. Insbesondere die Aneignung komplexerer sozialer Verhaltensweisen lässt sich als ein Lernen am Modell beschreiben, wobei das Kind zumindest in den ersten Lebensjahren vorzugsweise seine Bezugspersonen als Modell und Vorbild nutzt.

Bei der Entwicklung dissozialen Handeln lassen sich all diese Lernstrategien beobachten, die in komplexer Weise miteinander verwoben sind. Inwieweit die Anwendung von Strafen die Häufigkeit dissozialen Handelns nachhaltig reduziert, wird immer noch kontrovers diskutiert. Zweifellos stellt Strafe in den meisten Fällen einen negativen Stimulus dar. Ist allerdings der Wunsch, überhaupt eine Reaktion auf das eigene Handeln zu erfahren, vordringlich, dann verliert die als Strafe für das von der Norm abweichende Handeln gedachte Maßnahme ihren Strafcharakter, sondern wird eher als Belohnung erlebt.[8]

Gemäß dem oben erläuterten Konzept des »coercive cycle« von Patterson wird ein ungebührliches oder aggressives Verhalten insofern - negativ - verstärkt, als das Kind damit erreicht, dass die Eintrittswahrscheinlichkeit für unangenehme, negative und gefürchtete Ereignisse abnimmt. Kein Zweifel besteht daran, dass Gleichaltrigen, die zu dissozialem und insbesondere zu instrumentell-aggressivem Handeln neigen, ein bedeutender Vorbildcharakter zugestanden wird. »Cool« zu sein, ein »Pokerface« aufzusetzen und sich nichts anmerken zu lassen, wird von vielen Jugendlichen als anzustrebendes Persönlichkeitsmerkmal angesehen.

5.3 Systemisches Problemverständnis

5.3.1 Risikofaktoren und die Frage der Kausalität

Wie im vorangegangenen Kapitel 4 aufgezeigt, hat die entwicklungspsychopathologische Forschung inzwischen ein breites Wissen über Risikofaktoren und ihre Bedeutung für die psychische Entwicklung

8 Dass diese Einsicht keineswegs neu ist, belegt ein Zitat von Montaigne (1533–1592):»Mir ist es ein solches Vergnügen, gekannt und beurteilt zu werden, dass es mir fast gleich gilt, ob es im lobenden oder tadelnden Sinne geschieht« (Montaigne, zit. bei Staborinski 1998, S. 213).

angehäuft. Allerdings ist auch deutlich geworden, dass die Beziehungen zwischen Risikofaktoren und den jeweiligen Störungsbildern überaus komplex sind, was ihren unmittelbaren Nutzen für die Planung präventiver und therapeutischer Interventionen einschränkt.

So wird etwa diskutiert, ob und inwieweit überhaupt von spezifischen Risikofaktoren die Rede sein kann, von Risikofaktoren, die die Wahrscheinlichkeit erhöhen, dass sich eine bestimmte psychische Störung wie etwa Dissozialität ausbildet, oder ob Risikofaktoren nicht eher generell dazu beitragen, dass die psychische Entwicklung eines Kindes nicht ungestört verläuft. Auch wenn sich für manche Störungsmuster schon charakteristische Kombinationen von Risikofaktoren ausmachen lassen (Shanahan et al. 2008), hat man davon auszugehen, dass es sich bei den allermeisten Risikofaktoren um Umstände, Situationen oder Merkmale handelt, die in unspezifischer Art und Weise Assoziationen mit ganz unterschiedlichen problematischen Entwicklungsverläufen aufweisen. Dieser Umstand trägt auch zur sogenannten Komorbidität bei.

Zu den Risikofaktoren, die in spezifischer Weise die Wahrscheinlichkeit dafür erhöhen, dass sich ein Kind dissozial sozialisiert, gehören unter anderem eine bei den Eltern bestehende kriminelle Neigung oder ein Erziehungsregime, welches auf die Verabreichung harter Strafen setzt. Als weitere Risikofaktoren, die mit einer dissozialen Entwicklung in Verbindung gebracht werden, gelten eine mangelnde elterliche Aufsicht, anhaltende innerfamiliäre Streitigkeiten, das Aufwachsen bei einer sehr jungen Mutter, der Anschluss an dissoziale Gleichaltrige sowie die Erfahrungen von Vernachlässigung oder Missbrauch (Shanahan et al. 2008).

Wie bereits erwähnt, verweist der Begriff Risiko auf eine statistische Korrelation zwischen einer bestimmten messbaren Variable und einem zeitlich nachfolgenden Ergebnis wie etwa der Entwicklung einer psychiatrischen Störung. Es handelt sich bei Risikofaktoren mithin um potenziell pathogene Faktoren. Um präventiv und/oder therapeutisch intervenieren zu können, reicht es allerdings nicht aus, lediglich eine statistische Korrelation nachgewiesen zu haben. Vielmehr müssen die pathogenetischen Mechanismen und Prozesse verstanden werden, die diesen Korrelationen zugrunde liegen. Erst dieses Wissen erlaubt eine Prognose von Entwicklungsverläufen und ist insofern für präventive wie auch für therapeutische Interventionen von Nutzen. Vor allem interessiert, ob es sich bei dem errechneten Risikofaktor um einen kausal wirksamen Risikofaktor handelt, dessen Veränderung also zu einer Modifikation der Wahrscheinlichkeit führt, mit der sich ein ungünstiges Ergebnis einstellt. Die Ursachen dafür, dass ein Risikofaktor von kausaler Bedeutung ist, sind selbst vielfältig. Ob sich ein Risikofaktor letztlich als ursächlich relevant herausstellt, hängt von einer Unzahl anderer Umstände ab, so von weiteren Risikofaktoren, welche die Wahrscheinlichkeit erhöhen, dass das Kind mit einem bestimmten Risikofaktor konfrontiert wird im Sinne eines Risikofaktors zweiter Ordnung. Auch gefährden manche Risikofaktoren nicht selbst die psychische Entwicklung, sondern verweisen auf einen oder mehrere weitere Risikofaktoren, denen erst ein kausaler Einfluss auf eine Störung zugeschrieben werden kann.

So führt etwa eine Trennung des Elternpaares häufig zu einer Verschlechterung des sozioökonomischen Status der verbleibenden Familie. Die psychische Belastung der nunmehr »alleinerziehenden« Mutter nimmt dadurch zu. Sie steht ihrem Kind deswegen nur eingeschränkt zur Verfügung, zumal sie sich auch noch um einen neuen Arbeitsplatz bemühen muss. Der Umzug in eine billigere Wohngegend mit einer hohen Kriminalitätsbelastung steht an. Der Jugendliche selbst bekommt bei seiner Suche nach einem neuen Freundeskreis Kontakt zu einer delinquenten Gleichaltrigengruppe. Er gerät mit anderen Worten »in schlechte Kreise«.

Ein anderes, gut untersuchtes Beispiel ist der Risikofaktor »Rauchen in der Schwangerschaft«. Auch wenn das Rauchen sicherlich für die körperliche Gesundheit von Mutter und Kind einen Risikofaktor darstellt, so findet sich zwischen dem Rauchen der werdenden Mutter und dem späteren dissozialen Verhalten ihres Kindes kein direkter Zusammenhang. Vielmehr fungiert das Rauchen in der Schwangerschaft als ein sogenannter Marker für ein Elternverhalten, welches die

Sorge um das Kind den eigenen Wünschen und Bedürfnissen unterordnet. Ein solches Elternverhalten allerdings befördert die Entwicklung dissozialen Verhaltens bei dem betreffenden Kind.

Für die Planung von präventiven und therapeutischen Interventionen wichtig ist allerdings nicht nur der Umstand, dass es sich um einen kausalen Risikofaktor handelt. Der Faktor sollte zudem auch variabel sein, d. h., er sollte sich durch Interventionen tatsächlich beeinflussen lassen. So handelt es sich beispielsweise beim männlichen Geschlecht zweifellos um einen kausal wirksamen, allerdings um einen nicht variablen Risikofaktor.

Der Nachweis eines kausalen Zusammenhangs ist methodisch aufwendig. Beispielsweise erlauben es sogenannte genetisch informative Studien, bei denen die Entwicklung von Geschwistern, Zwillingen und Adoptivkindern vergleichend untersucht wird, genetische Einflüsse und Einflüsse seitens der Umwelt auseinanderzuhalten. Da bloße Korrelationen bekanntlich keine kausalen Schlussfolgerungen erlauben, lassen sich kausale Zusammenhänge zwischen Risikofaktoren und psychischen Störungen am ehesten durch experimentelle Längsschnittstudien nachweisen, deren Design eine Zufallsverteilung der anfänglich gleichen Untersuchungsgruppen aufweist und bei denen ein als kausal wirksam vermuteter Risikofaktor systematisch verändert wird, um anschließend zu beobachten, ob und inwieweit es zu Veränderungen im Erleben und Verhalten bei den Studienteilnehmern kommt. Erst ein solches Ergebnis lässt den Schluss zu, dass es sich um einen pathogen wirksamen Risikofaktor handelt.

Ein solch optimales Forschungsdesign verbietet sich allerdings schon aus ethischen Gründen. Schließlich darf man ein Kind nicht experimentell einer definierten Situation aussetzen, die sich möglicherweise schädlich auswirken könnte. Einen gewissen Ersatz bieten Studien, bei denen die Auswirkungen einer von wissenschaftlicher Seite nicht geplanten Veränderung eines bekannten oder vermuteten Risikofaktors auf das Verhalten der Probanden untersucht werden. Für dieses allerdings eher selten anzutreffende Forschungsdesign wird die unglückliche Bezeichnung »natürliches Experiment« verwendet.

Bei der Great-Smoky-Mountains-Studie (Costello, Copeland a. Angold 2016) handelt es sich um ein solches »natürliches« Experiment, bei dem die Forscher die Gelegenheit nutzten, die Auswirkungen einer für sie zufällig zustande gekommenen Veränderung in der Ausprägung eines vermuteten psychopathologischen Risikofaktors, nämlich der Armut, zu studieren.

5.3.2 Die Great-Smoky-Mountains-Studie

Während der Durchführung einer epidemiologischen Studie zur psychischen Gesundheit von Kindern und Jugendlichen im nordamerikanischen Indianerreservat der Smoky Mountains bot sich für die beteiligten Wissenschaftler die Gelegenheit, die Auswirkungen zu studieren, welche die Eröffnung eines Spielcasinos nach sich zog, die innerhalb des Untersuchungszeitraums erfolgte. Nach den Planungen sollten die Einnahmen des Spielcasinos allen in diesem Reservat lebenden Cherokee-Indianern zugutekommen. Zudem wurden für sie durch den Betrieb des Spielcasinos neue Arbeitsplätze geschaffen.

Als Folge dieser Maßnahmen gelang es einigen indianischen Familien, die Armutsgrenze zu überwinden. Für die Wissenschaftler war es nun möglich, das Verhalten der Kinder nach der Eröffnung des Spielcasinos mit dem Verhalten vor dessen Eröffnung zu vergleichen. Dabei stellte sich heraus, dass sich das Ausmaß externalisierender Störungen bei denjenigen Kindern, Jungen wie Mädchen, deutlich verringerte, deren Familien nun nicht mehr arm waren. Demgegenüber blieb die Häufigkeit internalisierender Störungen wie Angststörungen und Depressionen mehr oder weniger unverändert. Bei den Kindern aus Familien, deren sozioökonomischer Status sich nicht verbessert hatte, fand sich hingegen unverändert ein hohes Maß an externalisierenden wie auch an internalisierenden Verhaltensauffälligkeiten. Die gleichen Zusammenhänge ließen sich bei der Kontrollgruppe der nicht indianischen Familien beobachten.

Diese Entwicklungen waren nur mit der Verbesserung der ökonomischen Situation in Verbindung zu bringen. Schließlich hatten alle indianischen Familien finanzielle Zuwendungen erhalten, unabhängig vom jeweiligen Verhalten der Eltern. Eine Erklärung im Sinne einer sozialen Selektivität schied mithin aus. Vielmehr sprechen die Ergebnisse dafür, dass der verbesserte sozioökonomische Status im Sinne einer sozialen Verursachung für die Verhaltensänderung bei den betroffenen Kindern von kausaler Bedeutung war. Allerdings konnte nicht ausgeschlossen werden, dass es vorzugsweise die besser organisierten Familien schafften, die ihnen nunmehr zusätzlich zur Verfügung stehenden finanziellen Mittel dazu zu verwenden, ihren sozioökonomischen Status zu verbessern und die Armutsgrenze zu überwinden.

Bei der Suche nach den proximal wirksamen Mechanismen erwies sich lediglich eine der untersuchten Mediatorvariablen als aussagekräftig, nämlich das Ausmaß an elterlicher Aufsicht. Für andere als Mediatoren infrage kommenden Variablen - wie etwa kritische Lebensereignisse, Vernachlässigung, inkonsistentes Elternverhalten oder mütterliche Depression - ließ sich dagegen kein Effekt nachweisen. Das verringerte dissoziale Verhalten der Kinder war mithin auf ein verändertes elterliches Erziehungsverhalten zurückzuführen. Die nunmehr ökonomisch besser gestellten Eltern zeigten ein größeres Interesse für ihre Kinder. Sie beaufsichtigten diese besser und wussten so etwa, wie und mit wem die Kinder ihre Zeit verbrachten. Diese Gruppe der nun nicht mehr armen Familien unterschied sich zudem auch darin von den weiterhin armen Familien, dass sowohl die Zahl von Ein-Eltern-Haushalten abnahm als auch die von Doppelverdiener-Haushalten zunahm.

Aber auch ein solcher Nachweis von Kausalität kann nicht vollends befriedigen. Schließlich stellt sich die Frage, warum dieser Umstand von kausaler Bedeutung ist. Auch hierfür lassen sich wiederum viele Ursachen benennen. So verweist der Risikofaktor Armut als sogenannte Markervariable auf einen oder mehrere andere Risikofaktoren für dissoziales Verhalten, insbesondere auf ein negatives, die Entwicklung von Dissozialität begünstigendes elterliches Erziehungsverhalten. Es dürfte mithin immer an den spezifischen Umständen liegen, ob den unspezifischen Risikofaktoren kausale Bedeutung zukommt. Die

Bedeutung dieser Faktoren für die psychische Entwicklung, seien es Eigenschaften, Situationen, Prozesse oder Kontextbedingungen, hängt wiederum von der Interaktion einer Unzahl von anderen Faktoren und Umständen ab, seien es Persönlichkeitsmerkmale, Erfahrungen oder die besondere Ausgestaltung des sozialen Kontextes. Insofern erweist sich Kausalität als kontextabhängig. Jedenfalls lassen sich für ein definiertes Ergebnis viele Ursachen angeben. Daher muss immer damit gerechnet werden, dass sich noch weitere Ursachen und weitere Wirkungen finden lassen, da

> »mit Kausalität eine nach zwei Richtungen hin offene Unendlichkeit gemeint ist – eine Unendlichkeit von vorauszusetzenden Ursachen und eine Unendlichkeit von weiteren Wirkungen« (Luhmann 1995, S. 108).

Jeder Ursache lassen sich immer unendlich viele Wirkungen zuschreiben wie auch jeder Wirkung unendlich viele Ursachen.

Die Analyse der aufgefundenen Risikofaktoren wird zudem durch weitere Umstände erschwert, die den unmittelbaren praktischen Nutzen der Forschungsergebnisse einschränken. Bedenkt man, dass dissoziales Verhalten sich auf ganz unterschiedliche Weise manifestiert, muss man davon ausgehen, dass die unterschiedlichen Risikofaktoren nicht für alle Formen dissozialen Verhaltens ein gleich hohes Risiko bedeuten. Auch hat man damit zu rechnen, dass sich die Risikofaktoren in Abhängigkeit vom Entwicklungsalter des jeweiligen Kindes unterschiedlich auswirken. Beispielsweise nimmt der schlechte Einfluss von Gleichaltrigen mit dem Alter zu und macht sich erst in der Pubertät bemerkbar, in einem Alter, in dem die Jugendlichen von ihren Eltern nicht mehr so leicht zu kontrollieren sind.

Zudem hat man zu unterscheiden, ob die Aussage für die gesamte Population gilt oder für ein einzelnes Individuum. Da es sich bei Risikofaktoren wie auch bei protektiven Faktoren um statistische Konstrukte handelt, die lediglich Aussagen über Wahrscheinlichkeiten erlauben, lässt sich im Einzelfall kaum jemals eindeutig bestimmen, welche Faktoren dazu beigetragen haben, dass gerade dieses Kind einen solchen Entwicklungspfad eingeschlagen hat. Therapeuten sind eher an individuellen Unterschieden interessiert als an der durchschnittlichen Ausprägung bestimmter Variablen in Gruppen. Ihnen geht es mehr um die jeweils spezifischen Mechanismen, mit deren Hilfe ein Kind seine anstehenden Entwicklungsaufgaben zu lösen sucht, als um die generelle Beschreibung von Risikofaktoren.

Bedenkt man, dass eine problematische psychische Entwicklung immer als Resultat eines Zusammenspiels individueller Vulnerabilitätsfaktoren mit Belastungsfaktoren vonseiten der Umwelt rekonstruiert werden muss, wird man die Bedeutung von Befunden aus ganz unterschiedlichen Wissensbereichen anzuerkennen haben, etwa genetische, neuroendokrine Befunde wie auch die Ergebnisse sozialkognitiver Prozesse. Angesichts der Komplexität dieser Datenlage ist es allerdings zumindest derzeit noch nicht möglich, ein kohärentes Modell zu schaffen, das all diese Befunde zu integrieren vermag. Bei der funktionalen Analyse, die im Folgenden vorgestellt wird, handelt es sich um eine Methode, die über die das Risiko vermittelnden Mechanismen und Prozesse aufklären kann.

5.3.3 Funktionale Analyse

Die funktionale Analyse, der in der differenztheoretischen Systemtheorie luhmannscher Prägung ein zentraler Stellenwert zukommt (Luhmann 1984, S. 83 ff.), begreift ein zur Diskussion stehendes Verhalten wie etwa Dissozialität nicht wie sonst üblich als ein Problem, das zur Suche nach Problemlösungsmöglichkeiten auffordert, sondern vielmehr als Problemlösung bzw. als Problemlösungsversuch. Eine funktionale Analyse dissozialen Verhaltens fragt mithin nach der Funktion dieses Verhaltens, danach, welches Problem mithilfe dissozialer Strategien gelöst werden soll. Die theoretische Leistung einer funktionalen Analyse besteht darin, ein überzeugendes Problem zu konstruieren, für das dissoziales Verhalten als Problemlösungsversuch infrage kommt. Eine solche funktionale Analyse ermöglicht Vergleiche. So lassen sich zum einen unterschiedliche Verhaltensweisen dahingehend vergleichen, inwieweit ihnen die gleiche Funktion im Hinblick auf das zu lösende Problem zukommt, d. h. inwieweit sie als funktional äquivalent anzusehen sind. Zum anderen lässt sich untersuchen, inwieweit sich ein und dasselbe Verhalten zur Lösung unterschiedlicher Problemkonstellationen eignet.

Bei der funktionalen Analyse geht es mithin um die Beziehung zwischen Problemen und möglichen Problemlösungen. Unter einer solchen funktionalistischen Perspektive lassen sich nun auf der einen Seite die Risikofaktoren als Problemindikatoren auffassen und auf der anderen Seite das symptomatische bzw. psychopathologisch relevante Verhalten als Versuch der betreffenden Person, das Problem zu lösen. So geben etwa die Ergebnisse der Great-Smoky-Mountains-Studie, insbesondere der Befund, dass sich lediglich die Variable »elterliche Aufsicht« als kausal wirksam erwies, einen Hinweis darauf, wie sich das Problem beschreiben ließe, für das dissoziales Verhalten sich für ein Kind als Problemlösung anbietet. Die Vermutung liegt nahe, dass es das elterliche Erziehungsverhalten ist, das sich mehr an den elterlichen als an den kindlichen Bedürfnissen orientiert, welches für ein Kind zum Problem wird, auf das es dann mit dissozialen Problemlösungsstrategien antwortet.

Die Tatsache, dass eine dissoziale Problemlösung gewählt wird, an der trotz des unbestreitbaren Bestehens negativer Folgen immer wieder über lange Zeit festgehalten wird, kann nur den Schluss zulassen, dass es sich um ein bedeutsames Problem handeln muss. Die Annahme, dass für die sich dissozial entwickelnden Kinder gerade das Erziehungsverhalten ihrer Eltern ein Problem darstellt, wird gestützt durch Befunde der neueren Dissozialitätsforschung, die sozialen Kontextfaktoren bei der Genese dissozialer Verhaltensauffälligkeiten größeres Gewicht beimisst als biologischen Faktoren. Unter diesen sozialen Kontextfaktoren kommt gerade den Besonderheiten der erzieherischen Kommunikation ausschlaggebende Bedeutung für die Entwicklung dissozialen Verhaltens zu. Wie bereits erwähnt, zeichnet sich das elterliche Erziehungsverhalten diesen Kindern gegenüber durch den Einsatz harter, aggressiver bis brutaler Erziehungsmaßnahmen aus ebenso wie durch eine geringe emotionale Wärme im Umgang mit den Kindern, überhaupt durch eine nur geringe Bereitschaft zu einer affektiven Investition und durch eine geringe Aufmerksamkeit für die kindlichen Bedürfnisse.

Es sind gerade diese Merkmale, die sich gehäuft in Familien finden, die in Armut leben und deren soziales Umfeld durch Gewalt geprägt ist. Diese bekannten distalen Kontextvariablen sollen allerdings das Risiko für eine dissoziale Entwicklung nur dann erhöhen, wenn sie assoziiert sind mit einem ineffizienten Erziehungsverhalten aufseiten der Eltern, wie es sich in Disziplinproblemen, in einem mangelnden Interesse und einer ungenügenden Aufsicht bemerkbar macht (Capaldi et al. 2003). Dieses Postulat steht in Übereinstimmung mit den Ergebnissen der deutschen AWO-ISS-Studien zur familiären Armut, bei denen sich neben der Armut das Ausmaß gemeinsamer Aktivitäten in der Familie, mithin die elterliche Zuwendung zum Kind bzw. die Kindzentriertheit als wichtigste Einflussfaktoren auf die kindliche Lebenssituation herausstellten (Holz u. Hock 2006).

Wie bereits ausgeführt, beziehen sich die meisten der von der entwicklungspsychopathologischen Forschung ermittelten Risikofaktoren auf die erzieherische Kommunikation und deren Schwierigkeiten. Im Folgenden soll daher die Frage erörtert werden, weshalb für manche Kinder und Jugendlichen ihre Erziehung ein solches Problem darstellt, dass sie zur Problemlösung auf dissoziale Strategien zurückgreifen.

5.3.3.1 Problem und Problemgenese

Um diese Frage beantworten zu können, ist es notwendig, sich mit Erziehung und ihren Problemen generell zu befassen. Tut man dies, mag man die Frage umformulieren wollen. Bedenkt man nämlich, dass sich Erziehung immer wieder schwierig gestaltet, drängt sich die Frage auf, wie es eigentlich dazu kommt, dass »natürlichen« wie professionellen Erziehern doch immer wieder Erfolg beschieden ist und dass die meisten Kinder, denen Erziehung zuteilwurde, keinen dissozialen Entwicklungspfad einschlagen. Das Wissen um die »normalen« Schwierigkeiten von Erziehung soll den Blick schärfen für die Umstände, welche die Erziehung bei einer nicht unbeträchtlichen Zahl von Kindern über das »normale« Maß hinaus erschweren.

Bei Erziehung handelt es sich um eine absichtsvolle Kommunikation, d. h. um eine Kommunikation, die speziell mit der Intention geschieht, ihren Adressaten zu verändern. Als Adressat dieser absichtsvollen Kommunikation fungiert das Kind, welches durch diese Erziehungsbemühungen auf seine künftige Teilnahme an den anderen gesellschaftlichen Systemen vorbereitet werden soll. Erziehung soll beim Kind die Entwicklung von Fähigkeiten fördern, die es benötigt, um sich in der Gesellschaft zurechtzufinden.

Aus systemtheoretischer Perspektive wird man bei der Erziehung, bei der es zur strukturellen Kopplung von kommunikativem und psychischem System kommt, ein grundsätzliches Problem erkennen. Als autopoietisches, sinnhaft operierendes System lässt sich die Psyche des Kindes nicht als »triviale Maschine« auffassen, die definitionsgemäß auf die gleiche Anregung von außen immer auf die gleiche Weise reagiert, sondern, wenn überhaupt, nur als eine »nicht triviale« Maschine, deren Reaktionen von ihren jeweiligen inneren Zuständen, d. h. von ihrer Lerngeschichte und damit von dem sich im Lebenslauf stets ändernden Selbstkonzept, bestimmt werden (von Foerster 1987). Wie bereits in Kapitel 2 dargelegt, sind die Reaktionen eines solchen nicht trivialen Systems grundsätzlich nicht vorhersehbar.

Erzieher sind mithin davon abhängig, dass sich die ihnen anvertrauten Kinder erziehen lassen, keine grundsätzlichen Einwände gegen die ihnen mitgeteilten Erziehungsabsichten vorbringen und gegen die deren Bemühungen ihrer nicht nur erziehungsberechtigten, sondern auch zu ihrer Erziehung verpflichteten Bezugspersonen nicht opponieren, sondern sich deren Bemühungen zumindest gefallen lassen und insofern gewissermaßen eine Selbsttrivialisierung vornehmen.

Bei Erziehung handelt es sich um eine asymmetrisch konfigurierte Kommunikation. Welche Wissensbestände in dieser Kommunikation als lebenswichtig und wissenswert gelten, die es daher zu vermitteln gilt, darüber entscheiden nicht die Kinder, sondern die Erwachsenen. Gerade angesichts dieser Asymmetrie ist die Toleranz des Kindes bzw. sein Verzicht auf Intervention gegenüber der ihm mitgeteilten Erziehungsabsicht begründungspflichtig. Schließlich zeigen sich die allermeisten Kinder durchaus bereit, ihren Eltern diesbezüglich einen Vertrauensvorschuss einzuräumen. Gleich, ob die Bereitschaft, sich erziehen zu lassen, biologisch vorprogrammiert ist, wie es etwa die Pädagogik-Hypothese nahelegt (Csibra a. Gergely 2011), oder doch eher früh erlernt wird: Der Säugling bekundet schon kurz nach seiner Geburt ein besonderes Interesse für soziale Wahrnehmungsgegenstände in seiner Umgebung. Im Umgang mit seiner Mutter kann der Säugling erleben, dass diese immer wieder auf die gleiche Weise reagiert, wenn er sie anblickt. Mit ihren stimmlichen wie mimischen Botschaften gibt sie zu verstehen, dass sie den Blick wie auch die stimmlichen Äußerungen ihres Kindes intuitiv als an sie gerichtete Mitteilungen auffasst. Die Tatsache, dass sich der Säugling bei dieser Interaktion insofern als Ursache einer Wirkung erleben kann, als die Bezugsperson kaum jemals nicht reagiert, macht die Beteiligung an dieser frühen Form der Kommunikation ausgesprochen belohnend und selbstverstärkend. Hierbei lernt der Säugling, zwischen sozialen und nicht sozialen Wahrnehmungsgegenständen zu unterscheiden. Im Gegensatz zu nicht sozialen Gegenständen, die sich anlässlich ihrer Wahrnehmung nicht verändern, verändern sich die sozialen Objekte gerade dadurch, dass sie wahrgenommen werden. Haben sich diese Interaktionen eingespielt, erwartet das kleine Kind fortan, dass es in der Kommunikation mit seinen frühen Bezugspersonen sowohl von diesen adressiert wird als auch diese selbst adressieren kann.

Diese frühen Erwartungsstrukturen lassen sich beim Still-Face-Experiment (Tronick et al. 1978) schon nach wenigen Lebenswochen beobachten und videografisch registrieren. Bei diesem Verfahren wird die Mutter angehalten, für kurze Zeit all ihre kommunikativen Äußerungen ihrem Kind gegenüber einzustellen. Das kleine Kind erlebt das ausdruckslose Gesicht seiner Mutter als einen erwartungswidrigen Adressenverlust. Seine unübersehbaren und unüberhörbaren Reaktionen auf deren passager ausbleibende Responsivität beweisen, wie genau es seine Adressierung in der Interaktion mit seiner Mutter überprüft und sich gegebenenfalls um deren Reparatur bemüht. Sein Gesichtsausdruck verändert sich. Der Säugling lächelt nicht mehr, sondern zeigt ein trauriges Gesicht. Er schränkt seine Verlautbarungen ein und beginnt zu wimmern. Er mag sogar apathisch auf seinem Stühlchen zusammensacken. Das Kind kann sich aber auch ärgern und sich aufregen. Dann schreit und windet es sich, will von der Mutter hochgenommen werden oder versucht gar, sie zu schlagen. Manche Kinder wenden sich von ihrer enttäuschenden Mutter ab oder lutschen am Daumen, um sich so selbst zu beruhigen. Diese Reaktionen halten bisweilen an, auch wenn die Mutter zu ihrem normalen Interaktionsverhalten zurückfindet. Scheitern diese unter ersichtlichem Körpereinsatz vorgenommenen Reparationsbemühungen, kann sich gar eine depressionsähnliche Affektlage einstellen.

Unterzieht man die Ergebnisse dieses Experiments einer funktionalen Analyse, dann wird man den für das Kind unerwartet eintretenden Adressenentzug als Problem und die unterschiedlichen Verhaltensreaktionen des Säuglings als dessen funktional äquivalente Problemlösungsversuche anzusehen haben. Offensichtlich verfügt das Kind schon in diesem frühen Alter über eine recht große Bandbreite an Verhaltensstrategien, die es zur Bewältigung der Erwartungsenttäuschung angesichts einer sich erwartungswidrig verhaltenden Mutter einzusetzen vermag. Wenn man denn will, lassen sich in diesen Reaktionen bereits die ersten Formen internalisierender und externalisierender Problemlösungsmechanismen ausmachen, die sich in Bezug auf das Problem einer unsicheren Adressierung als funktional äquivalent beobachten lassen. Der Säugling kann sich zum einen quasi-depressiv zurückziehen und so auf eine Adressierung zumindest kurzfristig verzichten. Zum anderen kann er sich aber auch an seinen Körper halten, sich mit sich selbst beschäftigen und insofern sich selbst adressieren. Zuletzt hat er auch die Möglichkeit, sich aktiv, gewissermaßen »externalisierend« um eine Readressierung zu bemühen.

Bemerkenswert ist in diesem Zusammenhang der Befund, dass bereits in diesem jungen Alter Geschlechterunterschiede zu bestehen scheinen, wenn es gilt, die Adresse zu rehabilitieren (Weinberg et al. 1999). So scheinen Mädchen emotional stabiler zu sein und über bessere Selbstregulationsstrategien zu verfügen, wenn sie sich von ihrer frustrierenden Mutter abwenden und sich stattdessen mit sich selbst beschäftigen. Jungen dagegen scheinen bereits in diesem frühen Alter, mithin von Anfang an oder gar »von Natur aus«, die Tendenz aufzuweisen, externalisierende Problemlösungsstrategien zu bevorzugen.

Mit einem ähnlichen Problem konfrontiert wird ein Säugling, dessen Mutter an einer sogenannten postpartalen Depression leidet. Eine solche Mutter tut sich schwer, ihr Kind ausreichend feinfühlig zu adressieren und ihm die erwartete Anerkennung zukommen zu lassen. Depressiv verstimmt neigt sie dazu, alles schwarz oder doch grau in grau zu sehen. Daher wird sie auch die Affekte ihres Kindes nicht differenziert wahrnehmen und angemessen auf sie reagieren können. Dies betrifft in besonderer Weise den positiven Affekt der Freude. Sie muss sich gewissermaßen zusammenreißen, um etwa auf ein Lächeln ihres Kindes zu reagieren. Ihr Affektausdruck wird dann nicht eindeutig positiv konfiguriert sein und so die Kompetenz des Kindes, diesen Affekt genau zu decodieren, leicht überfordern. Oder sie präsentiert ihren Affekt nur mit einer gewissen Verzögerung, sodass es ihrem Kind schwerfällt, einen Kausalzusammenhang zwischen dem eigenen Lächeln und dem der Mutter herzustellen. In einem solchen Fall mag das Kind auch Versuche unternehmen, sich der Kontingenz und damit der Selbstwirksamkeit zu vergewissern, indem es ein clowneskes Verhalten an den Tag legt oder etwa seine Mutter zwickt, um sie gewissermaßen wiederzubeleben.

Das Still-Face-Experiment jedenfalls lässt keinen Zweifel daran, dass es sich bei der kommunikativen Adressierung um ein ausgesprochen bedeutsames, lebenslang nachweisbares menschliches Grundbedürfnis handelt, dessen Nichtbefriedigung zeitlebens als Problem erlebt wird. Dieses Grundbedürfnis nutzen denn auch Eltern, wenn sie ihre kommunikativen Mitteilungen gewissermaßen pädagogisch anreichern, um ihr Kind zu erziehen. Voraussetzung für eine nachhaltige Bereitschaft des Kindes, sich an der - auch erzieherischen - Kommunikation zu beteiligen, ist eine ausreichend sicher erwartbare Vorhersehbarkeit der Adressierung. Das Kind muss ausreichend sicher erwarten dürfen, dass es seine Bedürfnisse, anfänglich insbesondere seine Bindungsbedürfnisse, erfolgreich an seine Bezugs- und Bindungspersonen zu adressieren vermag. Ein solches Erleben schafft erst das Vertrauen, das es dem Kind ermöglicht, sich an der asymmetrisch konfigurierten und somit durchaus als riskant erlebten Kommunikation wie etwa der der Erziehung zu beteiligen.

Die oben referierten Befunde der Dissozialitätsforschung sprechen dafür, dass es Kindern, die sich dissozial entwickeln, nicht möglich war, in ihren Familien diesbezüglich ein ausreichendes Vertrauen zu erwerben. Die ihnen angebotene erzieherische Kommunikation war zu wenig vertrauensbildend. Ein solches Kind kann daher seine Adresse wie auch reziprok hierzu seine Adressierungsmöglichkeiten nur als eingeschränkt und unsicher erleben. Es wird seine Beteiligung an der Erziehungskommunikation kaum als belohnend und attraktiv wahrnehmen.

So wird das elterliche Erziehungsverhalten in solchen Familien übereinstimmend als inkonsistent charakterisiert. Diese Erfahrungen erlauben es dem betreffenden Kind gerade nicht, konsistente Erwartungsstrukturen hinsichtlich des Verhaltens seiner Eltern zu bilden. Vielmehr muss das Kind aufpassen, den Moment nicht zu verpassen, an dem sich die Eltern adressieren lassen. Es wird daher seine Aufmerksamkeit verstärkt auf deren jeweilige Befindlichkeit richten, schon um körperliche und seelische Schmerzen zu vermeiden. Dieses Verhalten ist anstrengend, bindet Ressourcen und wird die Entwicklungsmöglichkeiten einschränken.

Wie bereits erwähnt, können Eltern, die ihr Kind nicht ausreichend sicher adressieren, auch ihre Funktion als Bindungspersonen nicht angemessen erfüllen. Sie werden nicht genügend Empathie aufbringen, um die Bindungsbedürfnisse ihres Kindes nach Schutz und Sicherheit ausreichend feinfühlig wahrnehmen und befriedigen zu können. Dissoziale Kinder werden daher ihre prekären Bindungserfahrungen nur zu unsicheren Bindungskonzepten verarbeiten können.

Aber auch Kindern, deren Eltern zu wenig Interesse an der Entwicklung und dem Wohlbefinden ihres Kindes aufbringen, sei es, dass sie selbst allzu sehr in Partnerschaftskonflikten verstrickt sind, sei es, dass sie mit ihren eigenen Entwicklungsaufgaben noch allzu sehr beschäftigt sind, wie es bei sehr jungen Müttern häufig der Fall ist, muss es schwerfallen, das notwendige Vertrauen in eine ausreichend sichere Adressierung seitens der Eltern aufzubringen. So tun sich adoleszente Mütter, denen die altersentsprechenden Entwicklungsaufgaben der Loslösung von den eigenen Eltern wie auch einer ausreichenden schulischen Ausbildung noch nicht gelungen sind, oft schwer, ihre eigenen Interessen hinter denen ihres Kindes zurückzustellen. Sie sind noch zu sehr mit sich selbst beschäftigt, als dass sie ihrem Kind das Vertrauen vermitteln könnten, der Adressierung durch die Mutter ganz sicher sein zu können. Ein solches Elternverhalten weicht denn auch deutlich von den Erwartungen ab, die zumindest in der westlichen Welt gerade an Mütter gestellt werden. Es etabliert sich keine ausreichend gute »Mutterschaftskonstellation«, wie sie vom amerikanischen Entwicklungspsychologen und Psychoanalytiker Daniel Stern (1998) als einmalige, biologisch fundierte wie auch soziokulturell abgestützte Konstellation der frühen Mutter-Kind-Beziehung beschrieben wurde. Charakteristisches Merkmal einer solchen »Mutterschaftskonstellation« ist demnach zumindest in der ersten Zeit nach der Niederkunft eine eindeutige Relevanzhierarchie zugunsten des Kindeswohls, wodurch in den ersten Lebensmonaten des Säuglings die Mutter und ihr Kind für sich wechselseitig zu den wichtigsten und geradezu konkurrenzlosen Adressen werden.

Mit dem Problem, nicht ausreichend in und von der Kommunikation adressiert zu werden, werden auch Kinder konfrontiert, deren Eltern wie die indianischen Eltern aus der Great-Smoky-Mountains-Studie unter ihrer Armut leiden und daher nicht genügend Interesse für ihr Kind aufbringen können. Um liebevolle und fürsorgliche Eltern zu sein, müssen Eltern sich erst einmal auch selbst ausreichend lieben können. Dies wird dann nicht der Fall sein, wenn sie sich ob ihrer prekären ökonomischen Lage schämen, sich abwerten und als Versager erleben. Dann besteht die Gefahr, dass sie, depressiv verstimmt, sich nicht zutrauen, für ihr Kind als eine attraktive Adresse fungieren zu können, sondern meinen, sich ihrem Kind nicht zumuten zu dürfen.

Empirisch gut belegt sind die schädlichen Auswirkungen einer mütterlichen Depression für die psychische Entwicklung des noch jungen Kindes (Goodman et al. 2011).

So zeigen depressive Mütter denn auch häufig ein gestörtes Elternverhalten. Sie sind reizbar, überkritisch, oftmals nachtragend und verfügen nur über eine geringe Frustrationstoleranz. Insbesondere im Kleinkindalter besteht die Gefahr, dass die Mutter-Kind-Kommunikation durch »koersive« Elemente negativ geprägt wird. Die Kinder setzen dann ihre lokomotorischen wie auch verbalen Fähigkeiten ein, um ihre Adressierung bei der Mutter sicherzustellen. In diesem Alter vermögen die Kinder bereits Nein zu sagen. Sie können versuchen, ihren Willen durchzusetzen, indem sie ihrer Bezugsperson die Adressierung vorenthalten. All dies macht die Kommunikation überaus störungs- und enttäuschungsanfällig. Es besteht dann die Gefahr, dass sich ein negativer transaktionaler Kreisprozess einspielt zwischen einer gereizt-aggressiven Mutter und einem renitenten Kind, das negative Affekte provoziert. Besteht beim Kind noch zusätzlich eine genetische Disposition zu einem oppositionellen Verhalten, ist in einem solchen Falle eine dissoziale Entwicklung vorprogrammiert (Hails et al. 2017).

Dissoziales Handeln lässt sich auch schon von Kindern als schnell verfügbare Maßnahme einsetzen. Dieser Umstand vermag die bemerkenswert schnelle Reduktion dissozialer Symptome erklären, nachdem die indianischen Familien der Great-Smoky-Mountains-Studie finanziell bessergestellt waren. Resignativ und depressiv verstimmt, jedenfalls in ihrem Selbstwert eingeschränkt ob der fehlenden Möglichkeit, ein eigenes Einkommen zu erzielen, waren diese Eltern nicht ausreichend motiviert, ihre Kinder in der erzieherischen Kommunikation angemessen zu adressieren wie auch als Adressen zur Verfügung zu stehen. Wie die Autoren der Studie selbst anmerkten, bedürfe es längerer Zeit, bis es zu einer Änderung im Bereich internalisierender Störungsmuster kommt, weshalb sich ein Zusammenhang zwischen Armut und Angst oder Depression eher im Erwachsenenalter auffinden lasse.

Armut wie soziale Benachteiligung generell implizieren eine prekäre Adressabilität. Soziale Benachteiligung beschränkt die Inklusion, d. h. den Zugang zu den unterschiedlichen kommunikativen Funktionssystemen der Gesellschaft. Stattdessen droht Exklusion. Soziale Benachteiligung hat überdies nicht nur Auswirkungen auf die intrafamiliäre Kommunikation, sie prägt auch die Kommunikation der Familie nach außen. Insbesondere arme Familien, in denen Kinder vernachlässigt werden, lassen sich oft als randständig, isoliert und in ihrer Nachbarschaft nicht integriert beschreiben. Armut bringt es mit sich, dass die betreffenden Familien bzw. ihre Familienmitglieder als soziale Adressen nur ungenügend wahrgenommen werden. Insofern werden in diesen Familien nicht nur die Kinder von ihren Eltern unzureichend adressiert, sondern Armut und soziale Benachteiligung schränken die Adressabilität der gesamten Familie ein. Diese Exklusion findet primär im Wirtschaftssystem statt, setzt sich aber leicht fort in anderen Teilsystemen der Gesellschaft im Sinne einer kumulativen Exklusion. Der notgedrungene Verzicht auf Markenjeans etwa soll bereits in der Schule exkludieren können. Offensichtlich lassen sich Adressen durch den Konsum von No-Name-Produkten beschädigen.

In Familien, die in Armut leben, lässt sich zudem immer wieder eine intergenerationale Exklusion beobachten. Die betreffenden Eltern sind nämlich gefährdet, ihre Exklusionserfahrungen an ihre Kinder weiterzugeben. Sozial benachteiligte Eltern haben es schwerer, für ihre Kinder ausreichend gute Eltern zu sein, zumal sie kaum auf ein unterstützendes soziales Netzwerk zurückgreifen können. Unterschiedliche Entwicklungspfade lassen sich beschreiben. Eltern, die sich selbst nur als ungenügend adressiert erleben, sind nicht in der Lage, ihrerseits ihre Kinder hinreichend zu adressieren und ihnen genügend Achtung entgegenzubringen. Ihr wenig einfühlsames und vorzugsweise strafendes Erziehungsverhalten führt dazu, dass ihre Kinder sie nur ungerne in die Kommunikation einbeziehen. Dann bietet es sich für manche Eltern an, die erwünschte Adressierung aggressiv zu sichern. Beim Zufügen von körperlichen Schmerzen handelt es sich um eine effektive Methode, die kommunikative Beteiligung ihrer Kinder sicherzustellen.

Zwischen einer harten, inkonsistenten Erziehung und dem Misshandeln eines Kindes gibt es denn auch fließende Übergänge. Dass ein Kind, das von seinen Eltern grob vernachlässigt und/oder misshandelt wird, diesen nur wenig oder kein Vertrauen entgegenbringt und daher einer Beteiligung an der erzieherischen Kommunikation nur wenig abgewinnen kann, überrascht nicht. Einem vernachlässigten Kind wird vonseiten seiner Bezugspersonen der gebührende Respekt und die Anerkennung versagt. Ihm wird nicht die Aufmerksamkeit entgegengebracht, auf die es Anspruch hat. Ein vernachlässigtes Kind wird von seinen elterlichen Bezugspersonen jedenfalls nicht oder nicht ausreichend in der familiären Kommunikation adressiert. Es ist diesen nicht oder nicht ausreichend »der Rede wert«. Vernachlässigende Eltern verwahrlosen ihr Kind. Muss ein solches Kind erleben, dass es für seine Eltern keine wertvolle Adresse ist, wird dieses Erleben später zur Grundlage der eigenen Selbstbeschreibung und des eigenen Selbstkonzeptes. Vernachlässigte Kinder haben daher ein Selbstwertproblem.

Können vernachlässigte Kinder sich nicht sicher sein, ob und inwieweit sie überhaupt als Adressen für ihre Eltern fungieren, so können misshandelte Kinder sich schon ihrer Adressierung sicher sein. Sie haben allerdings schmerzhaft wahrzunehmen, dass sie für ihre Eltern eine schlechte Adresse sind und von diesen auch dementsprechend behandelt werden – eine Erfahrung, die das Selbstkonzept ebenfalls beschädigt. Eltern oder Betreuungspersonen, die das ihnen anvertraute Kind körperlich misshandeln oder missbrauchen, drängen diesem ihre eigene Adresse rücksichtslos auf, wird das Kind doch zwangsläufig seine Aufmerksamkeit auf den Verursacher seines Schmerzes richten. Ob aufseiten des Kindes auch eine Kommunikationsbereitschaft besteht, interessiert sie zumindest zu diesem Zeitpunkt nicht. Auf ein diesbezügliches Einverständnis wird verzichtet. Körperliche Gewalt sichert wirkungsvoll den kommunikativen Anschluss, indem sie die körperliche Unversehrtheit des Interaktionspartners bedroht, seinen Körper schmerzhaft beschädigt und bei ihm selbstschützende Aktionen provoziert. Die unüberhörbaren negativen Affekte des Kindes, welche jede Misshandlung provoziert, sind geeignet, die Selbstwirksamkeitsüberzeugung der Eltern zu bekräftigen.

Die prekäre Adressabilität im Falle einer Kindesvernachlässigung oder einer Kindesmisshandlung ist allerdings nicht nur ein Problem aufseiten des kindlichen Opfers. Vielmehr besteht schon bei den betreffenden Eltern, d. h. denjenigen Personen, die solches tun oder zumindest diesem Tun nicht Einhalt gebieten, ein Adressenproblem. Als Problem, das manche Eltern nur oder auch durch die Misshandlung ihres Kindes zu lösen versuchen, lässt sich ein schwaches Selbstkonzept postulieren, das mit der Überzeugung einhergeht, in und von der Kommunikation ungenügend adressiert zu werden und/oder in ihr nicht ausreichend zielsicher und erfolgreich adressieren zu können. Insofern verweisen Vernachlässigung wie auch Misshandlung auf ein Problem der familiären Kommunikation. In der Tat imponieren Familien, in denen Kinder vernachlässigt werden, oft als sozial benachteiligt, randständig, isoliert und in ihrer Nachbarschaft schlecht integriert.

Typischer Auslöser für misshandelndes Tun ist das Erleben eines Elternteils, zumeist des Vaters, in der erzieherischen Kommunikation sein Kind nicht erreichen zu können wie auch von dem Kind nicht adressiert zu werden. Das resultierende Gefühl der Hilflosigkeit und Inferiorität lässt sich durch das Ausnutzen des Machtgefälles zumindest kurzfristig erfolgreich beenden. Ein solcher Problemlösungsmechanismus ist allerdings wenig nachhaltig. Sich an einem »wehrlosen« Kind zu vergreifen wird allgemein verachtet und sanktioniert.

Während also bei der offen gewaltförmigen Misshandlung das Kind eindeutig adressiert wird, wird diesem im Falle der Vernachlässigung die Adressierung erwartungswidrig weitgehend vorenthalten. Da sich anlässlich einer Interaktion, d. h. einer Kommunikation unter körperlich Anwesenden, eine Adressierung nicht vermeiden lässt, handelt es sich bei der vernachlässigenden Nichtadressierung um eine besondere Form der Adressierung. Handeln misshandelnde Eltern augenscheinlich, so vermeiden vernachlässigende Eltern zu handeln. Insofern lässt sich eher von einem bloßen Verhalten denn von einem absichtsvollen Handeln sprechen. Vernachlässigende Eltern entscheiden sich, nicht zu entscheiden und es »laufen zu lassen« nach dem Motto: »Es kommt, wie es kommt.« Sie ignorieren die basalen Bedürfnisse ihres Kindes oder schenken ihnen zumindest nicht die angemessene Beachtung. Geht man davon aus, dass die Funktion von Wissen darin besteht, das psychische System mit Erwartungsstrukturen zu versorgen und so Anschlussmöglichkeiten bereitzustellen, so dürften vernachlässigende Eltern sich für Nichtwissen entscheiden. Sie erwarten wenig und reduzieren dadurch drastisch die mit Erwartungen notwendig verbundene Enttäuschungsgefahr. Auch hierbei handelt es sich um eine typisch dissoziale Strategie, die von den Opfern häufig übernommen wird im Sinne einer transgenerationalen Transmission.

Ob Erziehung gelingt, hängt aber nicht nur von der psychischen Disposition der Eltern ab. Neben einer stressbeladenen familiären Situation können auch Eigenschaften des Kindes zur Erschöpfung der elterlichen Ressourcen beitragen. Ist Erziehung schon grundsätzlich nicht leicht, so erweisen sich manche Kinder gewissermaßen »von Natur aus« als erziehungsschwierig. Insbesondere Kinder mit einem sogenannten schwierigen Temperament, d. h. Kinder, die sich unter anderem durch neue Umweltreize schnell verunsichern lassen, überfordern ihre Eltern immer wieder, die dann unter Erfolgsdruck oder gar gekränkt ob ihrer Erziehungsmisserfolge glauben, zu harschen Erziehungsmethoden greifen zu müssen, die wiederum einen dissozialen Entwicklungspfad wahrscheinlicher werden lassen. Wie bereits ausgeführt, besteht die Gefahr, dass sich eine transaktionale Kaskade entwickelt, bei der sich beide Interaktionspartner wechselseitig negativ beeinflussen und so einen Erfolg der erzieherischen Kommunikation verhindern.

Misshandlung verweist immer wieder auf intergenerationale Adressenprobleme. Eltern, die erleben müssen, dass sie ihr Kind in der erzieherischen Kommunikation nicht sicher adressieren können, halten sich gewissermaßen schadlos, indem sie diesem wehtun und so dessen Adressierung rücksichtslos erzwingen. In der Folge wird sich ein solchermaßen geschädigtes Kind nicht darauf verlassen wollen, dass eine kommunikative Adressierung zwanglos erfolgen kann, sondern mag später seinerseits seine Adressierung aggressiv mit dissozialen Strategien zu erzwingen suchen.

5.3.3.2 Dissoziale Problemlösung

Als zentrales Problem, das ein dissoziales Handeln als Problemlösung funktional und sinnvoll erscheinen lässt, zeigt sich mithin ein Adressen- bzw. Adressierungsproblem. Das sich dissozial entwickelnde Kind vermag in seinen Bezugspersonen keine selbstverständliche Adresse für seine Wünsche und Bedürfnisse auszumachen. Reziprok hierzu muss es sich auch als schlechte Adresse in der Kommunikation mit seinen Bezugspersonen erleben. Folge dieser als unsicher erlebten Adressabilität muss ein prekäres Selbstkonzept sein, wird doch unser aller Selbstkonzept in hohem Maße durch die bewertende Beobachtung der eigenen Adressabilität im jeweiligen kommunikativen Kontext geprägt. Ein unsicheres Selbstkonzept ist Ausdruck der Überzeugung, nicht ausreichend sicher sein zu können, in der Kommunikation adressiert zu werden und sich so als Ursache von Wirkung in seiner personalen Umwelt erleben zu können. Ist man selbstunsicher, hält man die Chancen, dass die eigenen Kommunikationsbeiträge Resonanz finden, für nur gering. Man erlebt sich als nicht ausreichend anerkannt. Es darf als empirisch gesichert gelten, dass dissoziale Kinder und Jugendliche Probleme mit ihrem Selbstwert haben (Donnellan et al. 2005).

Sieht man, wie hier vorgeschlagen, in einer unsicheren Adressierung das zentrale Problem dissozialer Kinder und Jugendlichen, dann liegt es nahe, das dissoziale Handeln als das zu diesem Problem passende Problemlöseverhalten anzusehen. Dissozialem Verhalten kommt demnach die Funktion zu, Adressierungschancen zu rehabilitieren. Das Ergebnis dieser funktionalen Analyse mag auf den ersten Blick überraschen: dass sich dissoziales Handeln anbietet, wenn eine Unsicherheit bezüglich der eigenen Adressierung wie auch der Thematisierung in der Kommunikation besteht. Schließlich assoziiert man doch für gewöhnlich dissoziales und aggressives Handeln mit einer eher gesteigerten Risikobereitschaft. Man denke nur an Verhaltensweisen, die als »risk-seeking behavior« bezeichnet werden, als ein risikosuchendes Verhalten wie etwa das prominente U-Bahn-Surfen. Auch Schlägereien oder Stehlen scheinen geeignet zu sein, Unsicherheit zu erhöhen. Wie lässt sich verstehen, dass dissoziales Handeln den Grad der Vorhersehbarkeit steigert?

Ein einfaches Gedankenexperiment mag die Plausibilität dieser Annahme bestätigen. Fordert man Studenten oder Seminarteilnehmer auf, sich zu überlegen, wie sie ganz sicher beim Dozenten eine Reaktion hervorrufen können, die sie sich dann ursächlich selbst zuschreiben können, wird man fast ausschließlich solche Vorschläge zu hören bekommen, die auf störende, den normativen Erwartungen nicht nur des Hochschullehrers eindeutig und vorhersehbar zuwiderlaufende Handlungsweisen zielen. Als Vorschläge bekommt man etwa zu hören: sich laut mit den Nachbarn unterhalten, pfeifen, auf den Tisch klettern, laut schmatzend ein Butterbrot vertilgen oder Ähnliches. Selten wird die Idee geäußert, sich zu Wort melden zu wollen, um eine Frage zu stellen. Auch wenn man selbstverständlich nur für den Fall, dass die Teilnehmer dieses Experiments sich viele dieser Vorschläge in ihrem weiteren Verhalten dauerhaft zu eigen machen sollten, eine dissoziale Störung diagnostizieren könnte, wird schon deutlich, dass von einem abweichenden Handeln eine höhere Wirksamkeit erwartet wird als von einem normkonformen Handeln. Die kommunikative Anschlussfähigkeit solcher Handlungen wird jedenfalls als vergleichsweise höher eingeschätzt.

Die Funktion der vorgeschlagenen Handlungsweisen besteht mithin darin, die eigene Adressierung durchzusetzen. So lässt sich die selbstbestätigende Erfahrung schaffen, sich als Ursache von Wirkung erleben zu können. Besonders wirkungsvoll hierbei ist die Enttäuschung normativer Erwartungen. Diese zeichnen sich dadurch aus, dass an ihnen auch im Enttäuschungsfalle festhalten wird – im Unterschied zu kognitiven Erwartungen, bei denen man sich im Enttäuschungsfalle durchaus lernoffen zeigt und bereit ist, diese dann zu revidieren. Beispielsweise handelt es sich bei der Erwartung, dass hierzulande auf der rechten Straßenseite gefahren wird, um eine solche normative Erwartung, an der auch nach der Begegnung mit einem Falschfahrer festgehalten wird. Wird eine normative Erwartung enttäuscht, sucht man die Schuld für das Nichteintreffen des erwarteten Sachverhaltes nicht bei sich selbst, sondern bei seiner Umwelt. Der andere hat sich unmoralisch verhalten, hat die berechtigten eigenen Erwartungen enttäuscht und sich so schuldig gemacht. Mit dem Festhalten an normativen Erwartungen beweist man sich zudem bisweilen moralische Stärke. Hinzu kommt noch, dass die Enttäuschung normativer Erwartungen regelhaft negative Affekte provoziert, die im Vergleich zu positiven oder neutralen Affekten die Kommunikation stärker stimulieren. In Bezug auf die Person, die sich falsch verhielt, mag gar eine neue quasinormative Erwartung gebildet werden, welche sich dann auf die gesamte Person bezieht: Wer einmal lügt, dem glaubt man nicht, und wenn er auch die Wahrheit spricht, heißt es bekanntlich.

Gerade negative Affekte erzeugen Handlungsdruck. Vor allem Sanktionen dienen dann der Regulation dieser negativen Affekte von Wut und Ärger. Erlebt allerdings ein adressenunsicheres Kind diese Sanktionen als Re-Adressierung, dann können die eingesetzten Sanktionen nicht nur ihren Bestrafungswert verlieren, sondern können im Gegenteil noch die Auftretenswahrscheinlichkeit des erwartungswidrigen Verhaltens erhöhen. Eine wichtige Funktion erwartungswidrigen Handelns lässt sich mithin darin ausmachen, die eigene Handlungskompetenz zu bestätigen.

Die Funktionalität erwartungswidrigen Handelns lässt sich bereits im frühen Kindesalter beobachten. Ein Kind empfindet schon ganz früh Befriedigung dabei, die Personen seiner Umgebung vorhersehbar beeinflussen zu können. Das Erleben, Ursache von Wirkung zu sein, ist jedenfalls für den Säugling ausgesprochen stimulierend. Bei dieser Erfahrung dürfte es sich um den Kern der Selbsterfahrung handeln. Hierbei ist das kleine Kind allerdings noch in hohem Maße auf die Kooperation seitens seiner Bezugspersonen angewiesen, deren Feinfühligkeit sich denn auch gerade darin beweist, dass sie ihrem Kind solche Erfahrungen in einer seinem Entwicklungsstand angemessen Form ermöglichen, d. h., ohne dieses unter- oder auch überzustimulieren. Tun die Eltern dies nicht oder nur unzureichend, muss das Kind nachhelfen und besondere Maßnahmen ergreifen, um sich selbst als handelnd erleben zu können. Hierbei wird es sich die besondere Anschlussfähigkeit negativer Affekte zu Nutze machen können. Quengeln oder gar Schreien kann dann die frühe Eltern-Kind-Interaktion prägen. Überhaupt kann das verneinende Kopfschütteln als der ontogenetisch am frühesten nachweisbare Mechanismus angesehen werden, die eigene Autonomie zu betonen, worauf bereits René Spitz (1992, S. 48) hingewiesen hat. Später wird im Dienste dieser Selbstbehauptung die gereifte Motorik eingesetzt. Ab dem zweiten Lebensjahr lernt das Kind allmählich, Handlungen auch entgegen den Erwartungen der Eltern zu planen. Die Wahrnehmung der Erwartungsenttäuschung aufseiten der Eltern ist dann selbstbestätigend.

Eine liebevolle Erziehung zeichnet sich dadurch aus, dass es den Eltern gelingt, dem Kind ausreichende Spielräume für prosoziale Erwartungsenttäuschungen zu eröffnen: »Was du schon alles kannst, sogar das Geschirr in die Spülmaschine tun!« In einem solchen Fall hat es das Kind nicht nötig, sich die entwicklungsfördernden Erwartungsenttäuschungen immer oder vorzugsweise auf negative Art und Weise zu verschaffen. In negativer Richtung abweichendes und erwartungswidriges Verhalten ist allerdings weniger aufwendig. Insbesondere ist das Kind diesbezüglich weit weniger vom Wohlwollen und der Feinfühligkeit seiner Bezugspersonen abhängig, sondern kann auf seine ihm zur Verfügung stehenden Mittel zurückgreifen. Es sind dies naheliegenderweise im wahrsten Sinne des Wortes körperliche Mittel. Im Falle einer dissozialen Entwicklung etabliert sich in der Familie eine feindselige Kommunikation, die immer wieder negativ verstärkt wird, während prosoziales Handeln regelhaft nicht beachtet und nicht belohnt wird. Freundliche Kommunikationsbeiträge erweisen sich dem Kind dann als kaum anschlussfähig. Das Kind wird gewohnheitsmäßig versuchen, die familiäre Kommunikation zu kontrollieren, indem es Ärger macht. So sichert sich das Kind seinen Einfluss. Die Aufmerksamkeit ist ihm dann hinreichend sicher. Es erlebt sich in der familiären Kommunikation als ausreichend thematisiert und adressiert, wenn es sich weigert, die Vorstellungen der Erziehungsberechtigten zu übernehmen, oder wenn es zumindest deren Anweisungen einen hinhaltenden Widerstand entgegenbringt.

Haben sich diese erwartungsenttäuschenden, devianten Strategien in der Familie für das Kind hinreichend bewährt, so liegt es nahe, diese auch auf die außerfamiliäre Kommunikation zu übertragen. In der Tat lässt sich eine dissoziale Entwicklung eines Jugendlichen zumeist in dessen frühe Kindheit zurückverfolgen. Im außerfamiliären erzieherischen Kontext versuchen die älteren Kinder und Jugendlichen, ihre kommunikative Adressierung sicherzustellen, indem sie der ihnen mitgeteilten Erziehungsabsicht widersprechen. Diesbezüglich lässt sich geradezu eine »Mitteilungsallergie« ausmachen. »Von dir lasse ich mir nichts sagen!«, lautet das übliche Statement. Im professionellen Erziehungssystem befördert jedenfalls die Verweigerung der Teilnahme an der dortigen Kommunikation, vom harmlosen Nichtaufpassen bis zur Höchstform des Schulschwänzens, die angestrebte Adressierung und Thematisierung. Schließlich besteht Schulpflicht. Ohne ausreichendes Vertrauen in die gute Absicht ihrer Erzieher ist den Kindern die normkonforme Beteiligung an der Erziehungskommunikation einfach zu riskant. Schließlich geschieht Erziehung mit der Absicht, den Adressaten dieser Kommunikation zu verändern. Daher zeigen dissoziale Kinder und Jugendliche auch eine Intoleranz für die Asymmetrie der Erziehungssituation, die ihre Erziehungsschwierigkeit begründet.

Die beschämende Brisanz und die dramatischen Folgen einer Nichtadressierung werden schon in der prominenten Fallvignette des Geschwisterpaars Kain und Abel deutlich. So heißt es in der Genesis, 1. Mose: »Nach einiger Zeit brachte Kain dem Herrn ein Opfer von den Früchten des Feldes dar; auch Abel brachte eines dar von den Erstlingen seiner Herde und von ihrem Fett. Der Herr schaute auf Abel und sein Opfer, aber auf Kain und sein Opfer schaute er nicht. Da überlief es Kain ganz heiß und sein Blick senkte sich. [...] Hierauf sagte Kain zu seinem Bruder Abel: Gehen wir aufs Feld! Als sie auf dem Feld waren, griff Kain seinen Bruder Abel an und erschlug ihn.« Kain vermochte nicht, Gott den Herrn zu adressieren, da dieser sein Opfer nicht annahm. Insofern erlebte sich Kain seinerseits als unadressiert. Mit seiner aggressiven Handlung erreichte er letztlich doch noch seine Adressierung, mit anderen Worten seine Rehabilitation als Adressat von Kommunikation, d. h. als Person. So heißt es in Vers 15: »Der Herr machte ein Zeichen an Kain, dass ihn niemand erschlüge, der ihn fände.« Kain wurde zwar von Gott verstoßen, durfte sich jedoch mit dem Kainsmal versehen von Gott vor künftigen Racheakten und damit vor einer finalen, weil letalen Adressierung durch seine Mitmenschen beschützt fühlen. Insofern lassen sich Opfer wie auch Gewalttat durchaus als funktionale Äquivalente zur Sicherung der Adressabilität beobachten.

5.3.4 Das Dissozialitätsspektrum

Dissozialität umfasst ein überaus heterogenes Spektrum an Verhaltensweisen. Schon auf der individuellen Ebene kann sich eine dissoziale Neigung ganz unterschiedlich manifestieren im Sinne einer heterotypischen Kontinuität. Die jeweilig eingesetzten dissozialen Strategien ändern sich in Abhängigkeit von den altersabhängigen körperlichen, kognitiven und affektiven Strukturen wie auch in Abhängigkeit von der jeweiligen Situation, in der eine dissoziale Problemlösung gesucht wird.

Die im Vorangegangenen vorgestellte funktionale Analyse lässt sich auch auf die unterschiedlichen Formen dissozialen Handelns anwenden. Lässt sich das Problem als selbstwertgefährdende Unsicherheit bezüglich der eigenen Relevanz in der Kommunikation mit den wichtigen Personen – in psychoanalytischer Terminologie: den Selbstobjekten – definieren, dann besteht das Ziel möglicher Problemlösungen darin sicherzustellen, dass man sich in der anschließenden Kommunikation wieder als ausreichend adressiert und thematisiert wahrzunehmen vermag. Den unterschiedlichen dissozialen Problemlösungen gemeinsam ist, dass die Adressierung und Thematisierung rücksichtslos, d. h. ohne Rücksicht auf die Wünsche des oder der jeweiligen Kommunikationspartner angestrebt und durchgesetzt werden.

Deren Einverständnis wird nicht gesucht, da es am hierfür notwendigen Vertrauen in eine selbstverständlich erwartbare Antwortbereitschaft von ihrer Seite fehlt. Deren normative Erwartungen allerdings werden insofern berücksichtigt, als das Wissen um sie ausgenutzt wird, um sie zu enttäuschen. Schließlich lässt sich eine Normverletzung nur strategisch einsetzen, wenn die betreffende Norm bekannt ist. Ein solches Wissen darf bei fast allen Kindern und Jugendlichen hierzulande vorausgesetzt werden. Dass man niemandem sein

Eigentum ohne dessen Erlaubnis wegnimmt und dass man die körperliche Unversehrtheit eines anderen Menschen nicht ohne Not oder ohne dessen Einverständnis verletzt, weiß in der Tat »jedes Kind«. Lediglich beim Vorliegen einer psychotischen Störung, bei der eine eindeutige Abgrenzung zwischen Ich und Umwelt nicht mehr gelingt, dürften diese Voraussetzungen für dissoziales Handeln nicht gegeben sein. Daher stellt sich in einem solchen Fall auch häufig die Frage der Schuldfähigkeit, von deren Beantwortung es abhängt, ob und in welchem Umfang der Delinquent für das von ihm begangene Unrecht zu bestrafen ist.

Dissoziales Handeln geschieht schließlich nicht absichtslos und aus Versehen. Die psychische Verfassung wie auch die Wünsche des jeweiligen Adressaten des dissozialen Handelns sind jedenfalls von nachrangiger Bedeutung. Dissoziales Handeln ist typisch egozentrisch.

5.3.4.1 Interaktionsreiche vs. interaktionsarme Formen von Dissozialität

Beim Versuch, die Kommunikation durch dissoziales, d. h. normabweichendes Handeln zu kontrollieren, lässt sich entweder an der Selbstreferenz der Kommunikation oder an ihrer Fremdreferenz ansetzen. Im ersteren Fall werden die Adressaten der Kommunikation direkt zu kontrollieren versucht. Überzeugende Beispiele einer solchen Strategie wären etwa das körperlich aggressive Handeln oder auch das Beleidigen einer anderen Person. Bei solchen Aktionen darf man darauf vertrauen, dass das eigene Handeln nicht unbeantwortet bleibt, zumal die biblische Option des »Die-andere-Backe-Hinhaltens« in den gegenwärtigen säkularen Zeiten doch allen Erwartungen zuwiderläuft und insofern als abnormal zu bezeichnen wäre.

Im Gegensatz zu dieser adressatenorientierten Strategie, die sich in Anlehnung an die von Kind (1990) vorgeschlagene Typisierung suizidalen Handelns als interaktionsreich kennzeichnen ließe, lässt sich die Kommunikation auch an ihrer fremdreferenziellen Seite, d. h. über ihre Themenwahl, kontrollieren. Beispiele hierfür wären etwa das Herbeiführen von Anschlägen auf Verkehrsmittel oder Gebäude oder auch Brandstiftung. Voraussetzung für den Erfolg dieser dann als interaktionsarm zu bezeichnenden Strategien ist lediglich, dass man ausreichend sicher sein muss, dass das eigene Handeln tatsächlich Folgen nach sich zieht. Die Selbstwirksamkeit wird dann sicher bestätigt, wenn man sich die insbesondere affektiven Reaktionen der Personen, die von einem solchen Ereignis betroffen werden oder zumindest hiervon Kunde erhalten, nicht nur in der Fantasie vorzustellen vermag, sondern wenn sich diese Reaktionen auch sinnlich wahrnehmen lassen. Will man sich nicht ausschließlich auf die Information durch die Massenmedien verlassen, hat man sich daher in der Nähe dieses Geschehens aufzuhalten. Bekanntlich steigen etwa im Falle einer Brandstiftung dadurch die Chancen der Ermittlungsbehörde, des Täters habhaft zu werden.

5.3.4.2 Aggressivität

In der Literatur werden dissoziales und aggressives Verhalten häufig zusammen abgehandelt. Inwieweit dieses Vorgehen gerechtfertigt ist, hängt von der verwendeten Begriffseinheit ab. Versteht man, wie üblich, unter Aggression ein Verhalten, welches die Schädigung einer anderen Person zum Ziel hat, dann wird man konzedieren müssen, dass sich dissoziales Handeln in der Regel auch aggressiv ausnimmt. Der Umkehrschluss ist allerdings nicht gerechtfertigt. Nicht jedes aggressive Handeln ist als dissozial zu bewerten. So handelt es sich etwa bei der Notwehr zweifellos um ein aggressives, aber keineswegs dissoziales Handeln.

Aggressives Handeln lässt sich als ein ausgesprochen beweiskräftiges Mittel einsetzen, um sich der eigenen Handlungskompetenz zu vergewissern, zumindest wenn es instrumentell eingesetzt wird. Lässt sich aggressivem Handeln schon grundsätzlich die Funktion der Durchsetzung behinderter Selbstbedürfnisse zuschreiben (vgl. Mentzos 1982, S. 26), so kann diese Funktion mehr oder weniger geplant genutzt werden. Im Gegensatz zur reaktiven Form der Aggressivität, die häufig nicht ausreichend zu kontrollieren ist und die daher eher als ein Zeichen von Schwäche gilt, ist die instrumentelle Form der Aggression durchaus geeignet, das Ansehen insbesondere in der Gleichaltrigengruppe zu steigern. Da der instrumentell aggressiv Handelnde planvoll handelt, vermag er zuvor auch die Machtverhältnisse abzuklären. Kommt er dabei zum Ergebnis, dass bei einer aggressiven Auseinandersetzung ein eigener körperlicher Schaden nicht zu vermeiden ist, dürfte diese Einschätzung eher handlungshemmend sein. Dagegen lässt sich ein reaktiv aggressiv Handelnder von seinen Affekten »übermannen« und verzichtet so auf eine Einschätzung seiner Siegesaussichten zugunsten des für ihn ausschlaggebenden Effektanzerlebens. Sollte er dabei zu Schaden kommen, hat er dann noch zusätzlich mit Spott und Abwertung seitens der Zuschauer zu rechnen. Coolness dagegen schafft »Respekt«. Eine solche positive Konsequenz ist nur zu gut geeignet, das aggressive Handeln im Sinne einer operanten Konditionierung zu verstärken, zumal dissozial sozialisierte Kinder und Jugendliche sich typisch eher wenig motiviert zeigen, die mittel- und langfristigen negativen Konsequenzen ihres Tuns ins Kalkül zu ziehen.

Aggressives dissoziales Handeln kann sich gegen Personen richten oder gegen Sachen, wobei bei der gegen Sachen gerichteten Aggression zumindest indirekt auch Personen geschädigt werden. Dies ist beim Vandalismus der Fall. Bei diesem Verhalten erweist sich die Unterscheidung zwischen interaktionsreich und interaktionsarm als wenig hilfreich. Jugendliche etwa, die ein Schulgebäude oder einen Spielplatz verwüsten, gehen in der Regel einer direkten Auseinandersetzung mit einer geschädigten Person aus dem Weg. Insofern können sie sich die angestrebte Selbstwirksamkeit nur vorstellen. Auch wenn sich das Risiko einer ausbleibenden Reaktion durch die Wahl einer passenden Handlung minimieren lässt, dürften sie auf den bestätigenden Blick in die sozialen Netzwerke am nächsten Tag kaum verzichten wollen. Da Vandalismus zumeist in der Gruppe von Gleichaltrigen auftritt, lässt sich die Selbstbestätigung allerdings auch schon über die Kommentare und Reaktionen der gleichgesinnten Mittäter erreichen.

Aggression lässt sich direkt und körperlich oder eher indirekt auf der Beziehungsebene einsetzen. Direktes aggressives Handeln mit

Körpereinsatz lässt sich zur Klärung uneindeutiger Situationen offensichtlich und daher überzeugend einsetzen. Ein mehr oder minder gezielter Faustschlag lässt Zurechnungskonflikte erst gar nicht aufkommen, ist doch in einem solchen Fall eindrücklich klar, wer gehandelt hat und wer das Opfer ist. Ist man sich nicht sicher, wie die eigene Handlungsfähigkeit unter Beweis zu stellen ist, weil hierfür vielleicht die kognitiven und materiellen Ressourcen fehlen oder sich auch keine passende Gelegenheit bietet, bleibt doch fast immer die Möglichkeit, aggressiv zu handeln. Hierzu bedarf es recht wenig. Es handelt sich im wahrsten Sinne des Wortes um eine »trottelsichere« Methode, da sie lediglich geringer intellektueller Voraussetzungen bedarf. Der Einsatz körperlich-aggressiver Handlungsweisen erweist sich zudem insofern als besonders wirksam, als sich gerade anlässlich einer interaktional verfassten Kommunikation sowohl die eigene Thematisierung als auch die Adressierung der eigenen Person erzielen lässt.

Während Jungen bevorzugt offene Aggressivität an den Tag legen, leben Mädchen ihre aggressiven Tendenzen eher auf der Beziehungsebene aus, indem sie etwa andere schlechtmachen, Lügen über diese verbreiten und so ihre gegenüber Jungen höhere soziale Kompetenz einsetzen. Diese Strategie erscheint für Mädchen insofern angebracht, als sie im Vergleich zum männlichen Geschlecht im Durchschnitt mit geringeren Körperkräften ausgestattet sind. Diese Tatsache muss ihre Gewinnchancen anlässlich eines mit körperlichen Mitteln ausgeführten Streits schließlich erheblich einschränken. Diese Form der instrumentellen Aggression sichert ihnen ganz sicher soziales Kapital. Das in den letzten Jahren prominent gewordene Mobbing oder Bullying lässt sich daher auch bei Mädchen beobachten.

5.3.4.3 Bullying oder Mobbing in der Schule

Auch wenn in den letzten Jahren »eine kontinuierliche Verringerung der Mobbing-Problematik an deutschen Schulen« erfolgt sein soll (Melzer u. Schubarth 2016, S. 67), ist dieses Thema immer noch von auch quantitativer Relevanz. So wird den Ergebnissen der PISA-Studie zufolge, bei der umfangreiche Daten auch zum Lernumfeld und Lernverhalten 15-jähriger Schüler erhoben wurden, jeder sechste 15-jährige Schüler in Deutschland regelmäßig Opfer von Mobbing bzw. Bullying (OECD 2017). Für die Opfer von Bullying jedenfalls wird somit die Schule zu einem Ort, an dem sie sich nicht wohlfühlen können und der nur ein höchst ungünstiges Lernumfeld bietet.

Beim Mobbing oder Bullying handelt es sich um ein deviantes, aggressives Handeln, das mit der expliziten Absicht geschieht, einer anderen Person systematisch einen physischen und/oder psychischen Schaden zuzufügen. Es handelt sich mithin um eine besondere Form instrumenteller, proaktiver und relationaler Aggression (Olweus 2013). Einige organisationale wie auch personale Besonderheiten lassen sich beschreiben. So nutzt der Täter ein bestehendes Machtgefälle zwischen ihm und seinem Opfer aus. Bullying findet daher typisch in Organisationen statt, deren Kommunikation asymmetrisch konfiguriert ist wie in Schulen, Heimen oder Haftanstalten.

Im schulischen Kontext sind die Täter in der Regel älter, stärker, aber auch sozial kompetenter als die Opfer, bei denen es sich typisch um schwächere, eher selbstunsichere und weniger sozial kompetente Jungen und Mädchen handelt. Die Täter können das Opferkind etwa wiederholt schlagen oder boxen, wenn sie sich unbeaufsichtigt wähnen, oder den anderen Schüler mit verbalen Mitteln »runtermachen«, ihn bei den Mitschülern schlechtmachen und so dessen kommunikative Exklusion und Isolation betreiben. Voraussetzung hierfür ist eine ausreichend gute Mentalisierungskompetenz auf Täterseite. Daher sind in der Grundschule überwiegend physische, in weiterführenden Schulen dann auch oder vornehmlich psychologische Bully-Strategien zu beobachten. In jüngster Zeit werden zudem die inzwischen fast allen Kindern und Jugendlichen zur Verfügung stehenden elektronischen Medien eingesetzt. Beim sogenannten »Cyberbullying« handelt es sich um eine probate Methode, um beschämende Bilder und »Fake News« über andere online zu verbreiten.

Als Bullying-Opfer bieten sich daher auch Kinder mit Behinderungen an, die aufgezogen und gehänselt werden, so etwa Kinder mit einer Störung aus dem Autismus-Spektrum, die aufgrund ihres Mentalisierungsdefizits erst spät verstehen, was ihnen geschieht, und die sich kaum zu wehren wissen. Ein Entkommen aus dieser misslichen Situation wird den Bully-Opfern auch dadurch erschwert, dass diese Interaktion typisch im Zwangskontext einer Schule geschieht. Zudem tendieren die Opfer dazu, ihr traumatisches Erleben aus einem tiefen Schamgefühl heraus niemandem preiszugeben, sodass Hilfe ausbleibt, zumindest so lange, bis das Opfer offen erkennbare, psychiatrisch relevante Symptome entwickelt hat wie insbesondere depressive Reaktionen oder sogenannte psychosomatische Störungen. Das Risiko, Opfer von Bullying seitens der Mitschüler zu werden, steigt, wenn vonseiten der Schule darauf verzichtet wird, das Machtgefälle auszunutzen, um diese pathogenen Interaktionen zu unterbinden, in der törichten und geradezu zynischen Annahme, die Schüler hätten ihre kommunikativen Probleme mit sich selbst auszuhandeln.

Unter einer evolutionspsychologischen Perspektive (Hawley 2015) ist diese Variante aggressiven Handelns ein Ausdruck des Dominanzstrebens, dem die Funktion zukommt, einen möglichst hohen Status innerhalb der Gruppe der Gleichaltrigen durchzusetzen sowie die Kontrolle über die materiellen und mehr noch über die sozialen Ressourcen, wie vor allem die Reputation bei den anderen, zu sichern.

Allerdings setzen nicht alle Schüler, die ein Bully-Verhalten aufweisen, ausschließlich diese Strategie zur Statuskontrolle ein. Es dürften gerade die sozial kompetenteren Jugendlichen sein, die sich flexibel je nach Erfordernis der Situation auch für prosoziales Handeln als funktional äquivalente Strategie entscheiden. So vermag man sich der eigenen starken Position nicht allein dadurch zu vergewissern, dass man eine andere Person »runtermacht«, sondern auch dadurch, dass man dem anderen großzügig seine Hilfe anbietet. Diese sozial dominanten »Bistrategen« genießen bei der Peergroup, deren Rückmeldung für den Selbstwert gerade in diesem Alter von zentraler Bedeutung ist, ein höheres Renommee als die sich ausschließlich aggressiv verhaltenden Kinder und Jugendlichen, die eher Abneigung oder gar Furcht verbreiten, jedenfalls negative Affekte provozieren. Prosoziales und dissoziales Handeln lassen sich mithin als funktional äquivalente

Alternativen gemeinsam oder alternierend einsetzen, worauf schon in der Falldarstellung des Eingangskapitels (Abschn. 1.1) hingewiesen wurde.

5.3.4.4 Normalisierungsfunktion dissozialen Handelns

Dissoziales und insbesondere aggressives Verhalten lässt sich auch einsetzen, wenn es gilt, in der Kommunikation mithilfe eindeutiger Interaktionsschemata wie etwa Täter/Opfer, vorher/nachher, Ursache/ Wirkung oder selbst/anderer für klare Verhältnisse zu sorgen. Diese Funktion ließ sich dem ausgesprochen merkwürdig anmutenden Verhalten von Ferdinand zuschreiben.

Beim 17-jährigen Ferdinand wurde die Diagnose »Störung des Sozialverhaltens bei fehlenden sozialen Beziehungen« (ICD-10 F91.1) gestellt. Der Jugendliche war vorbestraft wegen mehrfacher Diebstähle, Körperverletzungen und Sachbeschädigungen. Zusätzlich wurde auch eine »schizotype Störung« (ICD-10 F21) diagnostiziert. Ferdinand imponierte ausgesprochen merkwürdig. Kontakt zu seinen Mitpatienten erreichte er nur über die Anstiftung zu gemeinsam begangenen delinquenten Aktionen. Affektiv war er wenig schwingungsfähig. »Läppisch« lächelnd verhielt er sich oft distanzlos. Seine Betreuerinnen ängstigte er, wenn er sie gegen ihren Willen mit inadäquatem Affekt umarmte. Auch kognitiv imponierte er recht chaotisch. Komplexe soziale Sachverhalte vermochte er trotz durchschnittlicher intellektueller Ausstattung nur ungenau zu schildern. Im Gespräch verfehlte er immer wieder die Perspektive seines Kommunikationspartners.

Die Kommunikation mit seiner alleinerziehenden Mutter erschien ausgesprochen verzerrt. Diese verheimlichte ihrem Sohn die Identität seines leiblichen Vaters. Das Thema Sexualität war in der Familie total tabuisiert. Mit der Bibel in der Hand sei die Mutter in der Schule erschienen und habe Ferdinand aus dem Sexualkundeunterricht geholt. Spätere polizeiliche Ermittlungsverfahren wegen angeblicher sexueller Belästigungen von kleinen Mädchen durch Ferdinand wurden eingestellt. Schon im Erstgespräch äußerte Ferdinand den Wunsch, von seiner Mutter wegzukommen, da sie ihn in einer Missionsschule einer religiösen Sekte unterbringen wolle. Ferdinand nannte die Mutter »meine Gefängniswärterin«, weil sie vor Kurzem gegen ihn zwei Jahre Stubenarrest verhängt habe. Seinen Stiefbruder beschuldigte er, ihm im Auftrag seiner Mutter nachzuspi-

onieren. Seine Tante würde anderen Leuten erzählen, er, Ferdinand, würde Einbrüche begehen und anderen Leuten die Kehle durchschneiden. Schließlich drohte die Mutter, Ferdinand »die Finger zu brechen«, nachdem er einmal zu Hause ein Loch in den Teppich gebrannt hatte. Daraufhin wurde der Mutter vom Familiengericht die Erziehungsfähigkeit abgesprochen und der Junge für einige Monate in einem heilpädagogischen Heim untergebracht.
Während des stationären Aufenthaltes wurde eine jugendpsychiatrische Begutachtung bezüglich zweier versuchter Handtaschendiebstähle durchgeführt. Auffallend war, dass der jeweilige Tathergang aufgrund vielfältiger Widersprüche, die schon die Ermittlung des Tathergangs erschwerten, nie genau aufgeklärt werden konnte. Die erste Geschädigte gab an, dass Ferdinand ihr von hinten die Augen zugehalten habe. Zunächst habe sie das für einen Scherz gehalten und geglaubt, ein Bekannter wolle sie erschrecken. Ruhig habe dann Ferdinand gesagt: »Ich zeig dir gleich, was ich will.« Als sie ihm bedeutet habe, dass er abhauen solle, habe er ihr plötzlich die Handtasche entrissen und sei weggelaufen. Der junge Mann selbst gab dazu bei seiner Vernehmung an, dass er der Frau die Tasche belassen habe, nachdem diese ihm erklärt habe, dass sie krank sei und dass sich darüber hinaus sowieso kaum Geld in der Tasche befände. Bei der Exploration gab Ferdinand an, die Frau habe ihm leidgetan. Daher habe er ihr die Tasche auch wieder zurückgegeben und sie noch über die Bahngleise begleitet. Er habe das selbst kommentiert mit den Worten: »So schnell kann was passieren!« Auf Nachfrage meinte Ferdinand, er habe damit ausdrücken wollen, dass einem schnell eine Handtasche geklaut werde.
In ähnlicher Weise gab das zweite Opfer an, plötzlich einen Ruck an der Schulter verspürt zu haben, als Ferdinand den Riemen der Handtasche ergriffen hatte. Dabei habe er gesagt: »So einfach geht das!« Nachdem sie ihm gesagt habe, er solle loslassen, da sie keine Zeit für solch einen Unsinn habe, habe Ferdinand die Tasche auch losgelassen. Hierzu hatte der Jugendliche bei seiner Vernehmung angegeben, dass seine Mutter ihm am Tag zuvor verboten habe, einen Walkman zu kaufen. Er habe seiner Mutter daraufhin angekündigt, einer Frau eine Handtasche zu klauen.
Es lässt sich vermuten, dass Ferdinand sich bei diesen Delikten seiner Handlungskompetenz versichern wollte. Vom Handlungskomplex »Raubüberfall« mit seiner Dichotomisierung der Akteure in klar identifizierbare Täter und Opfer dürfte er sich eine eindeutige Handlungsanweisung erhofft haben. Seine soziale Kompetenz erwies sich aber sogar hierfür als unzureichend. Das Opfer glaubte

nicht recht an einen Überfall, empfand keine Angst und bestätigte ihn so nicht als Täter. Ferdinand wich daher auf ein anderes, bezüglich der Anschlussfähigkeit funktional äquivalentes Handlungsschema mit dem binären Konstrukt »Helfer – hilfsbedürftige Frau« aus.
Bei dem Jugendlichen wurde seitens des Gerichts eine verminderte Schuldfähigkeit gemäß § 21 StGB festgestellt. Zur Förderung seiner sozialen Kompetenz wurde die Behandlung in einer heilpädagogischen oder jugendpsychiatrischen Einrichtung für notwendig erachtet. Beide Maßnahmen ließen sich nicht realisieren. Der Klinik gelang es nicht, Ferdinand genügend klar strukturierte Handlungsmöglichkeiten bereitzustellen. Er behalf sich in der Folge mit Brandstiftungen, die für seine Mitpatienten so gefährlich wurden, dass er gegen seinen ausdrücklichen Willen entlassen werden musste. Er wurde in eine Justizvollzugsanstalt verbracht, wo er schnell eine Außenseiterposition einnahm und das Opfer sexueller Übergriffe und Erpressungen wurde. Ferdinand versuchte dann dort seine Entlassung und seine Wiedereinweisung in eine psychiatrische Institution durchzusetzen, indem er sich parasuizidale Selbstverletzungen zufügte.

Als Voraussetzung dafür, ein von den normativen Erwartungen abweichendes bzw. diesen Erwartungen zuwiderlaufendes Handeln als dissoziale Strategie einsetzen zu können, muss die Person diese Erwartungen kennen. Dissoziales Handeln setzt Wissen um Sozialität voraus. Handelt ein Jugendlicher augenscheinlich dissozial, darf er davon ausgehen, dass ihm dieses Wissen und damit soziale Kompetenz zugestanden wird. Insofern kann deviantes und insbesondere aggressives Handeln durchaus auch als Normalisierungsstrategie eingesetzt werden, wie das folgende Fallbeispiel aufzeigen soll.

In einer sonderpädagogischen Supervisionsgruppe wurde vom 12-jährigen Fabian berichtet, der eine Förderschule mit dem Förderschwerpunkt körperliche und motorische Entwicklung besuchte. Der querschnittsgelähmte Junge war zu seiner Fortbewegung auf einen Rollstuhl angewiesen. Fabian sorgte eines Tages für großen Ärger, als er mit seinem Elektrorollstuhl auf dem Schulflur geradezu Jagd auf seine Mitschüler und seine Lehrer machte. Die zumeist gehbehinderten Mitschüler beklagten sich heftig, nachdem Fabian ihnen mit seinem Rolli Verletzungen zugefügt hatte. Als die Ermahnungen von Lehrerseite keine Verhaltensänderung bewirkten, wusste das Rektorat sich nicht anders zu helfen, als

Fabian die Nutzung des Elektrorollstuhls zu untersagen. Er habe wieder einen handbetriebenen Rollstuhl zu nutzen.

Instruktiv sind die Reaktionen bei den Zuhörern dieses Fallberichtes. So gut wie immer erzeugt die Geschichte des rollstuhlfahrenden Rowdys beim jeweiligen Auditorium Heiterkeit. Es lässt sich vermuten, dass die Kunde vom aggressiven Verhalten des behinderten Jungen es dem nichtbehinderten Zuhörer gestattet, sich von dessen Behinderung zu distanzieren. Affektiv belastende Empathie mit dem Jungen oder gar Mitleid mit ihm ob seiner Behinderung erscheinen entbehrlich, wenn sich Fabian doch offensichtlich selbst zu helfen weiß. Fasst man die Heiterkeit bei den Zuhörern, psychoanalytisch inspiriert, als Gegenübertragungsreaktion auf, dann ließe sich Fabians Verhalten als Verleugnungsstrategie deuten. Normalität lässt sich durch aggressiv-deviantes Handeln beweisen. Insofern kann aggressiv-deviantem Handeln auch eine Normalisierungsfunktion zukommen.

Eine antidepressive Normalisierungsfunktion ließ sich auch den Verhaltensauffälligkeiten der 13-jährigen Lena zuschreiben. Lena, ein »wohlerzogenes« Mädchen aus »gutem Hause«, wurde in ihrer Präpubertät bereits kinderpsychiatrisch wegen depressiver Verstimmungszustände betreut. Ihr Verhalten änderte sich, nachdem beim Vater, einem Pädagogen, die Diagnose einer rapide progredienten vaskulären Demenz gestellt werden musste. Lena begann, sich zu Hause unverschämt zu benehmen. Sie wurde frech vor allem zu ihrem Vater, beschimpfte ihn laut und maßregelte ihn regelrecht, wenn er wieder einmal etwas vergessen hatte oder ihm eine Aufgabe misslang. Es stellte sich heraus, dass Lena bei ihrer Trauerarbeit nicht auf die Hilfe ihrer Mutter zurückgreifen konnte. Die Mutter litt selbst an einer depressiven Störung, nachdem ihre Mutter kurze Zeit vorher verstorben war. Diesen Verlust hatte Lenas Mutter immer noch nicht verarbeiten können. Stattdessen parentifizierte sie ihre Tochter. So beklagte sich die Mutter bei Lena, sie mit dem Vater alleine zu lassen, wenn Lena sich einmal mit ihren Freundinnen in der Stadt treffen wollte. Lena selbst äußerte in der Exploration, sie habe Angst, dass ihr Vater sie vergessen könnte.

Dass Lena mit ihrem devianten Verhalten eine Wut über einen als enttäuschend schwach erlebten Vater ausagiert haben könnte, dürfte unwahrscheinlich sein.

Dafür war das Mädchen einfach zu gewissenhaft. Schließlich wusste sie um die Schwere der Erkrankung ihres Vaters. Plausibler dürfte die Interpretation sein, wonach Lena sich ausdrücklich unverschämt verhielt, um bei ihrem Vater erzieherische Ambitionen wiederzubeleben, zumal es sich bei diesem um einen professionellen Pädagogen handelte. Indem sich Lena als erziehungsschwieriges Mädchen inszenierte, führte sie in gewisser Weise eine berufliche Rehamaßnahme für ihren Vater durch. Dafür nutzte sie das trivialisierende Potenzial der Rolle einer ungezogenen, ungeratenen Tochter.

5.3.4.5 Anders-sein-Wollen

Eine identitätsstabilisierende Funktion kommt dem dissozial-aggressiven Verhalten einer besonderen Gruppe von Jugendlichen zu, die in der Allgemeinbevölkerung zwar zahlenmäßig nur gering vertreten ist, die aber in stationären kinder- und jugendpsychiatrischen Inanspruchnahmepopulationen deutlich überrepräsentiert sein dürfte. Es handelt sich um jugendliche Adoptivkinder, deren dissoziales Verhalten eine psychiatrische Intervention notwendig werden lässt.

Zwei Befunde einer eigenen empirischen Studie (Schleiffer 1993a, b) sprechen dafür, dass es sich bei diesen Jugendlichen um eine distinkte Gruppe handelt. Zum einen zeigten die adoptierten Jugendlichen im Vergleich zu den nicht adoptierten dissozialen Patienten eine noch ausgeprägtere Störung des Sozialverhaltens. Während nicht adoptierte dissoziale Jugendliche in der Regel zumindest ambivalente Gefühle gegenüber ihren Eltern zeigen, bisweilen sogar an ihren, sie vernachlässigenden oder misshandelnden Eltern hängen, war dies bei den adoptierten Jugendlichen ganz anders. Bei ihnen hatte sich eine besonders brisante intrafamiliäre Interaktionsstörung entwickelt. Diese Jugendlichen lehnten ihre sozialen Eltern vehement ab. Sie legten offensichtlich Wert darauf, als »ganz anders« zu erscheinen als ihre Adoptiveltern, bei denen es sich erwartungsgemäß durchweg um gut situierte, gutbürgerliche und in keinster Weise zu deviantem Tun neigende Personen handelte.

Zum anderen ließ sich bei ihnen bezüglich der Risikofaktoren insofern ein »paradoxes Profil« (Fergusson, Horwood a. Lynskey 1995) beschreiben, als deutlich seltener die bekannten Risikofaktoren für eine dissoziale Entwicklung vorlagen. So waren diese Jugendlichen insgesamt intelligenter und wiesen seltener Teilleistungsschwächen auf. Vor allem wuchsen sie in Familien auf, in denen die Eltern über hohe psychische und soziale Ressourcen verfügten.

Folgende Hypothese schien zur Erklärung dieser Befunde plausibel: Die betont dissozialen Verhaltensweisen haben die Funktion, die Enttäuschung über den frustrierenden Verlauf der eigenen psychosozialen Entwicklung zu kompensieren. Dabei dürfte es weniger um die Enttäuschung von Erwartungen und Ansprüchen gehen, welche die Adoptiveltern an ihr Kind stellen, sondern eher um solche, die das Kind sich selbst zumutet. So wird das Adoptivkind seine Erwartungen an dem ausrichten, was man von einem Kind aus einer gut situierten Mittelschichtfamilie erwartet. Zudem werden zumindest hierzulande alle prospektiven Adoptiveltern bei ihren Bewerbungsgesprächen von den Adoptionsvermittlern über das grundsätzlich bestehende Enttäuschungsrisiko aufgeklärt. Muss das Adoptivkind nun realisieren, dass es vor allem im intellektuellen Bereich im Vergleich zu seinen Adoptiveltern - aber auch bisweilen im Vergleich zu deren leiblichen Kindern - nicht mitzuhalten vermag, dann bietet es sich an, die Ursachen für diese enttäuschende Diskrepanz nicht etwa einem psychobiologisch und insbesondere genetisch bedingten Nichtkönnen zuzuschreiben, sondern einem weit weniger kränkenden Nichtwollen. Insofern lassen sich die oft so provokativ anmutenden dissozialen Verhaltensstörungen jugendlicher Adoptivkinder als Ausdruck eines prononcierten Anders-sein-Wollens verstehen, dem eine identitätssichernde Funktion zukommt.

5.3.4.6 Extremistisches, fremdenfeindliches und behindertenfeindliches Handeln

Die hier vorgestellte funktionale Analyse ermöglicht so auch Vergleiche zwischen gewöhnlichen Formen dissozialen Handelns und solchen Formen, die am Rande des Dissozialitätsspektrums anzusiedeln sind wie etwa ein extremistisches, fremdenfeindliches und behindertenfeindliches Handeln. Für die Plausibilität der Hypothese, dass auch vielen Aktionen fremdenfeindlicher und rassistischer Gewalt die Funktion einer Adressensicherung zugeschrieben werden kann (Schleiffer 1996), spricht schon der empirische Befund, dass es dieselben Risikofaktoren sind, die sowohl mit der Ausbildung rechtsextremer und fremdenfeindlicher Einstellungen als auch mit der Entwicklung einer aggressiven und dissozialen Persönlichkeit korrelieren.

Die bewusst vorgenommene Verleugnung oder gar Verhöhnung der millionenhaften Ermordung jüdischer Menschen kann nur entsetzen. Eine solche heftige affektive Reaktion ist gerade in Deutschland aus historischen Gründen mit einem sehr hohen Sicherheitsgrad erwartbar. Auch Personen, die Gräber schänden oder Menschen mit Behinderung attackieren und so beschämen, wissen um die hervorragende kommunikative Anschlussfähigkeit eines solchen unmoralischen und skandalösen Handelns. Mit Absicht unmoralisch handelnd führen rechtsradikale und fremdenfeindliche Jugendliche gewissermaßen einen moralischen Dauerdiskurs, der schon aufgrund seiner ausgeprägten Vorhersagbarkeit ihnen die selbstbestätigende Sicherheit gibt, dass ihre Handlungen sich als kommunikativ anschlussfähig erweisen werden.

Ihre gewalttätigen Interaktionen erzeugen eine große Resonanz nicht nur in den Massenmedien, sondern auch im kommunikativen Nahbereich, wo sie sich als wirkmächtige Akteure erleben können. Gewalt ermöglicht eine eindeutige Attribution auf Handlung, weil sie Zweifel an einer Absicht nicht aufkommen lässt. Über eine Asymmetrisierung und Dichtotomisierung in Täter und Opfer lässt sich eine besondere Kontrolle über die Situation erreichen. Dabei erweisen sich die Opfer nicht selten als austauschbar. Es können Asylanten, Obdachlose oder Menschen mit Behinderungen sein, deren relative Sprach- bzw. Wehrlosigkeit ihre Instrumentalisierung erleichtert. Angehörige von Randgruppen werden als Gegner konstruiert, wobei diese dichotomisierende Kognition die eigene Identität über das sich komplementär einstellende Gruppenzugehörigkeitsgefühl zu stärken vermag und darüber hinaus eindeutige Handlungsanleitungen bereitstellt. Auch hierin zeigen diese Jugendlichen ein hohes Maß an Selbstkontrolle, wie sie grundsätzlich von aggressiven Jugendlichen erreicht wird (Patterson 1996).

Da typischerweise die moralische Qualifikation als »schlecht« gegenüber der gesamten Person vorgenommen wird, wird die Kommunikation mit einer solchen Person gemieden. Ihr offensichtlich unmoralisches Handeln provoziert eine weitgehende kommunikative Exklusion und reziprok hierzu eine Inklusion unter Gesinnungsgenossen. So lassen sich die eigene Adresse wie auch die eigene Adressabilität erfolgreich kontrollieren. Das beschämende Adressenproblem lässt sich nun als Folge des eigenen Handelns sich selbst zuschreiben. Man braucht sich selbst nicht mehr so sehr als Opfer der Verhältnisse zu erleben. Die Exklusion aus der Kommunikation wird, weil selbst vorgenommen, auf diese Weise doch noch erträglich. Eine solche Attribution dürfte das gefährdete Selbstkonzept entlasten, wie überhaupt die rücksichtslose Übertretung von Gesetzen und moralischen Geboten durchaus als Beweis für persönliche Stärke und Souveränität herangezogen werden kann. Sanktionen lassen sich dann auch billigend in Kauf nehmen. Jedenfalls darf man darauf bauen, dass

> »das Böse fasziniert [...], während das Gute aufgrund seiner Unauffälligkeit und Selbstverständlichkeit fast schon den Anstrich des Langweiligen hat« (Pieper 2008, S. 7).

Funktional äquivalent zur medienwirksam vorgenommenen Leugnung der Holocaust-Verbrechen garantiert auch das internetbasierte Abschneiden von Köpfen den islamistischen Terroristen das Erleben von Selbstwirksamkeit. Das fassungslose Entsetzen aufseiten der Ungläubigen angesichts dieses monströsen und noch massenmedial amplifizierten Terrors dürfte das Selbstgefühl geradezu aufblähen. Es bedarf keiner besonderen ikonografischen Expertise, um die narzisstische Funktion einer solchen Selbstdarstellung zu erkennen. Der Terrorist nutzt die Funktion des Terrors, die darin besteht, Beobachtung zu erzwingen, um so Kommunikation fortzusetzen (vgl. Fuchs 2004). Informativ in diesem Zusammenhang ist die Tatsache, dass viele der deutschen IS-Anhänger, bei denen es sich zumeist um junge, aggressive, männliche Erwachsene handelt, sich in der Haftanstalt, in der sie in der Regel wegen eher kleinkrimineller Delikte einsaßen, einem erfolgreichen Devianztraining unterzogen und radikalisiert haben sollen. Offensichtlich garantiert die Gleichaltrigengruppe gleichgesinnten Mitkämpfern schon im Diesseits den selbstbestätigenden kommunikativen Anschluss. Inwieweit im Jenseits die versprochenen Adressen himmlische Freuden vermitteln, lässt sich mit wissenschaftlichen Methoden allerdings nicht klären.

Überhaupt handelt es sich bei der Gruppe von männlichen Jugendlichen bzw. von jungen Erwachsenen männlichen Geschlechts um eine besonders gewaltaffine Gruppe. Kriminelle Gewalt bis hin zu Mord und Totschlag ist eine Domäne dieser Altersgruppe männlichen Geschlechts. Die gleiche Geschlechter- und Alterszusammensetzung findet sich nicht nur bei islamistischen Kämpfern, sondern auch bei Hooligans, bei Vertretern von Ultra-Fangruppen, bei sogenannten Linksautonomen wie auch bei rechtsradikalen Neonazis. Die Gruppenzugehörigkeit der betreffenden Personen ist zumindest vom Äußeren her bisweilen in nur für Eingeweihte wahrnehmbaren Details auszumachen, etwa in der Farbe der benutzten Schnürsenkel.

Zur Erklärung dieses Zusammenhangs von Alter, Geschlecht und Gewalt bieten sich soziobiologische bzw. evolutionspsychologische Theoreme an. Wie Wilson a. Daly (1985) ausführten, lassen sich Gewalttaten als extreme Formen eines typisch männlichen, risikosuchenden Verhaltens ansehen, denen die selektierende Funktion in der Evolution zugeschrieben werden kann, das eigene Erscheinungsbild zu verbessern, um so den Status und letztlich die Reproduktionschancen im Sinne eines »Young Male Syndroms« zu steigern.

5.3.4.7 Lernbehinderung als Lernverweigerung

Auch bei Schülern, die im Schulsystem wegen ihrer Lernschwierigkeiten als »lernbehindert« gelten, lassen sich Adressenprobleme beschreiben. Lernen wird von diesen Kindern und Jugendlichen nicht selten als Zumutung erlebt. Dies macht sich nicht erst und auch nicht nur in der Schule bemerkbar, dort aber besonders augenfällig. In hohem Maße sozial benachteiligt (Benkmann 2003), werden sie schon in der familiären Kommunikation als Lernende nur unsicher adressiert. Daher sind sie schlecht auf die Inklusion im Erziehungssystem vorbereitet. Die Lernzumutung wird noch größer, wenn ihre Informationsverarbeitungsmöglichkeiten aufgrund einer intellektuellen Minderausstattung begrenzt sind.

Die beschämende Erfahrung, das einem zum Lernen Aufgetragene nicht erfolgreich lernen zu können, ließe sich am ehesten vermeiden, wenn man Lernen überhaupt vermeiden könnte. Nicht zu lernen ist aber grundsätzlich unmöglich. Was sich allerdings kontrollieren und daher auch vermeiden lässt, sind die Risiken von Einsatz und Exploration.

Erlebt das Kind seine Beteiligung an der erzieherischen Kommunikation als zu belastend, bietet es sich als Ausweg an, sich der Adressierung zu entziehen. Dieser Mechanismus lässt sich immer wieder bei Schülern beobachten, die im Schulsystem wegen ihrer Lernschwierigkeiten als »lernbehindert« gelten, wobei der Begriff Lernbehinderung als Sammelbegriff zur Umschreibung eines längerfristig erschwerten Lern- und Leistungsverhaltens eingesetzt wird (vgl. Kanter u. Scharff 2002, S. 155). Ihr Lernverhalten wird als defizitär beschrieben. Defiziten des Planens, der Steuerung und der Kontrolle des eigenen Handelns wird zentrale Bedeutung zugeschrieben. Diese Schüler überwachen und steuern ihr Lernverhaltens ungenügend und setzen nur wenige metakognitive Strategien ein. In den letzten Jahren wird allerdings zunehmend auch auf die Bedeutung motivationaler Einstellungen hingewiesen. Kinder und Jugendliche mit diesen Lernschwierigkeiten sind offensichtlich zum Lernen nur wenig motiviert. Auch wenn sie durchaus über adäquate Lernstrategien verfügen, verwenden sie diese nicht profitabel, d h. im Sinne eines Nutzungsdefizits (Tusch, Hussy u. Fritz 2002). Sie wollen nicht lernen, zumindest nicht das, was das Erziehungssystem ihnen zum Lernen aufgibt. Bezüglich ihrer Lernfähigkeit haben sie negative, selbstabwertende Überzeugungen gebildet. Da sie meinen, die eigenen Lernleistungen nicht kontrollieren zu können, fühlen sie sich kaum verantwortlich für das eigene Lernen. Sie investieren wenig Zeit und Mühe zur Lösung einer Aufgabe unabhängig von deren Schwierigkeitsgrad (Fritz u. Funke 2003).

In der pädagogischen Kommunikation wehren sie sich nicht unbedingt offen gegen das implizite Veränderungsansinnen, wie dies sich dissozial sozialisierende Kinder und Jugendliche tun. Opponieren Letztere gegen die von ihren Erziehern und Lehrern mitgeteilte Erziehungsabsicht, bleibt es im Falle von »Lernbehinderung« typisch unklar, ob die Schwierigkeiten der erzieherischen Kommunikation eher am Pol der Selbstreferenz, wie im Falle von Dissozialität, oder doch eher am Pol der Fremdreferenz, wie etwa im Falle intellektueller Beeinträchtigung, anzusiedeln sind. Jedenfalls sind »lernbehinderte« Kinder und Jugendliche auch erziehungsschwierig. Sie machen ihre Lehrer hilflos. Da deren kommunikative Beiträge ins Leere laufen, bleibt deren Adresse ebenfalls undeutlich. Die ausbleibende Anerkennung mobilisiert dann beim Pädagogen negative Affekte, welche das bedrohte Selbstkonzept sichern sollen. Schließlich müssen sie erleben, dass ihre Bemühungen um Vermittlung des Lernstoffs von ihren Zöglingen nicht durch eine Aneignung des ihnen angebotenen Wissens oder Könnens honoriert werden.

Auf diese äquifunktionalen Mechanismen dürfte auch die bekannt hohe Überlappung erziehungsschwieriger und lernbehinderter Klientel zurückzuführen sein. Der Nutzen einer solchen Lern- oder genauer Explorationsvermeidung liegt auf der Hand. Schließlich ist es weitaus weniger kränkend, nicht lernen zu wollen als nicht lernen zu können. Auch sichert Frechheit einen höheren Status in der Gleichaltrigengruppe als Dummheit. Unabhängig davon, ob man den Soziobiologen zustimmt, die ein natürliches Rangordnungsstreben postulieren (Bischof 1985, S. 390 f.), darf man davon ausgehen, dass das Kind bei seinem Eintritt in die Schule den pädagogischen Selektionsmechanismus besser/schlechter bereits internalisiert hat und genau beobachtet, wie es von den anderen in der Lernsituation beobachtet wird. Insofern hat jede neurobiologisch bedingte Einschränkung der Lernfähigkeit als bedeutsamer Risikofaktor für lernvermeidendes Verhalten zu gelten. Der »lernbehinderte« Schüler lässt sich wenig sagen. Dadurch werden die Probleme endgültig vom fremdreferenziellen auf den selbstreferenziellen Aspekt der pädagogischen Kommunikation verschoben. Diese selbstreferenzielle Sicherheit kann auch durch störendes Handeln zu erreichen versucht werden. Der Schüler stört, damit die ihm gebotenen Informationen ihn nicht zu sehr verstören und keinen zu großen Unterschied ausmachen. Die Gefahr eines beschämenden Versagens bei der Befassung mit dem informationellen Aspekt der Kommunikation erscheint so gebannt.

Es erscheint mithin plausibel, zumindest bei einer nicht unbedeutenden Gruppe von als »lernbehindert« geltenden Kindern und Jugendlichen, deren »Lernbehinderung« als Folge einer aktiven Explorationsvermeidung zu verstehen, die zur Problemlösung eingesetzt wird (Schleiffer 2005). Das zu lösende Problem lässt sich dann definieren als Gefährdung des psychischen Systems angesichts einer zu komplexen Umwelt, welche die Informationsverarbeitungsmöglichkeiten des psychischen Systems überfordert vor allem dann, wenn diese aufgrund einer intellektuellen Minderausstattung begrenzt sind. Explizites Lernen gerät diesen Kindern und Jugendlichen zur Zumutung, zur allzu riskanten Anstrengung. Auch Befunde der Bindungsforschung vermögen die Mechanismen zu erhellen, die den bekannten psychosozialen und insbesondere familiären Risikokonstellationen für eine verminderte kognitive Kompetenz, für schlechte Schulleistungen und letztlich für das Ausbleiben des Bildungserfolgs zugrunde liegen. Demnach ist ein desorganisiert-unsicheres und insofern hochunsicheres Bindungskonzept als ein bedeutsamer Risikofaktor nicht nur für Lernbeeinträchtigungen, sondern darüber hinaus auch für psychopathologische Auffälligkeiten anzusehen (vgl. Schleiffer 2002). Ein solch hochunsicheres Bindungskonzept dürfte auch bei dem 14 Jahre alten Olaf vorgelegen haben.

Der 14 Jahre alte Olaf lebte in einem Heim der Erziehungshilfe. Er besuchte die außerhalb des Heimes gelegene Sonderschule für Lernbehinderte. Auf Veranlassung der Heimleitung wurde er dem Kinderpsychiater vorgestellt mit der Fragestellung, ob bei ihm ein psychisches Trauma vorliege. Der Junge sei vielleicht wenige Tage zuvor von einem älteren Mann sexuell missbraucht worden.

Die Aufklärung des Sachverhalts erwies sich als schwierig, da Olaf nur ungenaue Angaben machen konnte. Von folgendem Sachverhalt war auszugehen: In der Schule wurde der Junge immer wieder von seinen Mitschülern drangsaliert. Olaf konnte sich dagegen nicht wehren, zumal seine körperliche Fitness durch eine Teilleistungsschwäche im motorischen Bereich beeinträchtigt war. Auch die Lehrkräfte boten ihm keinen Schutz, waren sie doch der Meinung, solche Konflikte hätten die Schüler selbst auszutragen. Als der Junge wieder einmal von einem eindeutig stärkeren Mitschüler bedroht wurde, verließ er die Schule, ging zur U-Bahn-Haltestelle und nahm den nächsten Zug. Am Bahnhof angekommen, wurde ihm schlecht, und er musste sich übergeben. Das beobachtete ein Mann, der sich seiner dann fürsorglich annahm, ihn zu sich nach Hause nahm, ihn dort reinigte, ihm zu essen und trinken gab und ihm dann sein Bett anbot. Als er allerdings dann sexuell zudringlich wurde, bekam es Olaf mit der Angst und flüchtete aus der Wohnung, ohne dass er daran von diesem Mann gehindert wurde. Er fuhr zum Heim zurück und berichtete dort von seinem Erlebnis. Die Polizei wurde eingeschaltet.
Olaf schien unter diesem Erlebnis nicht besonders gelitten zu haben. Von einem Psychotrauma war jedenfalls nicht auszugehen. Die Frage, seit wann er in diesem Heim lebe, vermochte Olaf nicht zu beantworten. Es wisse es nicht mehr. Auf die Frage, warum er denn im Heim und nicht zu Hause lebe, meinte Olaf, dass seine Mutter kein Geld habe. Sie habe schließlich die Katzen zu versorgen. Weiter war von Olaf zu erfahren, dass seine Mutter alleine mit einer Reihe von Katzen lebe. Einmal im Monat hole sie ihn ab. Seinen Vater kenne er nicht. Er habe noch einen sechs Jahre alten Bruder. Er wisse aber nicht, wo dieser wohne. Bevor er in das Heim gekommen sei, habe er eine Zeit lang bei einer Pflegefamilie gelebt. Dort sei es aber »gar nicht gut« gewesen. Er sei dauernd eingesperrt worden. So habe er immer »in einen Eimer machen« müssen. In die Schule gehe er sehr ungern. Er gehöre zu den Schwächeren und werde häufig verprügelt. Das mache den anderen Spaß. Seine Lehrerin würde sich nicht um ihn kümmern. Sie fordere ihn nur auf zurückschlagen. Er selbst würde daher gerne Kampfsport machen.
Die Tatsache, dass seine Mutter Katzen zu versorgen hatte, begründete für Olaf offensichtlich überzeugend die Notwendigkeit seines Heimaufenthaltes. Er ließ im Gespräch auch nicht den geringsten Zweifel an der Ernsthaftigkeit und Berechtigung dieser Begründung erkennen. Geradezu selbstverständlich ging er davon aus, dass sein Gesprächspartner dies auch so sehen müsse. Er

erwartete keinen Einwand. Mit dieser Konstruktion war es dem Jungen gelungen, sich das Bild einer zumindest tierlieben Mutter zu erhalten. Er fragte nicht nach. Überhaupt ließ sich vermuten, dass Olaf sich abgewöhnt hatte zu fragen. Nicht-wissen-Wollen war seine Art der Anpassung. Lernen im Sinne einer durch Erfahrung herbeigeführten Veränderung von Konzepten und kognitiven Schemata war ihm offensichtlich zu riskant. Olaf war in der Tat lernbehindert. Er traute sich nicht zu explorieren, zu beobachten, Unterscheidungen vorzunehmen und nach Informationen Ausschau zu halten. Offenbar befürchtete er, diese Informationen könnten einen Unterschied bedeuten, der für ihn einen zu großen, gefährlichen Unterschied machen könnte. Olaf hatte sich die Redensart »Was ich nicht weiß, macht mich nicht heiß« zur Maxime gemacht. Die geradezu grotesk anmutende Begründung für den Heimaufenthalt durfte er nicht infrage stellen. Er vermied es, sich mit der Beziehung zu seiner Mutter auseinanderzusetzen. Dieses Thema war für ihn zu brisant. Ihm stand schließlich nur seine Mutter als Bindungsperson zur Verfügung. Von seinen professionellen Erzieherinnen in Schule und Heim erwartete Olaf offenkundig keine Unterstützung.

5.3.5 Problem oder Problemlösung?

Wendet man die Methode der funktionalen Analyse konsequent an, dann wird man zu diskutieren haben, ob sich manche der für dissoziale Kinder und Jugendliche typischen Eigenschaften und Verhaltensweisen als Probleme oder doch eher als Problemlösungen beschreiben lassen. So stellt sich die Frage, ob die immer wieder beschriebene Impulsivität lediglich als defizitärer Risikofaktor für eine dissoziale Entwicklung und damit als Problem verstanden werden sollte oder nicht doch eher als Ausdruck einer Problemlösung. Insbesondere bei dissozialen Kindern, bei denen (zusätzlich) ein Aufmerksamkeitsdefizitsyndrom (ADHS) diagnostiziert wird, ist die Vermutung durchaus plausibel, dass sich für sie ein vertrauensvolles Zuwarten etwa im Sinne eines Bedürfnisaufschubs grundsätzlich als suboptimale Strategie erwiesen hat und dass sie daher gelernt haben, auf zukünftige und damit letztlich ungewisse Belohnungen eher nicht zu vertrauen. Sie bevorzugen stattdessen alternative Belohnungen, sofern sie sofort erhältlich sind, auch wenn sie von geringerem Wert sein sollten. Kinder mit einem Aufmerksamkeitsdefizitsyndrom zeigen jedenfalls häufig eine Abneigung gegen nicht sofort zu erwartende Belohnungen und sind daher bestrebt, Verzögerungen zu vermeiden. »Was ich hab', hab' ich«, lautet ihre Devise. Die Kontextabhängigkeit der Bildung einer solchen Einstellung liegt auf der Hand.

Ähnlich ließe sich Impulsivität durchaus auch als Ausdruck eines Reflexionsverzichtes verstehen anlässlich einer Umwelt, die als zu chaotisch, widersprüchlich und insofern als hyperkomplex erlebt wird. Ist man davon überzeugt, dass ein solcher Sachverhalt sich kognitiv auch mit größten Anstrengungen nicht entwirren lässt und/oder dass das Ergebnis hernach zu enttäuschend ausfallen wird, dann verspricht die Entscheidung zur Nichtbeschäftigung mit dieser Angelegenheit eine zumindest kurzfristige Entlastung. Wie bei Olaf anzunehmen, bietet sich ein Reflexionsverzicht als funktionale Strategie dann an, wenn Reflexion wie überhaupt jede mentalisierende Aktivität sich als allzu aufwendig erwiesen hat und daher zur Zumutung gerät. Muss ein Kind etwa erleben, dass es von seinen zu seiner Versorgung schon von Rechts wegen verpflichteten Eltern misshandelt, missbraucht oder grob vernachlässigt wird, dürfte es ihm schwerfallen, diesem Sachverhalt Sinn abzugewinnen, zumal nicht davon auszugehen ist, dass die betreffenden Täter ihr Kind mit Verständnishilfen für ihr Tun bzw. für ihr Unterlassen unterstützen. Auch muss das Kind damit rechnen, dass eine Beschäftigung mit den Gründen für ein solches Tun oder eben Nichttun bei seinen Bezugs- und Bindungspersonen den Grad der eigenen Beschämung nur verstärken kann. Die Entscheidung, nicht wissen zu wollen, soll dann dieses Dilemma lösen. Jedenfalls erscheint in einem solchen Fall die Nichtbeschäftigung mit den eigenen Widerfahrnissen, zumindest die Negierung ihrer Relevanz, für die eigene Befindlichkeit als selbstschützende Strategie.

Als funktional äquivalent zum Reflexionsverzicht lassen sich auch die bereits erwähnten Besonderheiten der Informationsverarbeitungsmechanismen auffassen, wie sie von der Arbeitsgruppe um Kenneth Dodge (1993) als dissozialitätstypische Wahrnehmungsverzerrung beschrieben wurden. Demnach richten dissoziale Kinder und

Jugendlichen verstärkt ihre Aufmerksamkeit auf aggressive Sachverhalte. Eine als feindlich gesonnen erlebte Umwelt scheint sie regelrecht zu beleben. Uneindeutige Situationen lösen sie auf, indem sie dem anderen von vornherein eine feindselige Absicht unterstellen. Im Zweifel meint es der andere nicht gut mit ihnen. Die Funktion dieser Strategie, die von Dodge als Attributionsfehler, also als Ausdruck eines Defizits sozial-kognitiver Fähigkeiten bezeichnet wird, ist leicht nachvollziehbar: Eine solche Attribution gewährt Orientierung und verspricht Handlungsanleitung.

Rempelt man etwa im Gedränge vor dem Kassenhäuschen aus Versehen einen dissozialen Jugendlichen an, wird man von diesem mit drohendem Unterton angeraunzt: »He du, kannst du nicht aufpassen?« Dann dürfte es ratsam sein, auf einen Klärungsversuch zu verzichten und eigene pädagogische Ambitionen hintanzustellen. Massenmediale breite Resonanz erfuhr vor einigen Jahren das tragische Schicksal eines Mannes, der seine pädagogischen Ambitionen eben nicht zurückhalten konnte. In der Münchner U-Bahn forderte er zwei Jugendliche auf, sich an die dort geltenden Gebote zu halten und die Zigaretten auszumachen. Die Mitteilung dieser Erziehungsabsicht brachte die Jugendlichen in Rage. Sie fügten dem Mann lebensgefährliche Verletzungen zu.

Dissoziale Kinder und Jugendliche konstruieren sich ein Weltbild, das die Enttäuschungsgefahr reduziert. Kann man schon von dem anderen kaum etwas erwarten, so befindet man sich doch auf der sicheren Seite, wenn man zumindest nichts Positives erwartet. Wünsche zu haben, macht schließlich verwundbar. Die Welt ist eben schlecht und gemein, und es gilt das Recht des Stärkeren. Da alle nur an sich denken, muss man dies auch tun, soll überhaupt jemand an einen denken und einen adressieren. Auch in diesem Fall korrespondiert das Selbstbild mit dem Bild vom anderen im Sinne einer *theory of nasty minds* (Happé a. Frith 1996), wobei unter der »Theory of Mind« die Fähigkeit verstanden wird, anderen Menschen mentale Zustände wie Gefühle, Absichten, Fantasien oder Wünsche zuzuschreiben. Die Fähigkeit ist die Voraussetzung dafür, Erwartungsstrukturen bezüglich des Verhaltens und Erlebens anderer aufzubauen und so an Kommunikation teilnehmen zu können. »Theory of Mind« impliziert Empathiefähigkeit. Diese wiederum lässt sich durchaus auch dissozial einsetzen. So sind etwa Heiratsschwindler und Enkeltrickbetrüger auf eine funktionsfähige »Theory of Mind« angewiesen. Die Funktion solcher dissozialer Erwartungsstrukturen besteht darin, das psychische System zu entlasten. Dieses weiß sich hinlänglich vorbereitet, wenn es sich zu entscheiden hat, wie es weitermachen soll. Die klare Einteilung der Welt in Freund und Feind, in Täter und Opfer ist denn auch handlungsanleitend und insofern selbstwertstabilisierend. Wird man angegriffen, braucht man nicht erst groß zu überlegen. Noch besser ist es allerdings, wenn man dem anderen zuvorkommt. So lässt sich auch eine Erstschlagstrategie begründen.

Zu überlegen, ob es noch andere Interpretationsmöglichkeiten für den oben erwähnten Rempler geben könnte, macht die Sache jedenfalls nur kompliziert. Dann könnte es sich vielleicht herausstellen, dass es mit der eigenen sozialen und intellektuellen Kompetenz doch nicht so weit her ist und dass einem lediglich nichts anderes einfällt. In der Tat erweisen sich die Problemlösungsvorschläge dissozialer Kinder und Jugendlicher immer wieder als qualitativ wie auch quantitativ recht dürftig.

Wie sehr positive Affekte das Selbstkonzept gefährden können, verdeutlicht das folgende »Beispiel aus der Kinder- und Jugendpsychiatrie« (Loth u. von Schlippe 2004, S. 343):

»Ein 13-jähriger Junge mit extrem niedrigem Selbstwertgefühl verhielt sich auf der Station so, dass es fraglich schien, ob er dort verbleiben könne. Im Teamgespräch wurde vereinbart, diesem Jungen besondere Aufmerksamkeit zukommen zu lassen, kleinste positive Ansätze freundlich zu kommentieren und ihm immer wieder zu versichern, dass er geschätzt werde. Die Reaktion auf eine Aussage wie: ›Thomas, ich mag dich richtig gern!‹ bestand jedoch in einer massiven Steigerung seiner Spannung, die Augen flackerten und er wurde unruhig und fahrig, bis er z. B. eine Tasse auf dem Boden zersplitterte. Sobald die Betreuerin zu schimpfen begann: ›Mensch! Kannst du nicht aufpassen!‹, ging eine erkennbare Entspannung durch ihn: ›Ich wusste doch, dass keiner mich mag!‹ – die Welt war wieder in Ordnung, so unglücklich sie auch sein mochte.«

Insofern lassen sich die vermeintlich defizitären Informationsverarbeitungsprozesse von sich dissozial verhaltenden Kindern und Jugendlichen durchaus als funktionale Anpassungsstrategien beobachten. Dafür spricht auch, dass die betreffenden Kinder und Jugendlichen den Einsatz solcher Strategien als gut und erfolgreich bewerten. So lässt sich etwa bei aggressiven Personen immer wieder ein gehobenes Selbstwertgefühl beobachten (Baumeister, Smart a. Boden 1996). Die Beobachtung der Kommunikation als feindselig gegen einen selbst gerichtet erleichtert jedenfalls die Orientierung. Ist man sich selbst zu unsicher, wird man dagegen anlässlich freundlicher Mitteilungen den Verdacht hegen, diese könnten nicht ehrlich gemeint sein, und sich leicht »auf den Arm genommen« vorkommen. Bestenfalls wird man mit solchen kommunikativen Ereignissen wenig anfangen können. Dissoziale Kinder und Jugendliche fühlen sich anlässlich ihrer Beteiligung an einer feindseligen Kommunikation dagegen sicher aufgehoben. Die Fokussierung der Aufmerksamkeit auf aggressive und gegen die eigene Person gerichtete Sachverhalte kann vor Überraschungen schützen. Erwartet man im Zweifelsfall von dem anderen nur Schlechtes, dann mag man sich jedenfalls für künftige Interaktionen hinreichend gewappnet fühlen. Das selbstbestätigende Erlebnis, der »narzisstische Triumph« (Mentzos 2009, S. 255), der sich bei aggressiv-destruktiven Handlungen einstellt, ist dann so faszinierend, dass an zukünftige Schäden und Nachteile für die eigene Person nicht gedacht wird oder diese zumindest billigend in Kauf genommen werden.

Komplexität setzt dem Wissen Grenzen, macht unsicher. Um trotzdem handlungsfähig zu bleiben oder zu werden, bedarf es solcher Modelle oder Schemata, welche diese Komplexität auf ein übersichtliches Niveau reduzieren. Das dichotomisierende Schema »Opfer-Täter« vermag dies hervorragend zu leisten. Um diese simplifizierende Funktion der Aggression nutzen zu können, hat man sich hierfür erst einmal zu motivieren. Dies geschieht bei sich dissozial verhaltenden Kindern und Jugendlichen dadurch, dass der Kommunikation vorzugsweise solche Informationen entnommen werden, die davon überzeugen können, dass man angegriffen oder »angemacht« wird und dass man sich mit Fug und Recht zu wehren habe. »Der hat angefangen!«, ist denn auch die Standardeinlassung. Eine solche simplifizierende Ursachenzuschreibung ist bekanntlich keineswegs dissozialitätstypisch, was insofern nicht überraschen sollte, als aus systemtheoretischer Perspektive normkonformes Verhalten auf der einen Seite und deviantes bzw. psychopathologisch relevantes Handeln auf der anderen Seite sich grundsätzlich nicht qualitativ, sondern quantitativ im Sinne eines Ausprägungskontinuums unterscheiden.

Die Psyche funktioniert im dissozialen Modus zumindest alternativarm. Der Verzicht, sich mit den Gründen des Handelns zu beschäftigen, der den Eindruck einer Einschränkung der Mentalisierungsfähigkeit hinterlassen könnte, bezieht sich nicht nur auf die Interaktionspartner, sondern auch auf die eigene Person. Der dissoziale Jugendlich weiß schon, woran er bei sich ist, sodass sich Reflexion erübrigt. Insofern lässt sich von einer Selbsttrivialisierung sprechen, die hinweghelfen soll über die auch bei dissozialen Personen bestehende Intoleranz für unsichere und unklare Situationen. Die dissoziale Wahrnehmungsverzerrung ermöglicht eine handlungsanleitende Interpretation einer unklaren Sachlage. Die damit einhergehende Affektivisierung erhöht noch den Handlungsdruck und mindert die Gefahr, sich in Reflexionen zu verlieren, die »eh' nichts bringen«. Es verwundert daher nicht, dass dissoziale Jugendliche sich gerade von gewaltaffinen Subkulturen angezogen fühlen, können sie dort doch ausreichend sicher mit passenden Auslösern für ihre eintrainierten und automatisierten Handlungssequenzen rechnen.

So erweist sich etwa das Schimpfwort »Hurensohn« bevorzugt bei Angehörigen von devianten Subkulturen mit »Migrationshintergrund« als kommunikativ ungemein anschlussfähig. Dieses Wissen um die geradezu trivialisierte Anschlussfähigkeit lässt sich denn auch ausnutzen, wenn man glaubt, Streit suchen zu müssen.

Dissoziale Kinder und Jugendliche tun sich mithin schwer, mit uneindeutigen Situationen und mit Ambivalenzen umzugehen. Die Frage, wie es bei ihnen zu dieser Unsicherheitsintoleranz gekommen ist, kann immer nur für den Einzelfall beantwortet werden, da auch diesbezüglich unterschiedliche äquifinale Entwicklungspfade anzunehmen sind. Grundsätzlich ist jede Klärung uneindeutiger Situationen mit einer Investition von Zeit und Mühe verbunden. So ist es etwa, um eine unklare Situation in beiderseitigem Einvernehmen zu klären, zumeist notwendig, mit dem anderen zu sprechen, ihn zu fragen, warum er oder sie sich so und nicht anders verhalten hat. Für das Verstehen des anderen bedarf es der Empathie, des Einfühlungsvermögens. Man muss sich bemühen herauszufinden, was den anderen zu seinem Handeln bewogen hat. Fragt man aber, dann macht man sich abhängig von demjenigen, von dem eine Antwort erwartet wird.

Diese Mechanismen des Reflexionsverzichtes wie auch der Empathieverweigerung finden sich bei den Angehörigen der Subgruppe der »frühen Starter«, denen die Diagnose einer Psychopathie zugedacht wird. Die derzeitige Popularität dieser Diagnose dürfte sich in Verbindung bringen lassen mit ihren biologistischen Implikationen, werden doch die Einschränkungen beim Mentalisieren und bei der Empathie als genetisch bedingte Defizite gedeutet.[9] Aber auch wenn sich die Vermutung einer genetischen Verursachung dieses Mangels erhärten sollte, spräche dieser Befund keineswegs dagegen, das gefühllose Handeln als eine Form von Empathieverweigerung zu interpretieren. Eine solche Tendenz ließe sich als Resultat der Erfahrungen mit einer wenig liebevollen Erziehung begreifen. In einem solchen Falle haben die betreffenden Kinder und Jugendlichen einen angemessenen Umgang mit Empathie nicht lernen können. Ein solcher Mangel muss sich insbesondere in für sie unübersichtlichen Situationen, deren Klärung Empathie erfordern würde, bemerkbar machen. So können sich ausreichend feinfühlige Eltern in die Lage ihres Kindes hineinversetzen, auch und gerade wenn es diesem nicht gut geht, etwa wenn es sich ärgert, wütend oder traurig ist. Sie werden die negativen Affekte ihres Kindes wahrnehmen, es aber bei dieser Wahrnehmung nicht

9 Auch auf der wissenschaftlichen Ebene lässt sich offenbar von einer biologistischen Trivialisierung von hyperkomplexen Mentalisierungsproblemen eine attraktive Komplexitätsreduktion erhoffen.

belassen, sondern dem Kind dabei helfen, diesen negativen Affekt so zu regulieren, dass sein psychisches System nicht dekompensiert. Der amerikanische Psychoanalytiker und Entwicklungspsychologe Daniel Stern hat die Rolle der Eltern beim Erlernen dieser Affektregulation beschrieben (Stern 1992). Eltern spiegeln demnach bei dem Prozess der Affektanpassung (engl. *affect attunement*) den vom Säugling gezeigten Affekt nicht einfach nur wider, sondern tun dies in einer etwas veränderten Form, die, und das ist entscheidend, für das Kind erträglicher ist. Damit geben sie ihrem Kind einen Hinweis, wie es diesen negativen Affekt bei nächster Gelegenheit selbst regulieren kann. Im Vertrauen um die eigene Fähigkeit zur Affektregulation brauchen solchermaßen gut angeleitete Kinder auch keine Angst mehr zu haben vor Situationen, die bei ihnen starke Affekte auslösen könnten, weil sie nun erfahren haben, dass sie mit ihnen angemessen umgehen können. Sie fühlen sich diesbezüglich sicher.

Eltern dissozialer Kinder dagegen machen sich erst gar nicht die Mühe, ihrem Kind ihr inadäquates Erziehungsverhalten zu begründen. Insbesondere Kinder, die Misshandlungen durch ihre Bezugspersonen ausgesetzt sind, können nicht verstehen, was ihnen geschieht, zumal man davon ausgehen kann, dass Letzteren die Motive zu solchermaßen inakzeptablem Handeln kaum bewusst sind und sie ihrem Kind hierüber daher auch kaum Auskunft geben. Das Handeln ihrer personalen Umwelt erleben diese Kinder als weitgehend unmotiviert und als nicht sinnhaft. Es passiert für sie einfach. Die Investition von Empathie erscheint ihnen als ein wenig erfolgversprechendes, überflüssiges Unternehmen.

Ohne ausreichende Vorbilder und Routinen wird ein gefühlsbetonter und somit auch ein moralischer Diskurs als zu aufwendig gemieden. Fernsehfilme vom Rosamunde-Pilcher-Typ sind ganz sicher nicht ihre Sache. Für eine solche Sicht sprechen auch die klinischen Beobachtungen an dissozialen Psychopathen, die bei theoretischen moralischen Fragestellungen durchaus gut und bisweilen sogar überdurchschnittlich gut abschneiden, die es aber im Alltag an Empathie fehlen lassen und sich unmoralisch verhalten (Bzdok et al. 2012). Sie werden daher auch ihr eigenes Handeln nicht begründen wollen, zumindest es kaum auf innere Beweggründe zurückführen können. Sie machen einfach »ihr Ding«. Sie sind rücksichtslos, unwillig und unfähig, sich mit den Affekten ihrer Interaktionspartner zu beschäftigen (vgl. Sharp 2007). Da sie deren kommunikativen Beiträgen nicht genügend situationsdefinierende Informationen entnehmen können, sieht es so aus, als ob sie besonders wagemutig und furchtlos seien (vgl. Lahey a. Waldman 2003). Ihnen wird dann als biologischer Risikofaktor ein besonderes Temperament, das sich in hyperaktivem Verhalten, in einer übergroßen Irritabilität wie auch in einer Impulsivität bemerkbar macht, zugeschrieben. Impulsivität, die sich definieren lässt als eine Unfähigkeit, zu warten und unerwünschtes Verhalten zurückzustellen, lässt sich insofern durchaus eine Funktion zuschreiben. Eine solche Selbsttrivialisierung erspart lästiges Nachdenken. Bestehen, wie es bei dissozialen Kindern und Jugendlichen häufig der Fall ist, zudem noch neuropsychologische Defizite, welche die motorische Koordination, die Integration akustischer und visueller Reize, die Sprachentwicklung, ja die Intelligenzentwicklung und damit das Lernen und die Anpassungsfähigkeit überhaupt beeinträchtigen, werden die Erfolgsaussichten einer normkonformen Beteiligung an der Kommunikation zusätzlich verringert.

In diesem Zusammenhang soll betont werden, dass sich die Methode der funktionalen Analyse grundsätzlich als transdiagnostisch wie auch als ätiologisch neutral versteht. Ob Mentalisieren als zu schwierig erlebt wird oder gar zur Zumutung gerät, hängt von vielen, zumindest von zwei Faktoren ab: zum einen von der jeweiligen Kompetenz bzw. von den dem betreffenden Kind oder Jugendlichen zur Verfügung stehenden kognitiven Ressourcen und zum anderen von der Situation, über die Wissen erworben und Klarheit erreicht werden soll. Steht etwa einem Kind nur eine eingeschränkte intellektuelle Ausstattung zur Verfügung, dann wird dieses Kind mit hoher Wahrscheinlichkeit die Erfahrung machen, dass sich allzu viele Sachverhalte als zu komplex herausstellen.

Die hier vorgestellte funktionale Analyse vermag auch zur Erhellung der vielschichtigen Beziehungen zwischen externalisierenden und internalisierenden Störungen und insbesondere der von Depression und Dissozialität beizutragen. Die empirisch gut belegte sogenannte Komorbidität, d. h. das gemeinsame Auftreten dieser auf den ersten Blick so gegensätzlich anmutenden Störungsmuster, lässt sich mit einem bei beiden vorliegenden Problem einer unsicheren kommunikativen Adressierung in Verbindung bringen. Bei offen aggressiven Jungen kommt es seltener zu einer depressiven Entwicklung (Loeber et al. 1998). Diese können darauf vertrauen, dass ihr Tun, zumindest wenn es von den Normen abweicht, nicht unbeantwortet bleibt. So gelingt es ihnen, sich der eigenen Adressabilität zu versichern. Muss allerdings die eigene Handlungskompetenz als so gering einschätzt werden, dass mit Reaktionen vonseiten der Umwelt kaum zu rechnen ist, dann kommt dissoziales Problemlösungsverhalten als allzu riskante Option nicht in Frage. Schließlich kann ein dissoziales Handeln, das noch nicht einmal bemerkt und daher auch nicht beantwortet wird, auf das Selbsterleben nur katastrophale Auswirkungen haben. Voraussetzung für die Wahl eines externalisierenden Problemlöseverhaltens ist daher die Annahme, letztlich doch noch wirkmächtig und adressierungsfähig zu sein. Insofern lässt sich dissoziales Verhalten auch als »Hinweis auf Hoffnung« (Winnicott 1976, S. 228) verstehen. Fehlt einem Kind aber dieser Glaube, wenn etwa häufige Misshandlungserlebnisse seinen Selbstwert allzu sehr erniedrigt haben, oder hat es sich gewissermaßen schon damit abgefunden, nicht der Rede wert zu sein, dann macht es eher Sinn, auf den Wunsch nach Adressierung gänzlich zu verzichten, mit anderen Worten eine depressive Selbstdeadressierung vorzunehmen. Das depressive Rückzugsverhalten und der Verzicht auf Wünsche und Hoffnung verringern dann die Enttäuschungsgefahr (vgl. Schleiffer 2013, Kap. 4).

Für oppositionell eingestellte Mädchen besteht demgegenüber ein höheres Risiko für eine Depression, ist ihnen doch offene Aggressivität als Problemlösemechanismus geschlechtstypisch eher verwehrt (vgl. Boylan, Georgides a. Szatmari 2010). Aber auch für Jugendliche mit fortgeschrittener moralischer Entwicklung sind dissoziale Problemlösungen keine Option.

6 Interventionen

6.1 Zur Funktion der funktionalen Analyse

Versteht man unter systemischer Therapie eine Form von Psychotherapie, welche auf einem systemtheoretischen Störungsverständnis basiert, dann sollte die systemtheoretische Methode der funktionalen Analyse, die das Schema Problem/Problemlösung einsetzt, für die Wahl geeigneter präventiver wie auch therapeutischer Interventionen von Nutzen sein. Als störungsspezifisches Wissen bietet eine funktionale Analyse eine rationale Grundlage für Interventionen.

Als Funktion dissozialen Handelns wurde im Vorangegangenen die Adressensicherung herausgestellt. Diese wird hierbei insofern rücksichtslos angestrebt, als die Erwartungen der anderen gezielt enttäuscht werden, um bei ihnen eine affektive Reaktion zu provozieren. Dissoziales Handeln ist mithin als ein Problemlösungsversuch zu verstehen anlässlich des Problems einer nur als ungenügend und unsicher wahrgenommenen eigenen Adresse einerseits und von als allzu beschränkt wahrgenommenen eigenen Adressierungsmöglichkeiten anderseits. Kinder und Jugendliche, die ihre Adresse als unsicher beobachten, schätzen ihre Chancen, sich an der Kommunikation mit ihrer personalen Umwelt zu beteiligen, als gering ein. Sie verfügen daher nur über einen geringen Selbstwert. Mit ihrem dissozialen Handeln, bei dem sie ihr Wissen um die in der Gesellschaft vorhandenen normativen Erwartungen nutzen, um gerade diese Erwartungen zielsicher zu enttäuschen, gelingt es ihnen, in ihrer personalen Umwelt Reaktionen hervorzurufen, die sie sich kausal selbst zuschreiben können. So können sie sich wieder als Ursache von Wirkung und somit als ausreichend wirkungsmächtig erleben. Ihre dissozialen devianten Handlungen sollen ihre Handlungsfähigkeit bestätigen. Gerade das von den Normen abweichende, unmoralische Handeln lässt am Handlungscharakter keinen Zweifel aufkommen. Insbesondere Aggressionen klären die Verhältnisse. Täter und Opfer lassen sich eindeutig und bedeutungsvoll unterscheiden. Aggression ist insofern ausgesprochen informativ.

Diese Erfahrung affektiver Resonanz ist selbstbestätigend und belohnend. Eine solche Problemlösestrategie funktioniert vorhersehbar erfolgreich. Schließlich ist es den Kommunikationsteilnehmern kaum möglich, angesichts eines offenkundig devianten Handelns »cool« zu bleiben und nicht zu reagieren. Ähnlich wie etwa anlässlich eines appellativen parasuizidalen Handelns lässt sich auch im Falle einer dissozialen Handlung die lerntheoretisch durchaus begründbare Strategie einer Nichtbeachtung kaum jemals durchführen, will man sich nicht dem Verdacht einer klammheimlichen Unterstützung der deviant handelnden Person aussetzen. Aus diesem Grund fällt es ungemein schwer, dissoziales Handeln nicht zu verstärken. Dissoziales Handeln gerät gewissermaßen zum selbstverstärkenden Selbstläufer. Dieses normverletzende Handeln illustriert überzeugend, dass sich zumindest in einer Interaktion nicht nicht kommunizieren lässt, wie es Paul Watzlawick in seinem berühmt gewordenen ersten pragmatischen Axiom formuliert hat (Watzlawick, Beavin u. Jackson 1969).

Besonders folgenreich ist dieser Umstand in Situationen, in denen das dissoziale Handeln noch von weiteren Personen beobachtet wird wie etwa im Kontext der Schule. Der Beobachter befindet sich in einem Dilemma. Reagiert er erwartungsgemäß, dann bestätigt er damit die dissoziale Problemlösestrategie und erhöht ungewollt die Auftretenswahrscheinlichkeit dieses Verhaltens. Reagiert er nicht, dann besteht das Risiko, dass die anderen Beobachter aus den ausbleibenden Konsequenzen den Schluss ziehen, dass sich abweichendes Verhalten lohnen dürfte. Mit Unmutsäußerungen ist zu rechnen: »Der darf wohl alles!« Schon aus generalpräventiver Sicht erscheint die Option der Nichtreaktion auf dissoziales Handeln kaum vermittelbar.

Der mit Sanktionen verbundene negative Affekt zeitigt Wirkungen. Er befördert Lernvorgänge. Die sanktionierenden Reaktionen auf Regelübertretungen seitens der personalen Umwelt sind psychisch und darüber hinaus in den meisten Regionen der Welt auch physisch schmerzhaft und verbürgen somit ein hohes Lernpotenzial. Dissoziales Handeln garantiert einen hohen Belohnungswert und ist äußerst effektiv. Langfristige Kollateralschäden werden daher tendenziell ignoriert, insbesondere von Kindern und Jugendlichen, die nicht gelernt haben, die vorhersehbaren langfristigen Effekte ihres Handelns als entscheidungsrelevant anzuerkennen. Entscheidet sich der Interaktionspartner, das deviante Verhalten nicht zu beachten, dann ist nicht auszuschließen, dass der sich dissozial verhaltende Jugendliche durch die für ihn erwartungswidrig ausbleibende affektive Resonanz noch weiter verunsichert wird. Er erlebt die beschämende Bestätigung seiner Einflusslosigkeit. Dem meint er dann nur beikommen zu können durch eine Verstärkung des dissozialen Einsatzes. Zieht das Kind oder der Jugendliche den Schluss, nicht ausreichend deviant vorgegangen zu sein, dann ist eine Steigerung der Regelübertretungen im Sinne eines »Mehr desselben« konsequent und naheliegend.

Die hohe Prävalenz dissozialen Handelns lässt sich nicht nur auf dessen offensichtliche und sicher erwartbare Funktionalität zurückführen. Es ist hoch wirksam. Zudem handelt es sich beim dissozialen Handeln um eine relativ voraussetzungsarme Verhaltensoption. Um dissozial handeln zu können, bedarf es recht wenig. Das dissoziale Kind oder der dissoziale Jugendliche muss nur in der Lage sein, die betreffenden normativen Erwartungen hinreichend sicher zu kennen. Insofern ist lediglich eine ausreichend ausgebildete Mentalisierungs- bzw. Empathiefähigkeit vorauszusetzen. Überhaupt sind normative Erwartungen erheblich leichter in negativer Hinsicht zu enttäuschen als in positiver Hinsicht. Schließlich reicht im ersteren Fall ein einfaches Nein aus, während man zusätzlich mit einer Verhaltensalternative aufzuwarten hat, will man seine personale Umwelt positiv überraschen.

Die hier verwendete Systemtheorie luhmannscher Prägung und somit auch die für diese Theorie zentrale Methode der funktionalen Analyse gehen davon aus, dass jedem Handeln eine sinnhafte Wahl zugrunde liegt. Es lässt sich grundsätzlich immer auch anders handeln. Weitere Verhaltensmöglichkeiten sind immer gegeben. So kann es für ein und dasselbe Problem unterschiedliche Problemlösungen geben. Zudem kann sich aber auch ein und dasselbe Problemlöseverhalten zur Lösung verschiedener Probleme eignen. Unter der Annahme, dass menschliches Verhalten letztlich nicht determiniert ist, besteht der besondere Nutzen der funktionalen Methode in erster Linie darin, dass sie den Blick freigibt für funktional äquivalentes Handeln, d. h. für Verhaltensweisen, denen die gleiche Funktion zukommt, die aber im Vergleich zu einem dissozialen Handeln sowohl für die betreffenden Individuen selbst als auch für deren personale Umwelt mit geringeren Nachteilen verbunden sind. Ein solch funktionalistischer Ansatz verzichtet denn auch erst einmal auf eine kategoriale Trennung zwischen pathologischen und normalen Verhaltensweisen und ist insofern eher mit den dimensional verfassten Konzepten eines Mehr oder Weniger vereinbar, wie sie von der modernen Entwicklungspsychopathologie verwendet werden.

Die funktionale Analyse ermöglicht eine Rekonstruktion der Problemgenese. Das störungsspezifische Wissen sowohl von den Risiken als auch von den protektiven Faktoren oder der Verweis auf das Fehlen von Ressourcen, welche sich zu einer normkonformen Problemlösung einsetzen ließen, lassen sich ebenfalls präventiv nutzen. So stellt sich die Frage, warum der Jugendliche das Problem gerade auf eine solche Weise zu lösen versucht hat, wo doch die Nachteile für die eigene Person kaum zu übersehen sind. Auch ist zu fragen, um welche Ressourcen es sich handelt, auf die das Kind oder der Jugendliche nicht hat zurückgreifen können. An die Beantwortung dieser Frage schließt sich als weitere Frage an, ob und wenn ja wie sich die fehlenden Ressourcen für eine nicht dissoziale Problemlösung beschaffen lassen.

Neben dieser handlungsanleitenden Funktion vermag eine funktionale Analyse darüber aufzuklären, warum manche erzieherischen oder therapeutischen Interventionen wirksam sind bzw. warum sie es nicht sind. Auch liefert eine funktionale Analyse eine plausible Begründung für die Wirkungen und Nebenwirkungen einer Intervention, insbesondere für Schwierigkeiten und Probleme, welche diese jeweils mit sich bringen. Im Folgenden soll denn auch die Systemtheorie als »Metatheorie zur Integration von Wissensbeständen und Interventionsmöglichkeiten« (Lieb 2014, S. 161) verwendet werden, die im Falle dissozialer Störung bei Kindern und Jugendlichen angeboten werden.

Darüber, dass Dissozialität nur schwer therapeutisch zu beeinflussen ist, besteht weithin Übereinstimmung. Insbesondere jenseits des Kindesalters werden die Chancen für erfolgreiche Interventionen als äußerst bescheiden eingeschätzt. Wenn mit dem Erreichen der Adoleszenz die Diagnose einer dissozialen Persönlichkeitsstörung bzw. einer Psychopathie gestellt wird, dann gilt die solchermaßen etikettierte Klientel als »schwer zu erreichen«, als therapieresistent oder gar als untherapierbar.

6.2 Pharmakotherapeutische Interventionen

Zur Therapie wie auch zur Prävention von dissozialem Verhalten bei Kindern und Jugendlichen sind in erster Linie psychotherapeutische Verfahren, d. h. Verfahren, bei denen psychologische Mittel eingesetzt werden, indiziert. Demgegenüber kommt somatotherapeutischen Verfahren, Verfahren also, die auf den Körper zielen wie insbesondere die Psychopharmakotherapie, eine geringe Bedeutung zu. Vor allem, wenn Aggressivität das »klinische« Bild beherrscht, kommen Psychopharmaka, insbesondere sogenannte schwach potente Neuroleptika wie etwa Risperidon oder Benzodiazepine, zum Einsatz. Diese psychotropen Substanzen sollen eine übersteigerte Erregbarkeit und Unruhe mindern. Eine gesteigerte Impulsivität kann eventuell durch Stimulanzien wie etwa Methylphenidat reduziert werden, vor allem wenn eine sogenannte Komorbidität mit einem ADHS besteht.

Insofern werden diese Medikamente nicht nur - oder vielleicht nur nachrangig - aus therapeutischen Gründen eingesetzt. Vielmehr sollen sie vor allem im stationären Sektor des psychiatrischen Versorgungssystems und bisweilen auch im Heimbereich der Kinder- und Jugendhilfe die körperliche Unversehrtheit des Personals und der Mitbewohner anlässlich beängstigender aggressiver Ausbrüche der Klientel gewährleisten und die Funktionstüchtigkeit dieser Einrichtungen garantieren. Dabei hängt die Häufigkeit einer solchen »Notfallmedikation« zweifellos vom Personalschlüssel ab, aber auch von der persönlichen und beruflichen Qualifikation der jeweiligen Betreuer.

Schließlich kann die Berechtigung, Medikamente zu verordnen bzw. die ärztlicherseits verordneten Medikamente zu verabreichen, die zu den professionstypischen Merkmalen des Personals in Kliniken gehört, auch missbraucht werden, insbesondere zur eindrücklichen Machtdemonstration.

In stationären kinderpsychiatrischen Einrichtungen lässt sich immer wieder ein quasiritualisiertes Szenario beobachten. Der junge Patient »dreht durch« und »flippt aus«. Dieses möglicherweise zerstörerische Verhalten ruft die Betreuer auf den Plan. Mehrere Personen vor allem männlichen Geschlechts halten den sich wehrenden Patienten fest. Entweder wird dieser dann in den Beruhigungsraum bzw. Ausraum »verfrachtet« oder er wird mit zwangsweise intramuskulär injizierten Neuroleptika zur Ruhe gebracht. Interessanterweise lässt sich in letzterem Fall beobachten, dass der solchermaßen überwältigte Patient sich schon beruhigt, sobald die Spritze gesetzt wurde, mithin zu einem Zeitpunkt, an dem die pharmakologische Wirkung noch nicht eingesetzt haben kann. Es geht mithin um einen Machtkampf, bei dem der Patient sich angesichts der schon zahlenmäßigen Übermacht seiner erwachsenen Kontrahenten berechtigt fühlen darf, gewissermaßen ohne Gesichtsverlust in eine ehrenhafte Niederlage einzuwilligen.

Aus der hier vorgeschlagenen funktionalen Perspektive lässt sich diese psychopharmakologische Intervention als ein Versuch beobachten, die biologischen Voraussetzungen für ein zur Problemlösung eingesetztes aggressives Handeln kurzfristig zu stören - durchaus im Sinne einer chemischen Zwangsjacke. Das dem aggressiven Handeln zugrunde liegende Problem selbst wird jedenfalls erst einmal nicht angegangen. Ob der junge Patient die mit der Zwangsmedikation verbundenen Ereignisse als aversive Reize beobachtet, die es künftig durch ein weniger deviantes Verhalten zu vermeiden gilt, ist allerdings keineswegs ausgemacht. Die mit dieser nicht selten dramatischen Intervention unvermeidlich einhergehende eindeutige wie auch spürbare Adressierung wird letztlich als belohnend erlebt werden, sollten sich die nachteiligen Folgen dieser Intervention in Grenzen halten.

Dass von einer solchen Zwangsmedikation kaum Fortschritte bei der Affektkontrolle zu erwarten sind, dürfte unmittelbar einleuchten. Schließlich besteht unter den Beteiligten zumindest in dieser affektiv aufgeladenen Situation Einigkeit, dass die erwünschte Affektregulation nur von einem externen Agenten, nämlich dem Medikament, zu erwarten sei. Auch ist nicht nachzuvollziehen, dass, wie bisweilen zu lesen ist, eine Dauermedikation mit niederpotenten Neuroleptika die bei dissozialen Kindern und Jugendlichen nur unzureichend gelingende Affektregulierung verbessern soll. Dass eine Medikation es einem Jugendlichen, der sich in einem Erregungszustand befindet, erst ermöglicht, zuzuhören und sich an einer Kommunikation zu beteiligen, lässt sich nachvollziehen. Ob allerdings dadurch tatsächlich eine Gesprächsbereitschaft geschaffen wird, erscheint doch fraglich. Schließlich bedeutet die Medikation insbesondere dann, wenn sie gegen den Willen vorgenommen wird, eine Kränkung, welche die Bereitschaft, sich an der Kommunikation weiter zu beteiligen, eher mindern dürfte.

Eine Zwangsmedikation hat aber nicht nur Auswirkungen auf die psychische Befindlichkeit des jungen Patienten. So ist der Umstand, dass es sich bei den Personen, die in der Klinik für die Verordnung der Medikation verantwortlich sind, in der Regel nicht um dieselben Personen handelt, welche die verordneten Medikamente zu applizieren haben, durchaus konfliktträchtig. Die Konflikte betreffen das hierarchische Gefälle zwischen dem ärztlichen Personal, das die Medikation anordnen darf, und den Mitarbeitern des Pflege- und Erziehungsdienstes, die dessen Anweisungen zu befolgen haben. Typisch entzünden sich solche Konflikte abends oder nachts, jedenfalls nach Dienstschluss, wenn die Personen, die den betreffenden aggressiven Patienten am besten kennen, nicht mehr anwesend sind. Der junge, zumeist männliche Patient lässt sich von der Krankenschwester oder Erzieherin wieder einmal »nichts sagen«. Er hört mal wieder nicht. Diese weiß sich nicht anders zu helfen, als den Dienstarzt herbeizuzitieren und diesen zu informieren. Dieser wiederum weiß sich in Unkenntnis der speziellen Biografie und Problemgeschichte des jungen Patienten ebenfalls nicht anders zu helfen, als in Abhängigkeit von der Schwere des ihm berichteten Disziplinproblems eine Medikation zu verordnen, das psychopharmakologische Trivialisierungspotenzial ausnutzend. Auf diese Weise lässt sich ein interprofessioneller Konflikt auf dem Rücken eines Patienten austragen. Bleibt dieses Spiel, bei dem es um das Thema Macht und Einfluss geht, unbeobachtet wie auch undiskutiert, besteht die Gefahr, dass sich in der Institution ein dissoziales oder gar delinquentes Milieu entwickeln.

Spielen Psychopharmaka seit jeher vor allem in der Akutversorgung von dissozial-aggressiven Kindern und Jugendlichen eine Rolle, wird in den letzten Jahren die Möglichkeit präventiver biologischer Interventionen diskutiert, für die der Begriff des »moralischen Enhancements« steht. Während unter dem Sammelbegriff »Enhancement«

> »biomedizinische Interventionen am Menschen, die auf die Verbesserung seiner psychischen oder physischen Konstitution abzielen und über die Bewahrung und Wiederherstellung seiner Gesundheit sowie die Prävention von Krankheit hinausgehen« (Runkel 2010, S. 7),

subsumiert werden, soll ein »moralisches Enhancement« im Unterschied zu therapeutischen Maßnahmen nicht eine pathologisch verminderte moralische Kompetenz wiederherstellen, sondern von vornherein das moralische Niveau eines Kindes heben. Mit dem Einsatz solcher Interventionen, etwa psychochirurgischer Eingriffe wie der tiefen Hirnstimulation, dürfte allerdings, wenn überhaupt, zumindest in absehbarer Zeit nicht zu rechnen sein.

6.3 Psychotherapeutische Interventionen

Das Angebot an psychotherapeutischen Interventionen, die der Lösung der Probleme von und mit sich dissozial verhaltenden Kindern und Jugendlichen dienen, ist überaus vielfältig. Eine übersichtliche Ordnung in dieses Angebot zu bringen, gestaltet sich schwierig. Am besten lassen sich die unterschiedlichen Verfahren nach dem ihnen jeweilig zugrunde liegenden Störungsverständnis und nach dem Setting, in dem das Verfahren angeboten wird, unterscheiden. So können etwa die Verfahren der psychodynamischen Psychotherapie wie auch der Verhaltenstherapie in unterschiedlichen Techniken und Settings zum Einsatz kommen. War in den letzten Jahrzehnten die psychodynamische Psychotherapie aufgrund ausstehender Effektivitätsnachweise insbesondere gegenüber kognitiv-behavioralen Therapiemethoden ins Hintertreffen geraten, scheint sich dies inzwischen ausgeglichen zu haben.

Bezüglich des Settings lässt sich zwischen individual-, gruppen- oder familientherapeutischen Verfahren unterscheiden, die jeweils ambulant, teilstationär oder stationär angeboten werden können. Jenseits des Kindesalters dürfte hierbei dem stationären Setting bei der Behandlung dissozialer Störungen besondere Bedeutung zukommen. Ab einem gewissen Alter ihres Kindes sind Eltern schließlich nicht mehr in der Lage, eine ambulante Behandlung gegen dessen Willen durchzusetzen. In einem solchen Falle dürften auch die professionellen Helfer nur schwer zu motivieren sein, ihre Hilfe einem solchermaßen unwilligen Nichtpatienten anzutragen. Wird ein dissozialer Junge oder ein dissoziales Mädchen stationär aufgenommen, sollte man daher nicht unbedingt davon ausgehen, dass auch tatsächlich eine Bereitschaft besteht, sich freiwillig dorthin zu begeben. Liegt eine Einverständniserklärung bezüglich einer Aufnahme in einer psychiatrischen Klinik oder in einem Heim der öffentlichen Erziehungshilfe vor, sollte man ins Kalkül ziehen, dass es sich hierbei um ein bloßes Lippenbekenntnis handelt mit dem Ziel, freiheitseinschränkenden Maßnahmen wie einer geschlossenen Unterbringung in einer psychiatrischen Klinik oder in einem Heim zuvorzukommen.

6.3.1 Störungsunspezifische Probleme

Bedenkt man die zweifelsfreie Effektivität dissozialer Handlungsstrategien wie auch ihre Alltagstauglichkeit, kann ihre vielfach belegte Therapieresistenz nicht überraschen. Eher sollte der Erfolg der psychotherapeutischen Bemühungen der eigentlich begründungspflichtige Tatbestand sein. Eine systemtheoretische Argumentation vermag die störungsunspezifischen wie auch die störungsspezifischen Schwierigkeiten, die sich anlässlich psychotherapeutischer Interventionen auftun, zu begründen.

Das Argument, dass ein autopoietisches System wie das psychische von außen nicht zu verändern ist, gehört zu den systemtheoretischen Grundüberzeugungen. Demnach lassen sich psychische Systeme nur als sogenannte nicht triviale Maschinen im Sinne von Heinz von Foerster (1987) auffassen. Im Gegensatz zu trivialen Maschinen, die auf den gleichen Input immer den gleichen Output produzieren, werden die Reaktionen nicht trivialer Maschinen von ihren jeweiligen inneren Zuständen, d. h. von ihrer Lerngeschichte und damit von dem sich im Lebenslauf entwickelnden Selbstkonzept bestimmt.

Wenn es also immer nur die Struktur des psychischen Systems ist, die darüber entscheidet, wie sich das System verhält, folgt daraus, dass sich das psychische System als ein autopoietisches System eben nur selbst verändern kann. Die Reaktionen eines nichttrivialen Systems sind allerdings grundsätzlich nicht vorhersehbar. Für die Psychotherapie bedeutet dies, dass in ein autonomes System von außen nicht einzugreifen ist, will man es nicht destruieren. Instruktive Interventionen in ein psychisches System sind nach systemtheoretischem Verständnis mithin nicht vorgesehen.

Insofern haben sich die Psychotherapie wie auch die Erziehung mit einem unvermeidlichen Technologiedefizit (Luhmann u. Schorr 1982) zu arrangieren. Gerade weil es sich um Formen von Kommunikation handelt, muss auf die Vorteile, wie sie technische Maßnahmen bieten, verzichtet werden. Dabei handelt es sich sowohl bei der Erziehung als auch bei der Psychotherapie um Formen absichtsvoller Kommunikation. Während Erziehung die Absicht verfolgt, das Kind mit Wissen und Verhaltenskompetenzen so auszustatten, dass es sich im späteren Leben in den unterschiedlichen Funktionssystemen der Gesellschaft möglichst gut zurechtfindet, soll Psychotherapie den Patienten oder Klienten dazu verhelfen, zur Lösung der vorliegenden Probleme weniger nachteilige und geringer einschränkende Problemlösungsstrategien einzusetzen.

Im Unterschied zu technischen Verfahren können diese beiden Kommunikationsformen allerdings zur Erreichung ihrer Ziele nicht mit linearen Kausalitäten rechnen, die eindeutige Handlungsanweisungen ermöglichen würden. Ob sich eine in der psychotherapeutischen oder pädagogischen Kommunikation geäußerte Information erfolgreich vermitteln lässt, hängt von der Aufnahmebereitschaft des psychischen Systems des Kindes oder Jugendlichen ab und ist daher für den Psychotherapeuten oder den Erzieher niemals sicher vorhersehbar.

In analoger Weise konstelliert sich die Situation in der Psychotherapie. Ob sich der als dissozial titulierte Jugendliche verändert anlässlich seiner Beteiligung an einer psychotherapeutischen Kommunikation, ob er mit seiner »Nacherziehung« (Freud 1925) einverstanden ist, darüber entscheidet nur er bzw. sein psychisches System. Das betreffende Kind oder der Jugendliche muss bereit sein, sich zu verändern.

Wie für die Erziehung, die doch nicht darauf verzichten kann, Ziele erreichen zu wollen, so wird das Technologiedefizit auch für die Psychotherapie zum Problem, erst recht, wenn Psychotherapie als ein im Krankenbehandlungssystem eingesetztes therapeutisches Verfahren angeboten wird, das gegebenenfalls auch nur »evidenzbasiert« vergütet wird.

Ebenso wie Erzieher letztlich darauf angewiesen sind, dass sich ihre Zöglinge erziehen lassen, dass mit anderen Worten ihr psychisches System anlässlich der erzieherischen Kommunikation keinen Einspruch erhebt und die mehr oder weniger explizit mitgeteilte Erziehungsabsicht toleriert, so müssen die professionellen Helfer und Therapeuten davon ausgehen, dass ihre Klienten bzw. Patienten bereit und willens sind, sich behandeln zu lassen. Während es in der modernen Gesellschaft nicht möglich ist, sich der Teilnahme an der erzieherischen Kommunikation zu entziehen, ist die Teilnahme an einer therapeutischen Kommunikation jedem freigestellt, zumindest jenseits des Kindesalters. Psychotherapeuten und ihre Klienten haben sich wechselseitig die für diese Kommunikation charakteristische Veränderungsabsicht zu bestätigen und sich mit ihr zu arrangieren, soll eine

Therapie in Gang kommen. Um noch einmal die Maschinen-Metapher zu bemühen: Die professionellen Helfer müssen von der Erwartung ausgehen dürfen, dass ihre Patienten oder Klienten bereit sind, sich in einem ausreichenden Maße selbst zu trivialisieren. Davon ist allerdings bei Personen, die ihr brisantes Autonomieproblem gerade mit dissozialen Mitteln zu lösen versuchen, nicht auszugehen, und erst recht nicht, wenn die Hilfe unter der Bedingung der Unfreiwilligkeit angeboten wird.

Mit dissozialen Jugendlichen findet Psychotherapie, wenn überhaupt, dann doch zumeist in einem mehr oder weniger explizit gestalteten Kontext von Unfreiwilligkeit statt. Im stationären Kontext sind es Institutionen, in denen man, umgangssprachlich ausgedrückt, »landet«. Diese Orte sucht man kaum jemals aus freien Stücken auf, sondern man bekommt sie zugewiesen. Wird man dorthin »verfrachtet«, erhält man in gewisser Weise einen Objektstatus. Zu diesen Orten gehören das Erziehungsheim, die psychiatrische Klinik, die sogenannte »Klapse«, sowie die Haftanstalt, der »Knast«. Voraussetzung für eine Psychotherapie von Kindern in einem ambulanten Setting ist, dass ihre Aggressivität für ihre erwachsenen Bezugspersonen noch handhabbar ist und dass sie gegen ihren mehr oder weniger deutlich artikulierten Willen zur Therapie gebracht werden können. Es handelt sich altersentsprechend zumeist um noch leichte Fälle, für die die Diagnose »Störung des Sozialverhaltens mit oppositionellem, aufsässigem Verhalten« (ICD-10 F91.3) vorgesehen ist, aber auch um Kinder, bei denen das sogenannte klinische Bild zusätzlich zu den Problemen von Angst oder Depressivität dissoziale Tendenzen aufweist. Da Kinder in der Regel von Erwachsenen gebracht werden, vermag der Psychotherapeut reale Erfordernisse wie etwa ein Festhalten oder das vorzeitige Beenden der Therapiestunde anlässlich aggressiver und die Praxiseinrichtung gefährdender Ausbrüche an die erwachsenen Begleitpersonen zu delegieren.

Auch wenn autopoietische Systeme wie das psychische System strukturdeterminiert operieren und somit ihre interne Dynamik immer nur von den eigenen internen Strukturen bestimmt wird, so sollen die vorangegangenen Überlegungen doch keineswegs den Schluss nahelegen, dass Psychotherapeuten keinerlei Verantwortung für den therapeutischen Prozess zukäme. Ihre spezielle Verantwortung besteht vielmehr darin, die Beiträge in der therapeutischen Kommunikation so zu verfassen, dass das psychische System ihrer Patienten diese akzeptieren und als nützliche Anregung für die eigenen Operationen verwenden kann. Psychotherapeuten haben es sich mithin zur Aufgabe zu machen, ihre eigene Anschlussfähigkeit möglichst sicherzustellen. Bei dieser Aufgabe sollte sich ein störungsspezifisches Wissen als nützlich erweisen, informiert es doch darüber, mit welchen Erwartungen sich ihre dissoziale Klientel an der ihr angetragenen psychotherapeutischen Kommunikation beteiligen wird.

6.3.2 Dissozialitätsspezifische Probleme

Bei den gerade beschriebenen Problemen handelt es sich insofern um störungsunspezifische Probleme, als sich erwarten lässt, dass sie bei allen Indikationen für Psychotherapie auftreten. Bei der psychotherapeutischen Arbeit speziell mit als dissozial geltenden Klienten tun sich darüber hinaus noch störungsspezifische therapeutische Probleme auf, welche deren Psychotherapie oft genug zu einem ausgesprochen mühevollen Geschäft werden lassen. Dabei erschwert die dissoziale Problematik die psychotherapeutische Kommunikation auf beiden Seiten, auf der Seite des Klienten wie auf der des Therapeuten.

6.3.2.1 Hilfeaversives Verhalten

So haben Interventionen, wie bereits erwähnt, zu konkurrieren mit der überaus hohen Effektivität dissozialen Handelns, das überdies keiner besonderen körperlichen oder intellektuellen Qualifikation bedarf. Auch werden therapeutische Interventionen gerade von dissozialen Kindern und Jugendlichen als zusätzliche Bedrohung ihres fragilen und nur mit dissozialen Notmaßnahmen stabilisierten Selbstkonzeptes gefürchtet und daher nach Möglichkeit gemieden. Mit anderen Worten: Zu Recht befürchten diese Kinder und Jugendlichen, dass die ihnen angetragene Psychotherapie ihren dissozialen Selbstheilungsversuch unterminieren könnte. Hilfsbedürftigkeit wird mit Hilflosigkeit gleichgesetzt in der Furcht, dass man bis auf den Hilfewunsch nichts mehr zu vermelden habe. Diese wird daher folgerichtig bestritten. Mit einem »Gerade von dir lasse ich mir nicht helfen. Lieber verzichte ich auf ...« wird dann die Ablehnung jeglicher Hilfe verbalisiert.

Die Kinder und Jugendlichen, die wegen ihrer dissozialen Verhaltensauffälligkeiten im Erziehungssystem als schwierig gelten, erweisen sich auch im Medizin- bzw. Gesundheitssystem, sollte ihnen dort ein therapeutisches Angebot gemacht werden, als schwierige Kommunikationsteilnehmer. So fällt es ihnen schon schwer, sich mit der asymmetrischen Machtverteilung, wie sie die therapeutische Situation kennzeichnet, zu arrangieren. Eine asymmetrisch konfigurierte Interaktion impliziert nämlich zwangsläufig ein mehr oder weniger großes Risiko, einseitig ausgenutzt zu werden. Es bedarf daher eines ausreichenden Vertrauens, um sich einem solchen Risiko auszusetzen und insoweit die eigenen Autonomieansprüche zumindest zeitweise zurückzunehmen. Kinder und Jugendliche, die anlässlich ihrer prekären Erziehung die Erfahrung gemacht haben, dass eine selbstbestätigende Adressierung am ehesten durch den Einsatz dissozialer Regelverletzungen zu erreichen ist, werden dieses Vertrauen kaum aufbringen können. Vielmehr fühlen sie sich gerade durch die Asymmetrie der therapeutischen Situation in ihrer Autonomie gefährdet. Sie lehnen es daher tendenziell ab, sich dem Wohlwollen einer anderen Person auszuliefern. Diese Ängste begrenzen dann die Kooperationsbereitschaft, die sogenannte Adhärenz bzw. Compliance, insbesondere zu Beginn des psychotherapeutischen Unternehmens.

Es ist gerade der selbstreferenzielle Aspekt der therapeutischen Kommunikation, also der Umstand, dass eine Veränderungsabsicht mitgeteilt wird, der häufig schon ausreicht, um eine Ablehnung dieser asymmetrisch konfigurierten Kommunikation zu provozieren. Der fremdreferenzielle Aspekt tritt demgegenüber zurück. Um den Inhalt, mithin um das, worüber zu kommunizieren ist, geht es erst gar nicht mehr. Überhaupt darf man davon ausgehen, dass beide, der Psychotherapeut und sein Klient bzw. Patient, sich darüber einig sind, dass das dissoziale Verhalten, wenn man es recht bedenkt, allenfalls als suboptimal zu bewerten ist.

6.3.2.2 Lieber »bad« als »mad«

Es verwundert daher auch nicht, dass vor allem straffällig gewordene Jugendliche, vor die Wahl »Klapse oder Knast« gestellt, in der Regel der vergleichsweise »harten« Realität einer Justizvollzugsanstalt den Vorzug einräumen. Zumindest in der dissozialen und kriminellen Subkultur ist das Etikett »psychisch gestört« weitaus stigmatisierender als das Etikett »kriminell«. Hier wird eindeutig dem Attribut »bad« (böse) gegenüber dem Attribut »mad« (verrückt) der Vorzug gegeben, bezieht sich doch Ersteres auf eine aktive Handlung im Gegensatz zu »verrückt«, das ein kaum veränderbares, nachhaltiges Persönlichkeitsmerkmal bezeichnet. Mehr noch: Entscheidet man sich für ein eindeutig unmoralisches Handeln, lassen sich die folgenden Adressenprobleme als Folge des eigenen Handelns sich selbst zuschreiben. Dagegen ist nicht auszuschließen, dass die sozialpädagogisch durchaus »korrekte« externale Kausalattribution, etwa auf den benachteiligenden sozioökonomischen Kontext oder auf eine unzureichende elterliche Erziehung, als Kränkung erlebt wird in der beunruhigenden Annahme, dass einem noch nicht einmal das »Mistmachen« oder ein »Scheißebauen« zugetraut wird. In einem solchen Fall böte sich eine Eskalation des devianten Handelns als Problemlösung an, zumindest bis auch die verständnisvollsten Helfer sich durchringen, ihre delinquenten Klienten als schlecht bzw. böse zu beobachten. Dann braucht sich der betreffende Jugendliche nicht mehr nur als Opfer der Verhältnisse zu erleben. Eine Verhöhnung als »Opfer« oder »Psycho« ist ebenfalls nicht mehr zu befürchten. Die Exklusion aus der Kommunikation wird so, weil selbst vorgenommen, erträglich. Sanktionen lassen sich dann billigend in Kauf nehmen.

Wird dissoziales oder delinquentes Verhalten als Ausdruck einer Krankheit und Symptom einer psychiatrischen Störung gedeutet, wird es damit nicht oder zumindest nur eingeschränkt als Handlung zugerechnet. Schreibt man dem normabweichenden Verhalten die Funktion zu, sich gerade der selbstbestätigenden Handlungskompetenz zu versichern, dann kann eine Beteiligung an einer psychiatrischen Hilfekommunikation die Selbsthilfebemühungen des dissozialen Nichtpatienten nur unterminieren. Die Übernahme der Patientenrolle, insbesondere die eines psychiatrischen Patienten, muss gerade für eine sich gewohnheitsmäßig dissozial verhaltende Person eine besondere Belastung bedeuten, konterkariert sie doch die Funktion ihres dissozialen Handelns. Wie von soziologischer Seite schon seit Langem aufgezeigt, ist an die Übernahme der Patientenrolle auch eine Reihe von Verpflichtungen gebunden. Gewissermaßen im Gegenzug für die Entlastung von Verpflichtungen erwartet die Gesellschaft, dass der Kranke sich um die Wiedergenesung zu kümmern hat. Patienten haben gefälligst den Wunsch zu haben, wieder gesund werden zu wollen, und haben diesem Wunsch auch in ihrem Verhalten Ausdruck zu verleihen. Das bedeutet, dass Patienten sich grundsätzlich ihren Therapeuten gegenüber »compliant«, d. h. angepasst und willfährig, zu verhalten haben. Den Anweisungen des Arztes bzw. des Therapeuten ist zu folgen.

Folgt man der hier vorgeschlagenen funktionalen Analyse dissozialen Handelns, dann kommt man nicht umhin, die »Compliance« dieser dissozialen »Nichtpatienten« grundsätzlich als gering zu veranschlagen. Schließlich ist mit Einnahme der Patientenrolle unweigerlich zumindest eine gewisse Aufgabe an Autonomie verbunden. Über die mehr oder weniger vollständige Entlastung von Schuldvorwürfen, die mit der Zuweisung des Patientenstatus verbunden ist, wird sich der dissoziale und nun krankgemeldete Jugendliche nicht recht freuen können, es sei denn, er schafft es, seine ebenfalls deviante personale Umwelt von seiner Cleverness zu überzeugen, den arglosen psychiatrischen Therapeuten, den dummen Sachverständigen oder den naiven Sozialarbeiter erfolgreich hinters Licht geführt zu haben. Auch wenn aus nachvollziehbaren Gründen eine solche Exkulpation als krank unbestrittene Vorteile mit sich bringt, wiegen die Folgen für das Selbstkonzept schon schwer, muss der Jugendliche doch befürchten, dass ihm die Handlungskompetenz generell abgesprochen wird.

6.3.2.3 Verständnis als Gefahr

Die Patientenrolle entbindet ähnlich wie die Kindrolle weitgehend von der Verantwortung. Das, was passiert, wird einem Kranken nämlich als Erleben und nicht als Handeln zugerechnet. Dissoziales Handeln droht damit dysfunktional zu werden. Statt sich endlich als Ursache von Wirkung erleben zu dürfen, wird die eigene Handlungsfähigkeit bestritten und die Ursache für das normabweichende Handeln in der Umwelt lokalisiert. Statt Strafe wird nun Hilfe und Verständnis angeboten. Der Jugendliche erlebt sich kleingemacht. Die Beteiligung an der Hilfekommunikation gerät so zum nur schwer kalkulierbaren Risiko. Zudem setzt der Modus des Erlebens eine eher passive Haltung voraus, die Vertrauen erfordert, an dem es, wie bereits erwähnt, sich dissozial verhaltenden Personen gerade mangelt.

Gewohnt, die normativen Erwartungen der anderen zu enttäuschen im Vertrauen, so erfolgreich eine affektiv aufgeladene Reaktion provozieren zu können, wird sich der dissoziale Jugendliche schwertun, wenn er mit der therapeutischen Sondermoral seiner professionellen Helfer konfrontiert wird. Auf sein bewährtes, hochtriviales Erwartungsschema »wie du mir, so ich dir« kann er sich nun nicht mehr verlassen. Sein Therapeut schlägt nicht zurück. Er wehrt sich einfach nicht. Es ist gerade die Nichttrivialität der psychotherapeutischen Kommunikation, die ein dissoziales Selbstkonzept infrage stellt, besteht doch ein großes Misstrauen gegenüber einer Sondermoral, welche die psychotherapeutische Kommunikation auszeichnet und die sich von der im Herkunftsmilieu der dissozialen Klientel vorherrschenden Alltagsmoral erheblich unterscheidet.

Im Mentalisieren ungeübt mag der dissoziale Jugendliche an der Lauterkeit der Motive seines Psychotherapeuten zweifeln, sein Wohlwollen als Täuschungsmanöver abtun oder seine Sondermoral als Zeichen von Schwäche deuten. Er mag vielleicht aber auch eine raffiniert vorgetragene Ranküne vermuten oder dem Therapeuten das vorwerfen, was er für sich selbst am meisten befürchtet, nämlich als »Psycho« für nicht zurechnungsfähig gehalten zu werden. Die Beteiligung an einer solchen therapeutischen Kommunikation kann jedenfalls die Funktion dissozialen Handelns nur konterkarieren. Der dissoziale Jugendliche fühlt sich nicht nicht ernst genommen, sondern infantilisiert.

Daher müssen als dissozial geltende Kinder und Jugendliche, die schon grundsätzlich nicht erwarten, ausreichend in und von der Kommunikation adressiert zu werden, die Beteiligung an einer asymmetrisch konfigurierten Kommunikation wie der Hilfekommunikation als eine besonders riskante Herausforderung erleben. Es sind die Programme der Erlebnispädagogik, die auf diese Intoleranz dissozialer Jugendlicher gegenüber asymmetrisch konfigurierten Kommunikationsformen wie Erziehung oder Psychotherapie Rücksicht nehmen. Sie verzichten weitgehend auf die Mitteilung einer Hilfe- oder gar Erziehungsabsicht, um ihre hilfeaversive wie auch erziehungsschwierige Klientel nicht zu verschrecken. Stattdessen werden die Kinder und Jugendlichen systematisch mit Situationen konfrontiert, die ihnen Gelegenheit geben, sich auf erwünschte Weise selbst zu sozialisieren. Im Gegensatz zu den populären, aber devianten Formen riskanten Verhaltens handelt es sich bei den erlebnispädagogischen Programmen um ein prosoziales risikosuchendes Verhalten. Sich freiwillig einem Risiko auszusetzen, lässt sich als angstreduzierender Mechanismus begreifen, ist doch der eventuelle Schaden auf das eigene Handeln und auf eine eigene Entscheidung zurückzuführen. Daher lassen sich mit Risikobereitschaft auch durchaus Kompetenz und Willensstärke demonstrieren. Wenn es auf dem Meer bläst und stürmt, dürfte eine erzieherische Kommunikation entbehrlich werden, da auch der widerspenstigste Zögling aus gutem, weil schon überlebenswichtigem Grund seinen Erziehungswiderstand aufgeben und das Segel reffen wird. Hierfür bedarf es keines Pädagogen oder gar Therapeuten, bloß eines sachkundigen Menschen, des Kapitäns. Die Teilnahme an der Kommunikation mit einem solchen Fachmann dürfte kaum kränkend sein. Insofern erziehen das Meer, die Berge und die Natur gewissermaßen absichtsfrei.[10]

Dissozialen Kindern und Jugendlichen dagegen fehlt das Vertrauen, das nötig ist, sich an solchermaßen riskanten Kommunikationen wie der Erziehung oder der Hilfe zu beteiligen. Bekanntlich lässt sich mit Hilfe durchaus drohen: »Freundchen, dir werde ich helfen!« Für sie ist es alles andere als selbstverständlich, dass man es mit ihnen gut meint. Positive Affekte verunsichern, sind sie doch mit ihren dichotomen Erwartungsstrukturen von Täter und Opfer nicht vereinbar. Schon die Aussicht, sich an einer psychotherapeutischen Hilfekommunikation zu beteiligen, vermag den dissozialen Autonomiekonflikt zu aktualisieren. Schließlich begibt sich das Kind oder der Jugendliche in eine mehr oder weniger starke Abhängigkeit vom Therapeuten. Die Asymmetrie in der Machtverteilung zeigt sich schon darin, dass er es ist, der Termine festlegt, über den Beginn und das jeweilige Ende des Zusammentreffens entscheidet und die Regeln der Kommunikation bestimmt. Für den dissozial agierenden Patienten liegt es daher nahe, seinen Autonomiekonflikt vorzugsweise an solchen Themen abzuarbeiten.

6.3.2.4 Die ungesicherte Helferadresse

Die funktionale Analyse von Dissozialität vermag nicht nur die Probleme, die eine psychotherapeutische Intervention für die sich dissozial verhaltenden Kinder und Jugendlichen mit sich bringt, zu erhellen, sondern auch die störungsspezifischen Schwierigkeiten, die sich für die Psychotherapeuten bei der Arbeit mit dieser Klientel auftun. Mit Adressenproblemen haben es nämlich beide Teilnehmer dieser Hilfekommunikation zu tun: die Psychotherapeuten als Leistungserbringer wie auch die Patienten als Hilfeempfänger. So wird nicht nur der Erhalt von Hilfe von dem dissozialen Jugendlichen als Gefahr erlebt,

10 Kritisch ist allerdings die Nachhaltigkeit einer solchen Maßnahme. Schließlich können die Jugendlichen nicht erwarten, nie mehr in Situationen zu geraten, in denen sie sich etwas sagen lassen müssen. Insofern muss ein Transfer möglicher Lernfortschritte auf die Kommunikation »an Land« erfolgen.

sondern auch das Anbieten von Hilfe ist für die professionellen Helfer mit einem nicht unbeträchtlichen Risiko verbunden (vgl. Schleiffer 2008).

Dissoziale Klienten suchen die Adressierung durch ihre professionellen Helfer ebenso zu vermeiden, wie sie diese umgekehrt nicht adressieren wollen. Da eine Unterordnung unter Therapeuten mit dem schwachen Selbstwert nur schwer vereinbar ist, geraten Terminfragen zu Machtfragen. Der dissoziale Jugendliche reklamiert für sich mit einem Mal überraschende, allerdings auch wenig überzeugende Terminnöte. Gelingt es, sich auf einen Termin zu einigen, kann der Therapeut dennoch nicht sicher sein, seinen dissozialen Klienten zu diesem Zeitpunkt auch anzutreffen, stellt dieser doch souverän Vereinbarungen zur Disposition. Frei praktizierenden Psychotherapeuten drohen Einkommensverluste, welche die Motivation zur Übernahme der Therapeutenrolle bei dieser Klientel begrenzen. Die kollusive Einigung auf eine Verschiebung der Therapie auf einen unbestimmten Zeitpunkt bietet sich an. Dabei sollen der Hinweis auf die jederzeit mögliche Wiedervorstellung und das Aushändigen der Visitenkarte vor negativen Affekten aufseiten des Therapeuten bewahren. Mit dem für den dissozialen Patienten angestrebten Ziel einer Verselbstständigung lässt sich der Wunsch, ihn loszuwerden, rationalisieren. Schließlich hat man ja die Autonomie seines jugendlichen Patienten zu unterstützen, zumal er, wie es immer wieder heißt, »Experte in eigener Sache« sein soll.

Die professionellen Helfer wird die Nichtanerkennung als Helfer nur beschämen können. Der am Helfen gehinderte Helfer weiß nicht weiter und wird sich selbst hilflos vorkommen, kann er doch sein Hilfsangebot nicht »an den Mann oder die Frau bringen«. Schließlich bestimmt letztlich der Adressat darüber, ob eine Hilfekommunikation zustande kommt oder nicht. Dissoziale Klienten wissen diese Konstellation auszunutzen. Sie mögen sich nun stärker vorkommen, haben sie sich doch als einflussreich erwiesen. Die narzisstische Kränkung aufseiten des so verhinderten Helfers wird noch größer, wenn diese prekäre Kommunikation von anderen beobachtet wird wie etwa in sozialpädagogischen Institutionen oder Förderschulen.

6.3.2.5 Konfrontative Pädagogik

Angesichts einer nur ungesicherten Adresse als Helfer entsteht der Wunsch nach Sicherung der eigenen Helferadresse. Eine offenbar von professionellen Helfern in jüngster Zeit häufig genutzte Möglichkeit, die eigene Helferadresse zu sichern, besteht darin, dem Klienten die kommunikative Beteiligung aufzuzwingen. In einem solchen Fall setzt der Psychotherapeut dieselbe Problemlösestrategie ein wie sein Klient. In psychoanalytischer Begrifflichkeit lässt sich von einem Gegenagieren sprechen. Da körperliche Gewalt als symbiotischer Mechanismus[11] zur Sicherung einer in ihrer Reproduktion gefährdeten Kommunikation seit geraumer Zeit nicht mehr zur Disposition steht, muss zu diesem Zweck daher auf subtilere Methoden zurückgegriffen werden. Gemeint sind pädagogische Programme wie etwa das Anti-Aggressivitäts-Training (AAT) oder Anti-Gewalt-Training, die vor allem im Strafvollzug und in der stationären Jugendhilfe, aber auch im (sonder)schulischen Bereich angeboten werden. Von manchen Jugendgerichten wird die Teilnahme an solchen Trainingskursen geradezu routinemäßig den jugendlichen Delinquenten als Weisung erteilt.

Dass diese Programme bevorzugt unter der Bedingung der Unfreiwilligkeit eingesetzt werden, kann nicht verwundern, besteht doch für die dort tätigen Helfer ein besonders hohes Risiko, als Helfer nicht anerkannt zu werden. Schließlich dürfte ein unfreiwilliger Aufenthalt etwa in einer Haftanstalt oder in einer geschlossenen Heimeinrichtung die jede Kommunikation fundierende doppelte Kontingenz[12]

---

11 Die kommunikativen Funktionssysteme der Gesellschaft regulieren mithilfe »symbiotischer« Mechanismen ihr Verhältnis zur körperlichen Umwelt (Luhmann 1984, S. 337 ff.). Vor allem in Krisensituationen setzt Kommunikation auf den Körper und sichert so ihre Fortsetzung. »Solange du deine Füße unter meinen Tisch stellst, hast du zu gehorchen«, war die einschlägige pädagogische Formulierung, von der zumindest in früheren Zeiten verunsicherte Väter wenn nicht den Erfolg so doch zumindest die Fortsetzung der erzieherischen Kommunikation erhofften.

12 Kommunikation kommt nur zustande, wenn die Kommunikationsteilnehmer wechselseitig dem jeweils anderen zubilligen, seine Mitteilung kontingent handzuhaben, d. h. eine Wahl zu treffen.

erheblich einschränken. Der professionelle Helfer kann daher nie sicher sein, inwieweit es sich bei der Mitteilung seines Klienten, Hilfe erhalten zu wollen und sich an einem solchen Hilfeprogramm zu beteiligen, tatsächlich um eine kontingente Selektion, d. h. um eine Auswahl unter mehreren gegebenen Möglichkeiten handelt. Und wenn, lässt sich der Verdacht auf eine eher opportunistische Motivlage beim Klienten im Sinne eines »Anschleimens« kaum ausräumen. Ist schon eine Anerkennung als Helfer in solchen Institutionen nur schwer zu erwarten, so ermöglicht das Anti-Aggressivitäts-Training doch eine einseitige Beziehungsdefinition im Sinne einer Autorehabilitation des am Helfen gehinderten Helfers.

Aber auch vonseiten der Klientel dürfte Zustimmung zu erwarten sein, bedienen diese Programme doch die Erwartungen der zumeist männlichen Teilnehmer. Es etabliert sich eine gewaltorientierte Kollusion. Gerade aggressive Jugendliche laufen zudem anlässlich einer solchermaßen rigide strukturierten Kommunikation kaum Gefahr, in ihrer eingeschränkten Kompetenz bezüglich der Aufnahme und Verarbeitung sozialer Informationen überfordert zu werden. Sie werden vielmehr darin bestätigt, dass kommunikative Resonanz am ehesten durch den Einsatz von Gewalt zu erreichen sei.

Als theoretische Grundlage für diese Programme dient die bereits erwähnte sogenannte »konfrontative Pädagogik« (Weidner u. Kilb 2011), um die es zu einer polarisierten Auseinandersetzung kam.[13] Es ging um die kritische Nachfrage, ob das Anti-Aggressivitäts-Training (AAT) als eine moderne Form der »schwarzen Pädagogik« verstanden werden müsse. Schließlich droht, wenn auf pädagogischer und/oder therapeutischer Seite die eigene Beteiligung bzw. – psychoanalytisch ausgedrückt – die Gegenübertragung nicht ausreichend reflektiert wird, eine Eskalation der einschränkenden Maßnahmen mit in Extremfällen Übergängen hin zu einer »schwarzen Pädagogik«, deren letztlich menschenrechtswidrige Praktiken die deutsche Fürsorgeerzie-

13 Vgl. die Beiträge in Heft 4/2005 der Zeitschrift »Behindertenpädagogik«.

hung in Deutschland bis in die 1970er-Jahre prägten (Thiersch 2014). Seinerzeit dienten körperliche Züchtigungen, das Wegsperren in Isolierzellen oder auch Zwangsarbeit nicht zuletzt dem Ziel, die Adressierung in der erzieherischen Kommunikation im Sinne von symbiotischen Mechanismen zu sichern. Weiß man um die in der Regel durch Gewalterfahrungen geprägten Biografien der an solchen Programmen beteiligten Klientel, dann kann tatsächlich der Eindruck entstehen, »das Programm habe sich seinen Klienten assimiliert« (Winkler 2003).

Neben diesen störungsunspezifischen wie auch störungsspezifischen Problemen, die sich bei allen psychotherapeutischen Angeboten unabhängig vom jeweiligen Hilfeverfahren auftun, lassen sich auch verfahrensspezifische Besonderheiten anlässlich der Psychotherapie mit dissozialen Kindern und Jugendlichen beobachten. Bevor die systemische Psychotherapie ausführlich diskutiert wird, soll im Folgenden noch auf die beiden Verfahrenstypen eingegangen werden, die rein quantitativ das psychotherapeutische Angebot auch für dissoziale Kinder und Jugendliche dominieren dürften. Es sind dies neben den psychodynamisch orientierten vor allem verhaltenstherapeutische Verfahren.

6.4 Psychodynamische Psychotherapieverfahren

Die im Vorangegangenen aufgeführten grundsätzlichen Schwierigkeiten anlässlich der psychotherapeutischen Arbeit mit einer dissozialen Klientel machen sich bei der tiefenpsychogisch fundierten Therapie in besonderer Weise bemerkbar. Daher wird etwa die psychoanalytische Therapie für diesen Personenkreis zumeist als geradezu kontraindiziert angesehen. Vergegenwärtigt man sich die Funktion dissozialen Handelns, so wird man nicht überrascht sein, dass psychodynamisch orientierte Psychotherapieverfahren sich gerade mit Klienten oder Patienten schwertun müssen, die zur Problemlösung dissoziale Verhaltensweisen einsetzen. Gemeinsam ist den psychodynamischen Psychotherapieverfahren neben der Betonung der Rolle des Unbewussten bei der Pathogenese psychischer Störungen auch die Bedeutung, die der Beziehung zwischen dem Therapeuten und seinem Patienten für den Therapieerfolg beigemessen wird. So wurde die psychodynamische oder psychoanalytisch bzw. tiefenpsychologisch fundierte Psychotherapie vom Wissenschaftlichen Beirat Psychotherapie 2004 wie folgt definiert:

> »Die psychodynamische Psychotherapie gründet auf der Psychoanalyse und ihren Weiterentwicklungen. Die Behandlungsprinzipien der Psychodynamischen Psychotherapie bestehen in einer Bearbeitung lebensgeschichtlich begründeter unbewusster Konflikte und krankheitswertiger psychischer Störungen in einer therapeutischen Beziehung unter besonderer Berücksichtigung von Übertragung, Gegenübertragung und Widerstand. Dabei wird je nach Verfahren stärker im Hier und Jetzt oder im Dort und Damals gearbeitet, die Stundeninhalte sind je nach Verfahren strukturierter (Technik: Fokussierung) oder unstrukturierter (Technik: freie Assoziation), und der Therapeut greift jeweils auf eine stärker aktive oder eher zurückhaltendere Interventionstechnik zurück.«

Weiter heißt es dort: Bei der psychodynamischen Psychotherapie

> »handelt es sich um ein Verfahren, bei dem verschiedene Methoden und Techniken mit einem gemeinsamen störungs- und behandlungstheoretischen Hintergrund in verschiedenen Settings zur Anwendung gelangen«.

Folgt man der 1917 von Sigmund Freud geäußerten Einsicht, dass es letztlich für jeden Menschen eine Kränkung bedeute, den bedeutenden und bisweilen gar ausschlaggebenden Einfluss des Unbewussten auf das eigene Handeln anzuerkennen und somit zugeben zu müssen, letztlich doch nicht »Herr im seinem eigenen Haus« zu sein, so kann diese Einsicht für Personen, die gewohnt sind, viele ihrer Probleme im dissozialen Modus zu lösen, nur eine besondere narzisstische Kränkung bedeuten. Die Anerkennung des Einflusses des Unbewussten auf das eigene Handeln und Erleben setzt ein ausreichendes Vertrauen voraus als Voraussetzung dafür, nicht alles kontrollieren zu wollen. Dieses Vertrauen bringen dissoziale Kinder und Jugendliche gerade nicht auf. Auch für die therapeutische Beziehung gilt, dass sie nicht einseitig zu kontrollieren ist. Im Gegenteil ist diese Beziehung als asymmetrisch konfiguriert zu beschreiben. Dieser Umstand dürfte die therapeutische Beziehung, wie sie sich gerade in einer psychodynamischen Psychotherapie entwickelt, stärker prägen im Vergleich zu deren Ausgestaltung in verhaltenstherapeutischen Verfahren.

Die Patienten in einer psychodynamischen Therapie können bei der Gestaltung ihrer Beziehung zum Therapeuten nur auf die ihnen zur Verfügung stehenden Beziehungskonzepte zurückgreifen, die im prozeduralen Gedächtnis gespeichert und somit dem bewussten Zugriff erst einmal entzogen sind. Eine Aufklärung über Latenzen, d. h. über die unbewusste Motivation, kann kränkend sein, insbesondere dann, wenn ein scheinbar so selbstbewusstes und cooles Handeln das Selbst des Kindes oder Jugendlichen bestätigen soll. Diesem Risiko müssen sich aber dissoziale Jugendliche aussetzen, wenn sie den Kontakt zu einem Psychotherapeuten zulassen wollen. Agieren sie ihre narzisstische Wut aus, indem sie etwa ihre Therapeutin als »Labertante« abwerten, so müssen sie befürchten, dass diese sich ihrerseits vielleicht auch narzisstisch schadlos zu halten versucht, etwa mit einer Interpretation des vorgeblich souveränen delinquenten Handelns als »eigentlich« doch oral-bedürftig motiviert und damit letztlich kindlich und kindisch.

Die psychodynamischen Verfahren sind im Vergleich zu den behavioralen deutlich weniger strukturiert, dementsprechend auch weniger manualisierbar und insofern für den Klienten letztlich kaum vorhersehbar. Eine Sicherheit bezüglich der Adressierung, wie sie ein dissozial sozialisiertes Kind oder ein Jugendlicher durch sein rücksichtsloses Handeln zu erreichen sucht, lässt sich in der Psychotherapie einfach nicht erwarten, provozieren doch feindselige und aggressive Verhaltensweisen beim Therapeuten gerade nicht die erwarteten negativen Reaktionen. Aggressive Reaktionen vonseiten des Therapeuten etwa im Sinne von Strafen sind nicht zu erhoffen. Im Gegenteil muss der Jugendliche sogar erleben, dass er mit allem, was er vorbringt, Gehör findet. Dieses ungewohnte, erwartungswidrige Erleben kann nur verunsichern. Der dissoziale Patient fühlt sich ohnmächtig und hilflos, nicht ernst genommen, muss er doch seine früher selbstbestätigenden Strategien als wirkungslos, wenn nicht geradezu als dysfunktional erleben. Diese Unsicherheit könnte nur mit Vertrauen kompensiert werden. Daran fehlt es dissozialen Kindern und Jugendlichen aber. Als selbstbestätigende Handlung bietet sich dann neben einem Abbruch der Therapie eine Steigerung der Provokationen an, um doch noch die vertrauten Reaktionen erleben zu können. Schafft der Jugendliche es, seinen Therapeuten zu einer sanktionierenden Aktion zu verführen, kann er sich zum einen in der Richtigkeit seiner Erwartung bestätigt fühlen. Zum anderen darf er sich als einflussreich erleben, hat er doch seinen Therapeuten dazu gebracht, letztlich unprofessionell und damit schwach zu agieren. Das, was er bei sich selbst fürchtet, hat nun die erwachsene Person in ihrem Verhalten offenbart. In einem solchen Falle ließe sich vom Mechanismus der projektiven Identifikation sprechen, einer der Psychoanalyse wie auch der Pädagogik vertrauten Strategie, bei der eine Person einen mit dem eigenen Selbstbild inkompatiblen Selbstanteil abspaltet, ihn auf eine andere Person wie in diesem Fall auf den Therapeuten projiziert, um ihn dort gewissermaßen stellvertretend bearbeiten zu können in der Hoffnung, so den beschämenden, abgelehnten Selbstanteil loswerden oder zumindest wirkungsvoll kontrollieren zu können.

Es kann daher nicht überraschen, dass zwei Psychoanalytikern, die beide auf die ausgeprägten Vorbehalte ihrer jungen Klientel gegenüber Psychotherapie besondere Rücksicht genommen haben, eine besondere Expertise in der psychotherapeutischen Behandlung dissozialer Kinder und Jugendlicher zugesprochen wird, August Aichhorn und Fritz Redl. August Aichhorn (1887–1949), ein österreichischer Psychoanalytiker, setzte bei der Betreuung »verwahrloster« Kinder in der von ihm gegründeten Jugendhilfeeinrichtung im niederösterreichischen Oberhollabrunn sehr stark auf die kurative Wirkung einer vorhersehbaren, Halt gebenden Beziehung. Offenbar brauchten die Heimkinder von ihm keine Sanktionen zu befürchten. Ursächlich führte Aichhorn (1925) das dissoziale und delinquente Handeln auf den von den Kindern erfahrenen Mangel an Liebe zurück, den es vonseiten der Erzieher mit betonter Aufmerksamkeit und Zuneigung auszugleichen gelte. In Nachhinein lässt sich vermuten, dass Aichhorns

Konzept des Gewährenlassens auch an seine besondere Persönlichkeit gebunden war und dass daher die Ausführung dieses Konzeptes durch weniger charismatische Erzieher die Entstehung chaotischer Verhältnisse befürchten ließ. Jedenfalls musste die Einrichtung nach nur kurzem Betrieb von knapp zwei Jahren ihre Pforten schließen.

Ein ähnliches Schicksal war auch dem »Pioneer House« beschieden, einem inmitten eines Elendsviertels von Detroit gelegenen Erziehungsheim, dessen Konzept von dem aus Österreich emigrierten Psychoanalytiker Fritz Redl (1902–1988) maßgeblich entwickelt wurde. Auch diese Institution musste nach nur wenigen Jahren ihre Arbeit einstellen. Einem breiteren Leserkreis wurde Redl bekannt durch das zusammen mit David Wineman verfasste Buch *Kinder, die hassen* (Redl u. Wineman 1984), in dem die pädagogischen Behandlungsmethoden anschaulich beschrieben werden. Bei diesen tritt der Beziehungsaspekt weitgehend zurück zugunsten eines funktionalistischen Verständnisses der dissozialen Problematik. Das dissoziale und delinquente Verhalten der Kinder wird aus ich-psychologischer Perspektive als Ausdruck eines Zusammenbruchs des Kontrollsystems, d. h. als Ausdruck eines »kranken Gewissens« aufgefasst. Was dagegen ausgesprochen gut funktioniere, seien bisweilen geradezu scharfsinnige Abwehrmechanismen, welche als »Techniken des delinquenten Ichs« von den Kindern als Überlebensstrategie eingesetzt würden. Diese dissozialen Strategien werden ebenso wie die entsprechenden pädagogisch-therapeutischen Maßnahmen in einer medizinisch-technizistischen Metaphorik beschrieben, deren trivialisierende Konnotation dazu beitragen mag, bei der risikovermeidenden Klientel die Angst gegenüber therapeutischen Eingriffen überhaupt abzubauen. Beim »Life-Space-Interview« (Redl 1978, S. 48 ff.) handelt es sich um eine therapeutische Technik, welche alltägliche, in der Institution entstehende Konflikte zwischen dem Kind und seinen Erziehern nutzt, um dem Kind eine korrigierende emotionale Erfahrung zu ermöglichen. Korrigierend ist die Erfahrung insofern, als das Kind sich in seinen negativistischen Erwartungen enttäuscht erlebt, weil der Erzieher sich um ein Verständnis seines dissozialen Handelns bemüht und eben nicht strafend eingreift.

Bei der mentalisierungsbasierten Psychotherapie (MBT) handelt es sich um ein aktuelles psychodynamisches Verfahren, das von den britischen Psychoanalytikern Anthony Bateman und Peter Fonagy auf der Grundlage bindungstheoretischer Erkenntnisse entwickelt wurde. Gedacht war es ursprünglich für Patienten, die für gewöhnlich vom interpretativen Ansatz psychoanalytischer Prägung nicht profitieren können, wie vor allem Personen mit einer Borderline-Persönlichkeitsstörung (Bateman u. Fonagy 2014). Das manualisierte und inzwischen auch evaluierte Verfahren wurde an die Bedürfnisse auch weiterer Patientengruppen angepasst. Zudem wird es in verschiedenen Settings angeboten, so als Einzelpsychotherapie, als Gruppentherapie wie auch als Familientherapie. Es wurde jüngst von Svenja Taubner und ihren Mitarbeitern (2017) an die Bedürfnisse jugendlicher Patienten adaptiert, deren dissoziale Tendenzen sich immer wieder in aggressiven und autoaggressiven, selbstverletzenden Aktionen ausdrücken (vgl. Reiter et al. 2017).

Mentalisierung meint die Fähigkeit, bei anderen wie bei sich selbst mentale Akte wie Gedanken, Gefühle, Fantasien, Wünsche und Absichten wahrzunehmen und zuzuordnen. Diese Fähigkeit wird benötigt, um die Handlungen anderer Menschen zu erklären und vorherzusehen. Hierfür muss man einschätzen können, was die andere Person als gegeben ansieht, welche Annahmen sie ihrem Handeln zugrunde legt und was sie zu tun beabsichtigt. Von dieser Fähigkeit hängt mithin letztlich die soziale Kompetenz ab. Die Ergebnisse einer Reihe von Studien sprechen dafür, dass sicher gebundene Kinder schneller diese Mentalisierungsfähigkeit erwerben werden (Fonagy a. Target 1997). Die Tatsache, dass diese Kompetenz Voraussetzung für Empathie ist, d. h. für die Fähigkeit, sich in einen anderen Menschen einzufühlen und die Welt aus dessen Perspektive zu sehen, erklärt auch, dass sicher gebundene Kinder im Durchschnitt empathischer sind im Vergleich zu Kindern mit einer unsicheren Bindungsorganisation. Sicher gebundene Kinder haben von ihren feinfühligen Eltern gelernt, die Perspektive ihres Gegenübers einzunehmen und so dessen Bedürfnisse wahrzunehmen. Von ihren Eltern haben sie aber zudem übernommen, es bei dieser Einsicht nicht bewenden zu lassen, sondern das Verhalten auch an dieser Einsicht auszurichten. Solche Kinder fühlen mehr mit und zeigen sich schneller betroffen, wenn sie bemerken, dass eine andere Person sich nicht wohlfühlt oder gar leidet. Von ihnen ist in der Folgezeit dann auch eher ein altruistisches denn ein aggressives und die andere Person schädigendes Handeln zu erwarten (vgl. Mikulincer a. Shaver 2005).

Im Gegensatz zu den traditionellen psychodynamischen Verfahren ist es der mentalisierungsbasierten Psychotherapie weniger um die Vermittlung von Einsichten in biografisch bedingte Konflikte zu tun, sondern sie hat sich zum Ziel gesetzt, die Mentalisierungsfähigkeit zu erhöhen. In der Annahme, dass ein desorganisiertes Bindungskonzept den Erwerb der Mentalisierungsfähigkeit behindert, soll dieses Ziel erreicht werden durch das Angebot einer Beziehung zum Therapeuten mit bindungssicherer Beziehungsqualität, die es dem Patienten ermöglicht, die eigenen Gefühle wie auch die des jeweiligen Interaktionspartners möglichst genau wahrzunehmen. Dadurch lässt sich eine bessere Affektkontrolle erzielen.

6.5 Verhaltenstherapeutische Verfahren

Die Vorbehalte dissozialer Kinder und Jugendlicher, aber auch vieler Eltern gegenüber psychotherapeutischen Interventionen betreffen grundsätzlich alle Verfahren. Sie dürften sich allerdings bei den verhaltenstherapeutischen Psychotherapieverfahren weniger stark auswirken als bei den psychodynamischen Verfahren. Ein Grund für diese vergleichsweise bessere Adhärenz dürfte darin liegen, dass die verhaltenstherapeutischen Interventionen zumeist alltagsweltlicher und damit auch eher nachvollziehbar angeboten werden als psychodynamische Interventionen, insbesondere wenn Letztere sich den dem dissozialen Handeln zugrunde liegenden unbewussten Motiven zuwenden. Auch sind die theoretischen Konzepte des klassischen Konditionierens oder des operanten Konditionierens, auf denen die Verhaltenstherapie basiert, zumindest den Eltern aus ihrer erzieherischen Praxis bekannt. Insofern sind diese leichter verständlich. Allerdings besteht die Gefahr, dass die defizienzorientierte Rede etwa von »dysfunktionalen« Überzeugungen und Kognitionen die hilfeablehnende Einstellung bei den sich dissozial verhaltenden Klienten nicht unbedingt mindert, können sie sich doch im Vergleich zu ihrem Psychotherapeuten, der über ein überlegenes Wissen sogar darüber verfügt, wie man »funktional« zu denken und wahrzunehmen hat, nur als unschlau vorkommen. Verhaltenstherapeutische Interventionen gelten derzeit als Standard. Aber auch für die verhaltenstherapeutischen Psychotherapieverfahren gilt, dass sich die Ergebnisse der Evaluationsstudien insgesamt eher bescheiden ausnehmen.

Folgt man der im Vorangegangenen vorgeschlagenen funktionalen Analyse dissozialen Handelns, so muss sich die Frage stellen, ob Interventionen, die nach dem Prinzip des operanten Konditionierens eine Bestrafung bzw. - euphemistisch ausgedrückt - einen Verstärkerentzug einsetzen, von den sich deviant verhaltenden Kindern und Jugendlichen nicht doch auch als, wenn auch suboptimale, Belohnung wahrgenommen werden können, nämlich als eine Sicherstellung der erwünschten Adressierung. In einem solchen Fall würde das dissoziale Verhalten durch die Intervention unbeabsichtigt verstärkt. Um aber sicher sein zu können, dass das Kind oder der Jugendliche bei der Abwägung der Vorteile und Nachteile, die sein deviantes Handeln mit sich bringt, letztlich eindeutig zur erwünschten negativen Bewertung des devianten Tuns kommt und sich dann folgerichtig für eine nichtdeviante Verhaltensalternative entscheidet, mag es sich von therapeutischer Seite anbieten, die Bestrafungsreize zu intensivieren in der nicht unbegründeten Hoffnung, dass der dissoziale Klient seinen Einspruch gegen das ihm angebotene Therapieregime schließlich aufgibt. Allerdings muss in einem solchen Fall mit »kontraproduktiven« Lernvorgängen gerechnet werden, wenn der nunmehr fügsame junge Klient sich beschämt eingestehen muss, klein beigegeben zu haben. Dann mag er sich aufgerufen fühlen, künftig alles daranzusetzen, um sich nicht zu den »Losern«, sondern doch zu den Stärkeren zählen zu können. Hatte er bisher schon in seiner Familie wie auch in seiner

Gleichaltrigengruppe die Erfahrung gemacht, dass das Recht des Stärkeren gilt, so wird ihm die Gültigkeit dieser Regel anlässlich seiner Beteiligung an einer solchen therapeutischen Kommunikation bestätigt. Der Therapeut wird zum Modell, das zu imitieren ist.

Während bei Kindern die Methode des operanten Konditionierens nach wie vor hoch im Kurs steht, wird als Folge der sogenannten kognitiven Wende insbesondere bei der psychotherapeutischen Arbeit mit sich dissozial verhaltenden Jugendlichen die kognitive Verhaltenstherapie (CBT) angeboten. Dieses Verfahren zielt auf eine Veränderung der kognitiven Schemata, aber auch der sozioemotionalen Strategien, die zur sozialen Informationsverarbeitung, zum sozial-kognitiven Problemlösen wie zur Affektregulation eingesetzt werden (Sukhodolsky et al. 2016). Hat der betreffende Jugendliche in der Therapie gelernt, frustrierende Ereignisse nicht mehr wie gewohnt immer sofort einer anderen, als missgünstig verdächtigten Person ursächlich zuzuschreiben, dann sollte er auch nicht mehr so häufig Anlässe finden, sich in aggressive Auseinandersetzungen stürzen zu müssen. Zudem ließe sich auf diesem Wege der Jugendliche davon abhalten, allzu oft risikoträchtige Entscheidungen zu treffen.

Zur Verbesserung der Fähigkeit zum Belohnungsaufschub, die häufig bei sich dissozial verhaltenden Kindern und Jugendlichen eingeschränkt ist, lässt sich das Aufmerksamkeitstraining einsetzen (Murray et al. 2018). Bei diesem Verfahren handelt es sich um eine zentrale Behandlungstechnik der sogenannten metakognitiven Therapie, die von dem britischen Psychologen Adrian Wells ursprünglich zur Behandlung emotionaler Störungen entwickelt wurde (Fisher u. Wells 2015). Überschneidungen zur bereits erwähnten mentalisierungsbasierten Psychotherapie sind bei diesen kognitiven Verfahren nicht zu übersehen. Gemeinsam ist beiden Verfahren eine defizienzorientierte Sichtweise insofern, als die Beobachtungen der sich dissozial verhaltenden Jugendlichen als dysfunktional, verzerrt, eben als Ausdruck eines kognitiven Defizits negativ konnotiert werden und ihre Funktion, wenn überhaupt, nur wenig Beachtung findet.

6.6 Mehrpersonentherapien

Bevor auf die systemische bzw. die systemtheoretisch fundierte Praxis mit dissozialen Kindern und Jugendlichen eingegangen wird, sollen im Folgenden unterschiedliche Ansätze familientherapeutischen Arbeitens im Hinblick auf den therapeutischen Umgang mit Dissozialität skizziert werden.

Die Etablierung der systemischen Therapie lässt sich als Resultat zweier ineinander verflochtener Entwicklungslinien beobachten[14]. Zum einen kam es zu Veränderungen im Setting, weg von einem fast ausschließlichen individualtherapeutischen Arbeiten hin zu einer flexibleren Handhabung des therapeutischen Angebots, das dann unterschiedliche Settings ermöglichte, so unter anderem die Beteiligung von Familienmitgliedern wie bei der Familientherapie. Zum anderen kam es zu einer Weiterentwicklung der theoretischen Grundlagen von Psychotherapie, erforderte doch die veränderte therapeutische Praxis auch konzeptionelle Anpassungen.

Wie bereits in Kapitel 2 ausgeführt, lässt sich die Entwicklung dissozialen Verhaltens in aller Regel bis in die Kindheit zurückverfolgen. Dies ist auch der Fall bei Personen, denen die Diagnose einer Psychopathie als der schwersten Form einer dissozialen Störung attestiert wird (vgl. Waller a. Hyde 2018). Bedenkt man die herausragende Bedeutung negativen, ineffizienten Erziehungsverhaltens der Eltern innerhalb des Ursachenbündels für dissoziale Verhaltensweisen bei Kindern, dann liegt es nahe, deren Eltern am therapeutischen Prozess zu beteiligen oder gar die präventiven und therapeutischen Bemühungen vorrangig an die Eltern zu adressieren. Es verwundert daher nicht, dass es bei den verhaltenstherapeutischen wie auch bei den psychodynamischen Verfahren gleichermaßen zu einer Erweiterung des Settings hin zur Einbeziehung der Eltern kam. Während anfangs mit

14 Bezüglich ausführlicher Darstellungen zur Geschichte der (systemischen) Familientherapie sei verwiesen auf die Arbeiten etwa von Kriz (2009), von Schlippe u. Schweitzer (2016, S. 29 ff.) oder Levold (2014).

den Eltern und den Kindern noch getrennt gesprochen wurde, erwies es sich bald schon aus rein praktischen Gründen als naheliegend, die Arbeit mit dem Kind wie auch die mit seinen Eltern zusammenzufassen im Sinne einer Familientherapie.

6.6.1 Elterntraining

Insbesondere im Falle dissozialer Tendenzen bei jüngeren Kindern ist ein Elterntraining mit dem Ziel einer Veränderung des Erziehungsverhaltens dann indiziert, wenn die Eltern nicht imstande sind, ihr schon vom Temperament her schwieriges Kind angemessen zu erziehen. Bei ungefähr 10 % aller Kinder handelt es sich um solche Kinder mit einem sogenannten schwierigen Temperament. Bei diesen Kindern müssen die Eltern damit rechnen, dass ihre Erziehungsaufgabe sich besonders schwierig gestaltet. Sind sie hierauf nicht ausreichend vorbereitet, dann besteht die Gefahr, dass sich ihr Kind dissozial sozialisiert. Um einer solchen Entwicklung vorzubeugen, können sich die Eltern unterstützen lassen durch ein Elterntraining auf verhaltenstherapeutischer Basis. Auch wenn diesbezügliche Programme sich überwiegend an die Eltern jüngerer Kinder richten, gibt es sie ebenfalls für Eltern von Jugendlichen (Kliem, Aurin u. Kröger 2014). Ziel dieser Programme ist es, die Eltern zu einem kohärenteren Erziehungsverhalten anzuleiten, sie zu motivieren, ihren Erziehungsstil zu ändern, auf harte Erziehungsmethoden zu verzichten und im Umgang mit ihrem Kind statt auf Strafen, mit denen sie ungewollt das aggressive und/oder dissoziale Verhalten noch verstärken, auf positive Rückmeldung zu setzen und auf diese Weise konsequent und vorhersehbar bei den Kindern ein prosoziales Verhalten zu unterstützen.

Gerade bei den Eltern sich dissozial entwickelnder Kinder dürfte zumindest zu Beginn der therapeutischen Bemühungen das Einbeziehen des sogenannten Index-Patienten, mithin des Kindes, nützlich sein. Eine ausschließlich elternbezogene Beratung oder gar Therapie könnten die Eltern nämlich sonst vornehmlich als Kritik auffassen und gekränkt die Beratung oder Therapie vorzeitig beenden. Insofern erscheint es ratsam, die Rolle des kindlichen Index-Patienten auszunutzen, ohne allerdings das Kind auf diese Rolle zu fixieren, was eine iatrogene Eskalation der dissozialen Problematik bedeuten würde.

Über die Wirksamkeit dieser Elterntrainingsprogramme besteht noch keine Einigkeit. Erwartungsgemäß sollen die Erfolgsaussichten bei jüngeren Kindern deutlich besser sein. Allerdings ist auch eine recht hohe Abbruchrate zu verzeichnen (vgl. Lehmkuhl et al. 1998). Führt man sich die Risikofaktoren für eine dissoziale Entwicklung vor Augen, dann wird man die Erfolgsaussichten dieser Form von Elternarbeit auch kaum überschätzen. Nicht überraschen kann der Befund, dass gerade diejenigen Eltern, die die meisten Risikofaktoren aufweisen, nur ein geringes Problembewusstsein zeigen und daher am wenigsten motiviert und zu motivieren sind, sich einem solchen, durchaus anspruchsvollen Programm zu unterziehen. Von Eltern, die von vornherein schon ein eher geringes Interesse für die Belange ihres Kindes aufbringen, wird man kaum erwarten dürfen, dass sie sich bereitwillig einem solchen Trainingsprogramm unterziehen. Schließlich implizieren der Vorschlag zur Teilnahme an einer solchen Maßnahme und die Annahme eines solchen Angebots die Feststellung bzw. das Eingeständnis eines mehr oder weniger großen Defizits in Sachen elterlicher Erziehungskompetenz. Insbesondere von Eltern, die selbst dissoziale Züge aufweisen, sind aber weder ein Problembewusstsein noch eine kooperative Einstellung zu erwarten.

6.6.2 Familientherapien

Auch vonseiten psychodynamisch orientierter Psychotherapeuten wurde schon seit Langem eine Einbeziehung der Eltern in die Therapie gerade jüngerer Kinder für wichtig erachtet. So lässt sich der Begründer der Bindungstheorie, John Bowlby, zu den Pionieren der Familientherapie zählen, praktizierte er doch bereits während seiner Tätigkeit in der Tavistock-Klinik in London eine damals neue Behandlungsmethode mit gemeinsamen Therapiesitzungen von Kindern und ihren Eltern. Wie bereits erwähnt, kann die bindungstheoretisch inspirierte mentalisierungsbasierte Psychotherapie (MBT-F) auch im familientherapeutischen Setting durchgeführt werden (Asen a. Fonagy 2012).

Diese veränderte Praxis musste konzeptionelle Änderungen nach sich ziehen. Diese drückten sich aus in neuen Ansätzen von Familientherapie wie auch in der Entwicklung einer systemischen bzw. systemtheoretisch fundierten Psychotherapie als einer eigenständigen Form von Psychotherapie. Im Unterschied sowohl zu den verhaltenstherapeutischen als auch zu den psychodynamisch orientierten Psychotherapieverfahren, bei denen die Entwicklung vom Einpersonensetting hin zum Mehrpersonensetting und insbesondere hin zur Familientherapie vonstattenging, verlief die Entwicklung im Falle der systemischen Therapie genau umgekehrt. Lange Zeit wurde systemische Therapie mit Familientherapie gleichgesetzt. Inzwischen ist systemische Therapie auch in Form einer Individualtherapie durchaus eine Option. Verantwortlich für diese Verzögerung war eine ungenaue wie unpraktische Definition von System bzw. von Systemelementen. Definiert man nämlich als Elemente eines Systems Menschen bzw. Personen, dann hat man es bei Systemen ausschließlich mit sozialen Systemen zu tun. Folglich kann systemische Therapie dann ausschließlich als Gruppentherapie oder eben als Familientherapie stattfinden. Orientiert man sich dagegen an der Systemtheorie, wie sie von Niklas Luhmann entworfen wurde, dann wird man Kommunikationen als basale Elemente sozialer Systeme definieren.

Dass es sich bei Psychotherapie, gleich nach welchem Konzept verfahrend und in welchem Setting stattfindend, um Kommunikation handelt, ist selbstverständlich. So wird auch anlässlich einer Individualtherapie, der es um ein Verständnis der mentalen Akte als der basalen Elemente des psychischen Systems zu tun ist, ebenso kommuniziert wie anlässlich einer Familientherapie. Während die familientherapeutische Kommunikation bevorzugt die kommunikativen Prozesse thematisiert, sind in einer Individualtherapie primär die psychischen Vorgänge von Interesse, auch wenn - wie gerade bei den psychodynamischen Verfahren - familiäre Prozesse regelhaft zum Thema werden, wenn es gilt, die Genese der psychischen Störung zu verstehen.

Bestimmen diese gar den Therapieverlauf, ließe sich von einer individualtherapeutischen Familientherapie sprechen.

6.6.2.1 Pioniere der Familientherapie in Deutschland: Horst-Eberhard Richter und Helm Stierlin

Die Entwicklung der Familientherapie im deutschsprachigen Raum wurde maßgeblich geprägt durch zwei psychoanalytisch ausgebildete Psychiater, *Horst-Eberhard Richter* (1923–2011) sowie *Helm Stierlin* (*1926). In seinen beiden Büchern »Eltern, Kind, Neurose« (1963) sowie »Patient Familie« (1970) verband Richter die soziologische Rollentheorie mit dem psychoanalytischen Konzept der Abwehrmechanismen praxisnah miteinander. Demnach bestimmen auch affektive Bedürfnisse der Eltern die Rolle des Kindes in der Familie. So können Eltern in Abhängigkeit vom Ausmaß eigener ungelöster Konflikte bestrebt sein, unbewusst

> »dem Kind eine Rolle vorzuschreiben, die vorzugsweise ihrer eigenen Konfliktentlastung dient« (Richter 1963, S. 16).

Beschrieben werden unterschiedliche Rollen, die das Kind zugewiesen bekommt und die es übernimmt, etwa die Rolle eines Substituts einer anderen Person oder die eines Substituts für einen Aspekt des eigenen oder auch des elterlichen Selbst. So kann dem Kind etwa die Rolle eines anderen Familienmitgliedes zugeschrieben werden. Im Falle guter Eigenschaften wird dieser Vorgang klinisch nur dann relevant, wenn das Kind hierdurch überfordert wird, beispielsweise wenn es nach den Plänen der Eltern nach dem Ableben des Vaters den elterlichen Familienbetrieb übernehmen soll, hierzu aber entweder nicht willens oder nicht geeignet ist.

Auch kann dem Kind eine Eigenschaft oder eine Verhaltenstendenz zugeschrieben werden, die ein Elternteil bei sich ablehnt. Das wären z. B. dissoziale Verhaltensweisen wie Lügen oder Stehlen. Übernimmt das Kind diese Zuschreibung, weil sich die Kommunikation um gerade diese Themen als besonders anschlussfähig erweist, dann eröffnet sich dem betreffenden Elternteil die Möglichkeit, sich selbst als strafender oder auch gütiger, jedenfalls als normkonformer Elternteil zu profilieren. Das Kind dagegen wird auf die Rolle des ausgestoßenen Sündenbocks oder schwarzen Schafes verwiesen. Das Kind, das die von den Eltern abgewehrten Seiten übernimmt und stellvertretend auslebt, gibt diesen damit auch Gelegenheit, sich ihrerseits von solchen devianten Tendenzen zu distanzieren. Indem sie ihr Kind kritisieren und strafen, sind die Eltern dennoch »nahe dran« an solchen verpönten, nichtsdestotrotz aber auch anregenden oder gar faszinierenden Handlungsweisen. Insofern können sie ihre devianten und dissozialen Tendenzen in einem gewissen Maße ausleben. Gleichzeitig bestätigt das Kind mit seinem dissozialen Tun ihnen ihre elterliche Rechtschaffenheit.

Wird eine kollusive Partnerbeziehung, d. h. eine Partnerschaft, bei der beide Partner kollusiv miteinander verbunden sind, durch eine Trennung oder Scheidung beendet und besteht bei einem oder beiden Partnern weiterhin das Bedürfnis nach einem kollusiven Partner, dann kann es geschehen, dass das Kind nun die Rolle des kollusiven Partnersubstituts übernimmt (vgl. mit einer ausführlichen Fallbeschreibung: Schleiffer 1994). In einem solchen Fall übernimmt das Kind beide Rollen, die Richter (1963) getrennt beschrieben hat, die Rolle eines Substituts für einen Partner sowie die Rolle eines Substituts für einen Aspekt des elterlichen Selbst. Das Kind wird von seinem anwesenden Elternteil genauso beobachtet und - negativ - bewertet wie der nunmehr abwesende Elternteil. So heißt es etwa, dass der Sohn sich »genauso asozial wie sein Vater« verhalte oder dass »der Apfel nicht weit vom Stamm fällt«. Da das Kind von dem ihm verbleibenden Elternteil existenziell abhängig ist, wird es ihm schwerfallen, sich gegen diese Rollenzuschreibung und -zumutung erfolgreich zu wehren.

Richters Rollenmodell weist Ähnlichkeit auf mit dem Delegationsmodell von Helm Stierlin (1978), dem anderen deutschen Pionier familientherapeutischer Interventionen, der die psychoanalytische Perspektive durch eine systemtheoretische ergänzte bzw. ersetzte. Demnach kommt der Delegation eine Entlastungsfunktion bei psychischen Problemen der Eltern zu. So braucht sich etwa ein Vater mit seinen eigenen dissozialen Tendenzen nicht mehr zu beschäftigen, wenn sein Sohn diese für ihn gewissermaßen stellvertretend auslebt und so den Gewissenskonflikt des Vaters erleichtert, diesen von Schuldgefühlen ob früherer »Jugendsünden« entlastet. In dieser systemischen Perspektive lässt sich das dissoziale Verhalten insofern positiv konnotieren, als das Kind einen durchaus positiv zu bewertenden Beitrag zum Wohl seiner Familie leistet.

Zudem prägt bei dissozialen Kindern und Jugendlichen immer wieder der Beziehungsmodus der Ausstoßung (Stierlin 1975, S. 81 ff.) die Familiendynamik. Angesichts der häufig zu beobachtenden Gleichgültigkeit und des Desinteresses der Eltern den Kindern gegenüber macht es für die betroffenen Kinder oder Jugendlichen buchstäblich Sinn, wenn sie von zu Hause weglaufen in der Hoffnung, mit diesem devianten Handeln für Sorgen sorgen zu können, um so herauszufinden, ob sie nicht vielleicht doch vermisst werden. Dissoziales Handeln lässt sich auch als eine »zentrifugale Konfliktlösungsstrategie« beschreiben, die von Adoleszenten eingesetzt wird, wenn es gilt, die altersangemessene Aufgabe der Loslösung von den Eltern anzugehen (Stierlin 1975, Kap. 4).

Helm Stierlin war es auch, der maßgeblich den Import der Familientherapie aus den USA, wo sie in den 50er-Jahren des vorigen Jahrhunderts hauptsächlich aus versorgungspraktischen Gründen und anfangs ohne explizite theoretische Fundierung entwickelt wurde (Kriz 2009), in den deutschsprachigen Raum beförderte. So machte er die deutschsprachige Szene mit dem von Ivan Boszormenyi-Nagy entworfenen Multigenerationenkonzept vertraut. Nach diesem Konzept, dessen pekuniär-ökonomische Metaphorik geradezu nostalgische familienhistorische Vorstellungen einer mehrgenerationalen, unter einem Dach lebenden Großfamilie impliziert (Schleiffer 1982), wird die Familiendynamik gestaltet durch intragenerationale und mehr noch durch intergenerationale Loyalitätsbeziehungen. So fühlen sich Kinder verpflichtet, die von den Eltern erhaltene Versorgung diesen später zu vergelten, um so ihr Schuldkonto ausgleichen zu können. Familiäre Konflikte verweisen in dieser Perspektive auf eine unausgeglichene Bilanz des Gebens und Nehmens zwischen den Generationen. Familientherapie vermag dann dieses »Schuldkonto« auszugleichen und so das Bedürfnis nach Gerechtigkeit zu befriedigen (Boszormenyi-Nagy u. Spark 1981).

Frau N., eine unglücklich verheiratete Mutter zweier Söhne im Alter von 8 und 10 Jahren, stellte den 8-jährigen Peter in der kinderpsychiatrischen Sprechstunde wegen dessen Verhaltensauffälligkeiten zu Hause wie auch in der Schule vor. Dort sei der Junge nach Angaben der Lehrerin nur schwer dazu zu bewegen, das zu tun, was ihm aufgetragen wurde. Er sei widersetzlich und störe. Vonseiten der Grundschule sei bereits mit der Sonderschulüberprüfung gedroht worden. Auch zu Hause gebe es dauernd Streit. Er höre einfach nicht. Auf die Hilfe ihres Mannes könne sie nicht zurückgreifen. Der halte sich raus und mache ihr stattdessen Vorwürfe, sich nicht durchsetzen zu können. Frau N. berichtete, dass ihre jüngst verstorbene Mutter ihr ein großes Vorbild sei. Diese habe sich buchstäblich jeden Bissen vom Mund abgespart, damit ihre 11 Kinder genug zu essen gehabt hätten. Mit Tränen in den Augen bekannte Frau N., dass sie es sich schon immer vorgenommen habe, es ihrer Mutter nachzutun. Das sei aber nicht mehr möglich, nachdem es bei der Geburt von Peter zu Geburtskomplikationen gekommen sei, die eine Gebärmutterentfernung haben notwendig werden lassen. Die Interpretation vonseiten des Psychotherapeuten, dass sie ihrer Mutter gegenüber kein schlechtes Gewissen zu haben brauche, da sie es ja mit einem ausgesprochen erziehungsschwierigen Jungen zu habe, der gewissermaßen mehrere Kinder »aufwiege«, führte bei Frau N. zu einer deutlichen Beruhigung, zumal Peter im weiteren Verlauf der Therapie friedlicher wurde.

6.6.2.2 Strukturelle Familientherapie (Salvador Minuchin)

Die strukturelle Familientherapie ist mit dem Namen Salvador Minuchin (1977) verbunden. In der Annahme, dass Verhaltensauffälligkeiten ursächlich auf strukturelle Mängel, insbesondere auf eine zu schwache Ausprägung der Grenzen zwischen den familiären Subsystemen, zurückzuführen seien, ist der Familientherapeut bestrebt, mit durchaus direkten Interventionen eine bessere Funktion der Grenzen zu erreichen. Die intrafamiliären Grenzen sollten weder zu rigide noch zu diffus sein und somit solche Familienbeziehungen ermöglichen, die sich auf einer Skala zwischen den Polen »verstrickt« und »losgelöst«

im mittleren Bereich beschreiben lassen. Minuchin selbst arbeitete anfangs in New York mit verwahrlosten Kindern und ihren Familien. Angesichts ausbleibender Erfolge seiner familientherapeutischen Bemühungen mit dieser schwierigen Klientel soll er sich später vornehmlich einer anderen Klientel zugewandt haben, nämlich Familien mit einem »psychosomatisch« erkrankten Mitglied. Er wurde denn auch weithin bekannt durch die Berichte über seine familientherapeutische Arbeit mit Familien magersüchtiger Mädchen, einer Gruppe von Patientinnen, die sich schon von ihrer familiären Herkunft deutlich unterschieden haben dürften von den früheren Klienten der New Yorker Ghetto-Familien.

Der 20-jährige Markus befindet sich seit Längerem in psychiatrischer bzw. psychotherapeutischer Betreuung. Im Alter von 15 Jahren weigerte er sich, die Schule zu besuchen. Stattdessen hielt er sich in seinem Zimmer auf, machte die Nacht zum Tag und tyrannisierte den Rest der Familie. Die Eltern hatten inzwischen jeglichen Einfluss auf Markus verloren. Nur selten verließ der Junge sein Zimmer, um dann mit seiner Mutter im Wald spazieren zu gehen oder um an einer Tankstelle alkoholische Getränke einzukaufen, die er in großen Mengen konsumierte. Aus Angst, dass ihr Sohn sich etwas antun könnte, wagte die Mutter nicht einzugreifen. Auch der Vater resignierte, zumal er sich von seiner Frau nie unterstützt fühlte. Eine stationäre psychiatrische Behandlung wegen des Verdachts auf eine beginnende Psychose führte zu keiner grundlegenden Verhaltensänderung. Nach annähernd drei Jahren der Schulverweigerung nahm Markus wieder den Schulbesuch auf. Es gelang ihm, nach nur einem Jahr das Abitur erfolgreich zu absolvieren und mit einem Studium in einer benachbarten Großstadt zu beginnen. Markus entwickelte nun eine Angstsymptomatik im Sinne einer sozialen Phobie. Über mehrere Monate war für ihn ein Besuch der Vorlesungen unmöglich. Auch für Fahrten mit öffentlichen Verkehrsmitteln benötigte er intensive Ermutigung.

Wegen ihrer Sorgen mit Markus verzichtete die Mutter weitgehend darauf, eigene Interessen verfolgen. Sie berichtete, dass sie selbst in ihrer Adoleszenz an einer Magersucht erkrankt sei. Die Essensproblematik habe sie seinerzeit ohne professionelle Hilfe selbst überwunden. Die Beziehung zu ihrer Mutter verblieb bis zu deren Tod überaus gespannt und ambivalent. Der Mutter fielen die Parallelen mit ihrer gegenwärtigen Beziehung zu Markus selbst auf. Sie begrün-

dete denn auch ihre Unfähigkeit, sich gegenüber ihrem Sohn durchsetzen zu wollen und zu können, mit der Furcht, sie könne in ihrem Verhalten ihrer Mutter zu sehr ähnlich werden.
Erst spät »gestand« Markus seinem Psychotherapeuten, dass er mit Beginn der Pubertät von seinen Mitschülern »gemobbt« worden sei. Während Markus den Psychotherapeuten über seine neuen alters- und entwicklungsangemessenen Aktivitäten informierte, berichtete die Mutter hingegen über eine Zunahme an regressiven Verhaltensweisen. So benötige Markus zum Einschlafen immer wieder ihre Anwesenheit. Es dauerte recht lange, bis die Mutter sich überzeugend erfreut über die »Fort-Schritte« äußern konnte.

6.6.2.3 Strategische Therapie (Jay Haley)

Auch bei der von Jay Haley (1977) entwickelten sogenannten strategischen Therapie wird nicht explizit versucht, ein als pathologisch erachtetes Interaktionsmuster zu verändern. Angestrebt wird in erster Linie die Veränderung von Familienstrukturen in der Annahme, dass es nicht ausreiche, lediglich mit dem jugendlichen Familienmitglied zu arbeiten, da dieser nach seiner Rückkehr in die Familie doch wieder zu seinen alten Verhaltensweisen zurückfinden werde. Insofern habe nicht die einzelne Person, sondern die gesamte Familie als Adressat der therapeutischen Bemühungen zu gelten. Dementsprechend finden bei dieser Therapierichtung individuelle Probleme wenig Beachtung. Ein sich dissozial verhaltendes Kind oder der Jugendliche erhält die Bezeichnung »Indexpatient«, da er auf ein generelles Familienproblem hinweise. Auch bei dieser Form der Therapie wird direktiv vorgegangen. So wird den Familienmitgliedern vorgeschrieben, wie sie sich zu verhalten haben. Dies kann in Form sogenannter paradoxer Verschreibungen geschehen, wobei bei diesem Vorgehen in der Familie bestehende oppositionelle Tendenzen gegenüber therapeutischen Vorschriften und Empfehlungen ausgenutzt werden. Der Psychotherapeut jedenfalls fühlt sich verantwortlich, andere Personen zu verändern. Delinquentes Handeln im Allgemeinen und Drogenmissbrauch im Speziellen werden in Verbindung gebracht mit Problemen, die sich für die Familie auftun, wenn die Ablösung eines adoleszenten Mitglieds ansteht. Dementsprechend kommt den Therapeuten die Aufgabe zu, die Eltern darin zu unterstützen, ihr adoleszentes Kind zum Verlassen der Familie zu ermutigen.

6.6.2.4 Multisystemische Therapie

Wegen der ihnen gemeinsamen pragmatischen Ausrichtung kommen der strukturelle und der strategische Ansatz von Familientherapie häufig in Kombination zum Einsatz. Neben der multisystemischen Therapie (MST) gibt es inzwischen einige sogenannte »Trademark«-Verfahren (Retzlaff u. von Sydow 2015), bei denen Praktiken aus unterschiedlichen Verfahren zu umfangreichen Paketen zusammengefasst werden. Für Familien mit sich dissozial verhaltenden Kindern werden angeboten die strategische Kurzzeit-Familientherapie (Szapocznik et al. 2012), die funktionale Familientherapie (Robbins et al. 2016) oder die multidimensionale Familientherapie, die von Howard Liddle entwickelt wurde, der sich seinerseits von Minuchin hat inspirieren lassen (Liddle 2016). Da die multisystemische Therapie (MST) wohl das prominenteste Beispiel einer »Trademark-Therapie« darstellt, das zudem auch im deutschsprachigen Raum breit rezipiert wird (Henggeler et al. 2012; Eigenheer et al. 2016), soll auf dieses Verfahren im Folgenden näher eingegangen werden.

Bei der *multisystemischen Therapie*, von Scott Henggeler in den USA entwickelt, handelt es sich um ein lizenziertes und in Teilen auch manualisiertes Programm, das individualtherapeutische Interventionen der kognitiven Verhaltenstherapie und sozialpädagogische Interventionen mit Methoden der strategischen und strukturellen Familientherapie verbindet. Dieses zeitlich limitierte Verfahren ist außergewöhnlich aufwendig. So suchen etwa die Familientherapeuten mehrmals in der Woche die betreffende Familie auf. Das MST-Team verpflichtet sich, der betreffenden Familie rund um die Uhr mit Rat und Tat für eine Krisenintervention zur Seite zu stehen. Dieses Verfahren nennt sich insofern multisystemisch, als nicht nur das psychische System individualtherapeutisch betreut wird, sondern zudem mehrere soziale Systeme und ihre Kontexte berücksichtigt werden, etwa die Schule, der Arbeitsplatz, der Sportverein oder die Familie der Großeltern. Ob sich dieses Verfahren gerade in Anbetracht seiner Aufwendigkeit als Therapiemethode der Wahl wird etablieren können, ist derzeit noch offen. So gibt es eine Reihe von Evaluationsstudien mit guten Ergebnissen, auch wenn sie zumeist von den Verfassern selbst im Sinne einer Selbstevaluation durchgeführt wurden. Zudem gibt es nichtamerikanische Studien, deren Ergebnisse für eine Anwendbarkeit der MST auch außerhalb der USA sprechen (Rehberg, Fürstenau u. Rhiner 2011). Allerdings konnten diese Resultate in einer jüngst veröffentlichen englischen Studie nicht repliziert werden (Fonagy et al. 2018). Im Vergleich zur Standardversorgung von Patienten mit dissozialer Problematik erbrachte die multisystemische Therapie weder im akademischen noch im psychopathologischen Bereich bessere Resultate.

Die Tatsache, dass bei der multisystemischen Therapie eine Reihe von Techniken aus Verfahren mit ganz unterschiedlichen theoretischen Konzepten zur Anwendung kommen, muss die Frage aufwerfen, wie sich eine mögliche Wirksamkeit dieser Interventionsform erklären ließe. Die Antwort auf diese Frage steht noch aus. Als ein bedeutsamer Prädiktor für den Therapieerfolg wurde die Manualtreue genannt, d. h. die möglichst genaue Anwendung des Therapiemanuals seitens des Therapeuten. Demnach spielen

> »die Stringenz, mit der das manualisierte Therapieprogramm implementiert wird, und die Treue der Therapeuten zum Manual eine entscheidende Rolle« (Rhiner et al. 2011).

Geht man davon aus, dass die geforderte Manualtreue nicht nur ökonomisch begründet ist – schließlich ist der Erwerb der MST-Lizenz mit nicht unerheblichen Kosten bzw. Einnahmen verbunden –, dann sollte es sich bei dieser »Treue« seitens der Therapeuten um einen Faktor handeln, der zu den sogenannten kommunalen Wirkfaktoren von Psychotherapie zu zählen ist, d. h. zu solchen Wirkfaktoren, die unabhängig von der jeweiligen Therapiemethode und -technik für den Erfolg aller unterschiedlichen Formen von Psychotherapie verantwortlich zu machen sind. Muss der Therapeut feststellen, dass seine Bemühungen von keinem Erfolg gekrönt werden, dann bietet sich eine entlastende, externale Kausalattribution für diesen Misserfolg an: Die Verfasser des Manuals tragen die Schuld.

Diesen allgemeinen Wirkfaktoren von Psychotherapie dürfte gerade bei der Behandlung einer dissozialen Klientel eine besondere Bedeutung zukommen. So bedarf es angesichts der bei dieser immer wieder zu beobachtenden hilfeaversiven Einstellung in besonderem Maße eines stabilen »Standings« und einer guten Arbeitsmoral aufseiten des Therapeuten. Der Therapeut bedarf einer Sicherheit bietenden Institution, mit der er sich verbunden und an die er sich gebunden fühlen darf, durchaus in einem bindungstheoretischen Sinne. Hier bieten das hohe Niveau der Organisation und der Vernetzungsgrad der MST-Therapeuten ein überaus attraktives Angebot. Das Manual kann die Sicherheit vermitteln, derer es bedarf, um sich mit einer solchen nicht unbedingt kooperativen Klientel zusammenzutun. So fungieren die Supervisoren als Bindungsfiguren. Auch vermag das zur Verfügung stehende Manual vor Zweifeln an der eigenen Kompetenz zu bewahren anlässlich von Misserfolgen, mit denen bei der Arbeit mit einer solchen Klientel klugerweise zu rechnen ist. Die Ursache für ein Ausbleiben von Therapieerfolgen trotz »Manualtreue« lässt sich dann auch leicht external attribuieren, entweder auf die Klienten oder auf die internationalen Spezialisten, die dieses Manual verfasst haben. Ein weiterer Wirkfaktor lässt sich benennen: MST ist ein ungewöhnlich intensives, aufsuchendes Therapieangebot. Die Adressierung aller Familienmitglieder, aber auch die Wertschätzung des therapeutischen Teams durch Klienten mit dissozialer Problematik ist sicher garantiert. Für die meisten Familien wie auch die Therapeuten dürfte dies eine neue Erfahrung bedeuten. Der folgende Fallbericht aus England kann dies veranschaulichen (verfügbar unter: http://www.mstuk.org/what-mst/case-study, [25.2.2018], Übers.: R. S.):

Für den 13-jährigen A. wurde von der Jugendfürsorge (»Social Care«) eine multisystemische Therapie (MST) beschlossen. Für alle Kinder der Familie gab es bereits Kinderschutzpläne. Überdies hatte die Familie schon eine Reihe anderer Hilfen erhalten. A.'s Mutter leidet an Diabetes und Depressionen. Es fällt ihr schwer, ihren Kindern Grenzen zu setzen. Mehr als hundert Mal wurde bereits bei der Polizei bezüglich eines Kindes eine Vermisstenanzeige aufgegeben. Daher wurde als Hauptziel der MST-Intervention vereinbart, dass A. vier Wochen lang auf ein Weglaufen verzichtet und pünktlich nach Hause kommt. Die MST-Therapeutin erkannte, dass die Mutter die Kinder nur wenig beaufsichtigte und kontrollierte. Daher wurde gemeinsam ein Plan dafür erstellt, wie Pünktlichkeit zu erreichen sei und was für Folgen es hätte, wenn die Jungen nicht nach Hause kommen sollten. Auch wurde klar, dass es an Informationen darüber mangelte, wohin die Jungen gehen, was es nötig werden ließ, sich bereits vor ihrem Weggehen darüber zu informieren, wohin sie sich aufmachten, was sie machten, mit wem sie zusammen waren und wann sie wieder zu Hause sein würden. Es wurden Konsequenzen vereinbart für den Fall, dass die Jungen zu spät nach Hause kämen. Zudem wurde der Umgang der Mutter mit ihrer Zuckerkrankheit dadurch verbessert, dass mit dem Hausarzt darüber gesprochen wurde, welche Faktoren sie davon abhielten, ihren Diabetes gut einzustellen. Wichtigste Ergebnisse am Ende der MST-Intervention waren, dass A. über 14 Wochen nicht mehr über Nacht wegblieb, dass er fast immer abends pünktlich nach Hause kam und dass er nun regelmäßig die Schule besuchte, von der es überdies sehr gute Rückmeldungen gab.

6.7 Systemische Praxis

Dass in ein »strukturdeterminiertes« System, d. h. in ein System, das selbst und nur selbst darüber bestimmt, wie es auf seine Umwelt reagiert, nicht instruktiv interveniert werden kann, gehört zu den kanonischen Grundannahmen der systemtheoretisch fundierten Psychotherapie. Dennoch oder gerade deswegen muss sich die Frage stellen, wie sich die Wirksamkeit der gerade angeführten familientherapeutischen Verfahren unter einer systemtheoretischen Perspektive erklären lässt, insbesondere wie sich diese Verfahren mit dem Autopoiese-Konzept der modernen Systemtheorie überhaupt vereinbaren lassen. Schließlich geht es bei diesen familientherapeutischen Verfahren doch ganz gezielt darum, Familiensysteme von außen zu steuern und zu beeinflussen.

Systemtheoretische wie auch kybernetische Bezüge finden sich in familientherapeutischen Ansätzen schon seit den 1950er-Jahren. Als besonders einflussreich erwies sich das kybernetische Konzept einer durch Feedback-Prozesse gesicherten Homöostase, das explizit von der sogenannten Mailänder Schule übernommen wurde (Selvini Palazzoli et al. 1981). Aus einer solchen Perspektive lässt sich dissozialen Verhaltensauffälligkeiten die Funktion zuschreiben, die homöostatische Balance zwischen den Familienmitgliedern sowohl inter- als auch intragenerational aufrechtzuerhalten.

Mit der Hinwendung von der Kybernetik 1. Ordnung zur Kybernetik 2. Ordnung richtete sich das Interesse hinfort weniger auf Erhaltungs- denn auf Veränderungsprozesse. Damit einher ging eine Rezeption konstruktivistischer Ideen, die recht eigentlich die »Geburtsstunde der systemischen Therapie und Beratung markierte« (Levold 2014, S. 49). Den Begriffen Beobachter, Beobachtung oder Interpunktion wurde ein zentraler Stellenwert eingeräumt. So ist etwa für einen außenstehenden Beobachter nicht einfach zu entscheiden, welche Interpunktion er vornehmen soll, wenn er etwa über aggressive Auseinandersetzungen zwischen einem strengen Vater und seinem nicht willfährigen Sohn informiert wird. Während der Vater auf seine elterliche Verpflichtung zum Erziehen verweist, mag der Sohn sein renitentes Handeln mit der Notwendigkeit zur Selbstverteidigung gegenüber den geradezu freiheitsberaubenden Maßnahmen des Vaters entschuldigen. Insofern reklamiert jeder der beiden Interaktionsteilnehmer für sich einen lediglich reaktiven und damit auch gerechtfertigten oder zumindest entschuldbaren Part in diesem rückgekoppelten Prozess. Diese sich widersprechenden selbstreferenziellen Markierungen des Kommunikationsprozesses bergen denn auch ein hohes Konfliktpotenzial.

Wenn schon jede Beobachtung grundsätzlich kontingent, d. h. auch anders möglich ist, dann kann auch der therapeutisch tätige Beobachter für sich nicht beanspruchen, das einzig richtige oder gar wahre Beobachtungsergebnis zu liefern. Vielmehr wird er sich selbst als Beobachter 2. Ordnung zu beobachten haben, wie er anlässlich der Kommunikation mit seiner Klientel beobachtet und weshalb er gerade diese und nicht eine andere Unterscheidung seinen Beobachtungen zugrunde legt. Damit wird er zwangsläufig als Beobachter zu einem Teil des Systems. Die Wirkungen seiner Interventionen lassen sich daher auch nicht mehr seiner Expertise allein zuschreiben. Auch wenn damit die Chancen für den Erhalt narzisstischer Gratifikationen geringer ausfallen dürften, so kann dieser Sachverhalt im Falle nicht ganz auszuschließender unerfreulicher Therapieverläufe doch auch durchaus tröstlich sein.

Fällt es bezüglich der im Vorangegangenen besprochenen Therapieverfahren schon schwer genug, sich auf eine einvernehmliche Definition zu einigen, scheint dies bei der systemischen Therapie noch schwieriger oder gar unmöglich zu sein. So lässt sich streiten, ob es »die« systemische Psychotherapie gibt, zumal der Begriff »systemisch« inzwischen zu einem recht unscharfen Modebegriff geworden ist, der mit seiner Verbreitung und Popularisierung immer mehr an inhaltlicher Bedeutung eingebüßt haben dürfte (Levold 2014, S. 46). Auch die Definition von systemischer Therapie als einer Form von Therapie, die systemtheoretisch begründet bzw. fundiert ist, hilft nicht unbedingt weiter, gibt es doch Systemtheorien unterschiedlicher Provenienz wie etwa eine mathematische, biologische, psychologische oder auch soziologische Systemtheorie. Die naheliegende zynische Definition, wonach Systemtherapie das sei, was Systemtherapeuten eben tun, verspricht ebenfalls keinen Ausweg. Schließlich gehen Systemtherapeuten bezüglich der von ihnen eingesetzten Therapietechniken doch typisch eklektizistisch vor. Es verwundert daher auch nicht, dass anstelle einer Definition mit der »systemischen Haltung« (Barthelmess 2016) für die Verwendung eines zugestanden recht weichen Unterscheidungsmerkmals plädiert wird, einer Haltung,

> »die auch in theoretischen Fragen die Wertschätzung von Unterschieden betont und insofern mit einer toleranten, eher großzügigen Rezeptionskultur verbunden ist« (Levold 2014, S. 46).

Im Folgenden wird die differenztheoretische Systemtheorie luhmannscher Prägung als Referenztheorie für eine sich als systemisch verstehende Psychotherapie verwendet. Dabei sollen die diversen in der systemischen Psychotherapie eingesetzten Methoden auf das der funktionalen Analyse zugrunde liegende Schema Problem/Problemlösung bezogen werden. In der systemtherapeutischen Praxis mit Kindern und Jugendlichen, die sich dissozial verhalten, kommen dieselben systemtheoretischen Prinzipien und Methoden zur Anwendung wie bei anderen psychiatrisch relevanten Problem/Problemlösungs-Konstellationen auch. Insofern geht es in der systemischen Therapie mit dieser Klientel nicht unbedingt um störungsspezifische Themen. Allerdings lassen sich Themen oder Themenkomplexe beschreiben, die mit Dissozialität häufig verbunden sind und die sich daher als störungsaffin bezeichnen lassen. Die folgenden Ausführungen wollen auf dem Hintergrund einer funktionalen Analyse dissozialen Verhaltens den Blick für solche »störungsaffinen« Probleme schärfen, die Therapeuten bei ihrer Arbeit mit dieser Klientel zu erwarten haben, und auch Anregungen liefern für Interventionen, die der Lösung dieser Probleme dienen können.

6.7.1 Auftragsklärung

Der erste Schritt auch in der systemischen Psychotherapie ist eine möglichst eindeutige Auftragsklärung. Es muss geklärt werden, wer bei dieser Unternehmung was, warum und von wem will. Der Nutzen der Therapie hängt in hohem Maße davon ab, ob diese Auftragsklärung gelingt. Nicht selten lässt sich im Falle eines Scheiterns der therapeutischen Bemühungen im Nachhinein konstatieren, dass dieses Scheitern vorprogrammiert war, weil zwischen den Klienten und dem Therapeuten keine belastbare Übereinkunft hinsichtlich der Ziele der Therapie erzielt werden konnte. Als weiteres Ziel der Erstgesprächsphase, das mit der Auftragsklärung einhergeht, ist die Entwicklung einer förderlichen therapeutischen Beziehung zwischen dem Klienten, sei dies eine Einzelperson oder eine Familie, und dem Therapeuten zu nennen. Auch wenn diese beiden Ziele sich immer wieder wechselseitig bedingen, sollen sie zumindest aus analytischen Gründen separat betrachtet werden. Schließlich macht die Rede von therapeutischer Beziehung nur Sinn, wenn tatsächlich auch eine Psychotherapie stattfindet.

Psychotherapie als eine besondere Form der Hilfekommunikation kommt nur zustande, wenn eine Person, d. h. der Klient bzw. Patient, einem professionellen Helfer den Auftrag erteilt zu helfen. Wie bereits ausgeführt, tun sich Kinder oder Jugendliche, die sich dissozial verhalten, schwer, einen solchen Auftrag zu erteilen. Handelt es sich um ein Kind, dann darf der Psychotherapeut erwarten, dass er von dessen Eltern einen Therapieauftrag erhält. Aber auch in einem solchen Fall empfiehlt es sich für den Therapeuten, die Erteilung dieses Hilfeauftrags und die Inanspruchnahme durch die Eltern eines sich dissozial verhaltenden Kindes bzw. Jugendlichen vorsichtig, »mit gesunder Skepsis« als zumindest ambivalent zu bewerten.

Angesichts des häufig ausgesprochen hohen Konfliktniveaus in Familien mit einem sich dissozial verhaltenden Kind oder Jugendlichen sollte es nicht verwundern, wenn der Psychotherapeut sich mit unterschiedlichen und gar mit sich scheinbar ausschließenden Aufträgen konfrontiert sieht. Durchaus geläufiges Beispiel wäre der Wunsch seitens der Eltern, der Therapeut möge sie, die Eltern, darin unterstützen, ihren renitenten Sohn von der Notwendigkeit zu überzeugen, sich an die Regeln zu halten, vor allem abends rechtzeitig ins elterliche Haus zurückzukehren und morgens die Schule aufzusuchen, während der Sohn, sich über das kleinliche, kleinmachende, jedenfalls nervende Verhalten seiner Eltern echauffierend, nur den Wunsch äußert, die Eltern sollten ihn einfach in Ruhe und ihn »sein Ding machen« lassen. Er wisse schon, was er zu tun habe. Bei einer solchen konfliktuösen Ausgangslage tut sich für den Therapeuten das Problem auf, wie es ihm gelingen kann, die für Systemtherapie konstitutive Maxime von Neutralität und Allparteilichkeit zu erfüllen. Auch in einem solchen Fall kann sich eine funktionale Analyse des unbotmäßigen Verhaltens des Jugendlichen etwa als ein notgedrungen harscher Versuch, sich von den Eltern abzulösen, als hilfreich erweisen. Erlebt sich der Jugendliche so ernst genommen, wird es ihm eher möglich sein, seinen Eltern die ihnen gebührende Rolle von sorgenden Aufsichtspersonen zuzubilligen. Reziprok hierzu mögen sich die Eltern motivieren lassen, ihren Sohn bei der schwierigen Aufgabe der Loslösung zu unterstützen, indem sie ihm Verselbstständigungsaufgaben stellen. Jedenfalls sollte eine Akkordierung der jeweiligen Anliegen als Basis für eine dann einverständliche Auftragsklärung möglich sein.

Probleme bei der Klärung der Aufträge finden sich immer wieder in der Kinder- und Jugendhilfe wie generell im System der Sozialen Arbeit. Hier bleibt es häufig unklar, wer von wem überhaupt etwas will. Die diesbezügliche Klärung mag auch von professioneller Seite als zu riskant vermieden werden aus der Angst heraus, es mit allzu belastenden Affekten von Scham, Wut und Trauer zu tun zu bekommen, die zum Abbruch der Therapie führen könnten. Daher wird das Nachfragen, wird die Reflexion verweigert. Stattdessen wird agiert und aufseiten der professionellen Helfer »gegenagiert«. Letztere verleugnen so ihre Gefühle von Unsicherheit und Hilfsbedürftigkeit, die durch die ihnen seitens ihrer Klientel vorenthaltene Anerkennung provoziert werden. Auch in dieser Situation zeigt es sich, dass die professionellen Helfer keineswegs frei sind. Sie haben nämlich zu helfen. Bekommen sie hierzu keine Gelegenheit, werden sie dies schnell als Ausdruck eigenen Versagens werten. Verschärft wird dieses Problem dadurch, dass den professionellen Helfern zusätzlich die nicht minder bedeutsame Kontrollfunktion zukommt. Der Helfer hat die Familie oder den Jugendlichen auch zu kontrollieren. Hierfür muss er den Kontakt suchen. Er muss kommunizieren. Das schafft Abhängigkeit. Wichtig ist nicht nur, dass der Helfer für sich selbst akzeptiert, in welchem Spannungsfeld zwischen Hilfe und Kontrolle er sich zu bewegen hat, sondern dass er über seinen Umgang mit dieser Problematik Rechenschaft ablegt und dies transparent kommuniziert.

Dennoch ist nicht auszuschließen, dass die professionellen Helfer in dem Sachverhalt, in der Hilfekommunikation nicht adressiert zu werden, überhaupt kein Problem erkennen. Statt diesen belastenden Zustand zu reflektieren, gehen sie dann zum Tagesgeschäft über und tun so, als ob sie helfen würden. Nun könnte man für einen solchen Fall mit Bedauern zur Kenntnis nehmen, dass die angestrebte Hilfeleistung unterbliebe und dass der Hilfemaßnahme leider kein Erfolg beschieden sei. Einer solch benignen Einschätzung ist aber nicht ohne Weiteres zuzustimmen. Die Teilnahme an einer solchermaßen verzerrten Hilfekommunikation dürfte sich für die Klientel nämlich nicht nur als nicht hilfreich erweisen. Vielmehr kann sie sich durchaus als schädlich und entwicklungshemmend auswirken. Diese Kommunikation erinnert an die bekannte Doublebind-Situation, welche gekennzeichnet ist zum einen durch widersprüchliche Botschaften auf den unterschiedlichen Kommunikationsebenen und zum anderen durch ein Verbot oder die Unmöglichkeit, diese Widersprüchlichkeit zu reflektieren. Gerade ein Zwangskontext erschwert es, diesen Widerspruch reflexiv aufzulösen.

Durchaus zu Recht verweisen die dissozialen Jugendlichen darauf, dass diese Hilfegespräche nicht auf ihre Initiative hin stattfinden. Sie demonstrieren ihr Desinteresse an dieser Unternehmung und lehnen jegliche Verantwortung für ein Gelingen dieser Kommunikation ab. Stattdessen reklamieren sie für sich höchstens die Rolle eines »Besuchers« im Sinne der Kliententypologie de Shazers (1989, S. 101 ff.; Rotthaus 2015a, S. 141), mithin die Rolle eines eher unbeteiligten und unmotivierten Beobachters, jedenfalls einer Person, die um Hilfe gerade nicht nachsucht. Zudem können die Jugendlichen das Beziehungsangebot ihrer Helfer als »Gelabere« abtun und versuchen, ein solches Angebot ins Lächerliche zu ziehen, dies möglichst noch publikumswirksam, wird doch der Affekt der Scham durch die Präsenz von Zuschauern verstärkt. In einem solchen Fall kommt es darauf an, wie der Helfer selbst mit dieser brisanten Situation umgeht und ob und inwieweit er sich dem Kränkungsrisiko aussetzt. Sicherlich wäre es ungünstig, ließe er sich als Helfer abwehrlos kränken. Dann verbliebe ihm nur ein Rückzug, legt doch der Affekt der Scham eine solche Reaktion nahe. Stattdessen kommt es darauf an, dass er seinem Klienten die Chance bietet, am eigenen Beispiel modellhaft den Umgang mit negativen Affekten zu erproben. Dies ist allerdings nur dann möglich, wenn der Helfer diesen Affekt sich erst einmal selbst zugesteht. Nur dann kann sie ihrem Klienten beispielhaft zeigen, wie mit diesem selbstwertdeprimierenden Gefühl umzugehen ist. Zudem ließe sich etwa mit einem Verweis auf den eigenen Supervisionsbedarf die Bedeutung kollegialer Hilfe für den Erhalt des narzisstischen Gleichgewichts überzeugend vermitteln.

Insofern ist eine dissoziale Klientel in besonderer Weise darauf angewiesen, dass ihre professionellen Helfer diese problematische Situation reflektieren und damit zur eigenen Reflexion anregen. Diese sollten am eigenen Beispiel zeigen, wie mit den Problemen von Unsicherheit und Nichtwissen, von riskanter und riskierter Adressabilität umzugehen ist. Insbesondere ein gekonnter Umgang mit schmerzhaften Affekten, etwa mit der Beschämung angesichts der eigenen Nichtadressierung als Helfer sollte hilfreich sein.

Nicht »Coolness« wäre demnach ein Zeichen für die allseits angestrebte Professionalität, sondern ein gekonnter, reflektierter Umgang mit Affektivität. Sollte es sich dann trotzdem herausstellen, dass eine unverzerrte und einvernehmliche Hilfekommunikation nicht zustande kommt, und vermag der Therapeut keine Klärung der Frage »Wer will was von wem und warum?« zu erreichen, gelingt es ihm also nicht, sich als hilfreicher Helfer zu etablieren, dann wäre die Entscheidung zum Abbruch der therapeutischen Bemühungen eine rationale und professionelle Entscheidung, die den Abwehrmechanismus einer nachträglichen Rationalisierung entbehrlich machen würde. Die Einstellung der Hilfekommunikation wäre mit einem professionellen Selbstverständnis sozialer Helfer durchaus zu vereinbaren und müsste auch nicht mit moralistischen Manövern verdeckt werden (vgl. Fuchs 2005). Somit wäre auch

> »die Entscheidung, zu helfen oder nicht zu helfen, nicht Sache des Herzens, der Moral oder der Gegenseitigkeit, sondern eine Frage der methodischen Schulung und der Auslegung des Programms« (Luhmann 1975, S. 143).

Helfen wie auch das Annehmen von Hilfe sind mithin riskant. Der professionelle Helfer sollte daher nicht davon ausgehen, dass sein Hilfeangebot von seinem Klienten ohne Weiteres gewürdigt wird. Vielmehr muss er damit rechnen, dass ihm schon die gute Absicht abgesprochen wird. In einem solchen Fall bietet es sich an, das letztlich beiden Kommunikationspartnern gemeinsame Hilfeproblem zu thematisieren. Je nach kognitivem Reifegrad, intellektueller Ausstattung und Reflexionsvermögen der Klientel kann sich der Hinweis auf das auch aufseiten des Therapeuten bestehende Hilfeproblem als hilfreich erweisen. So kann dieser seinen Klienten um Hilfe bitten, nämlich ihm dabei zu helfen, helfen zu können. Er mag dabei betonen, wie schlecht er sich fühlt, wenn ihm vonseiten des Jugendlichen oder seiner Familie keine Gelegenheit gegeben wird, sich als Helfer beweisen zu können, der »einen guten Job macht«. Am eigenen Beispiel zeigt er, welche Auswirkungen eine solche kommunikative Adressenverweigerung haben kann. Der Therapeut sollte sich seine Abhängigkeit von seinem Klienten eingestehen können und gewissermaßen am eigenen Beispiel zeigen, wie damit umzugehen ist.

Ziel sollte es sein anzuerkennen, dass Helfen eine riskante Kommunikationsform ist und dass insofern eine misstrauische und hilfeaversive Einstellung keineswegs als irrational abgewertet werden sollte. In der Therapie macht es Sinn, die »guten Gründe« für eine misstrauische Haltung gegenüber Hilfe zu eruieren. Da Vertrauen grundsätzlich nicht »besser« sein kann als Misstrauen, kann es nur darum gehen, den Jugendlichen zu ermutigen, das unbestreitbare Risiko einzugehen, sich als Hilfesuchender in eine gewisse Abhängigkeit zu begeben. Völlige Unabhängigkeit lässt sich schließlich nie erreichen. Vielmehr gibt es immer nur einen besseren oder schlechteren Umgang mit Abhängigkeit. Nach Bowlby kennzeichnet eine wirklich selbstsichere Person die

> »Fähigkeit, vertrauensvoll auf andere zu bauen, wenn es die Gelegenheit erfordert, und zu wissen, auf wen zu bauen angemessen und richtig ist« (Bowlby 1976, S. 410).

Allerdings lässt sich nicht bestreiten, dass ein überwiegendes oder habituelles Misstrauen die Lebensfreude sehr reduziert. Insofern ist ein Mindestmaß an Vertrauen erstrebenswert. Vertrauen lässt sich allerdings nicht fordern oder gar verschreiben. Sogenannte vertrauensbildende Maßnahmen können jedenfalls nur Misstrauen erwecken.

Auch im Familiengespräch macht es Sinn, das Thema Hilfe und Helfen anzusprechen. Zu fragen wäre etwa, ob und wie etwa die Eltern zu verstehen geben, dass sie Hilfe benötigen bzw. diese Hilfe auch erwarten. Oder: Wer tut sich leicht bzw. schwer, um Hilfe zu bitten?

Besonders deutlich nehmen sich die Schwierigkeiten aus, eine eindeutige, handlungsanleitende Auftragsklärung zu erreichen, wenn die Therapie in einem Kontext der Unfreiwilligkeit stattfindet bzw. stattfinden soll.[15]

6.7.2 Therapie unter Bedingungen der Unfreiwilligkeit

Psychotherapie mit einer dissozialen Klientel findet ausgesprochen häufig unter Bedingungen der Unfreiwilligkeit statt. Schließlich suchen diese Kinder und Jugendlichen kaum jemals einen Psychotherapeuten aus eigenem Antrieb auf. Daher handelt es sich in der Regel um sogenannte »geschickte« Patienten, etwa wenn ihnen vom Jugendgericht die Bewährungsauflage gestellt wurde, sich einer Psychotherapie ihrer Drogenproblematik zu unterziehen. Dass in einem solchen Fall die primäre Motivation für den Kontakt mit dem Psychotherapeuten darin besteht, den sonst fällig werdenden Gefängnisaufenthalt zu vermeiden, steht außer Frage. Dieses Motiv ist ohne Weiteres nachvollziehbar und auch nicht kritikwürdig, impliziert doch der Zwangskontext erst einmal den verständlichen Wunsch, dass sich zumindest die Wohnverhältnisse durch eine Inhaftierung nicht ändern. Ob darüber hinaus noch eine weitergehende Motivation besteht, an den Lebensumständen etwas zu verändern, muss erst einmal dahingestellt bleiben. Auch macht es einen bedeutsamen Unterschied, ob diese Therapie etwa als Individualtherapie in einem Heim der öffentlichen Erziehungshilfe stattfindet oder bei einem niedergelassenen Kinder- und Jugendlichenpsychotherapeuten.

Es bietet sich an, bezüglich der Kontextmerkmale Zwang oder Freiwilligkeit von einem Kontinuum auszugehen, ist doch »die Idee der reinen Freiwilligkeit [...] offensichtlich eine Illusion« (Rotthaus 2015b, S. 160). So dürfte auch oder gerade ein hoher Leidensdruck,

15 An dieser Thematik lässt sich veranschaulichen, dass es sich bei der »Kontextsensibilität« um einen zentralen Begriff der systemischen Theorie und Therapie (Lieb 2011) handelt.

den sich die meisten Psychotherapeuten für ihre Klientel bzw. für sich selbst wünschen, nicht unbedingt als Indiz für Freiwilligkeit oder gar Willensfreiheit taugen. Überdies stellt ja schon jede Familientherapie zumindest für die jüngeren Familienmitglieder auch eine Zwangsveranstaltung dar. Sich nicht daran zu beteiligen dürfte ihnen schon aufgrund ihres Alters schwerfallen. Die Beteiligung am Erziehungssystem der Familie ist schließlich nur bedingt freiwillig. Letztlich ist erzieherische Kommunikation an einen mehr oder weniger deutlich artikulierten Zwangskontext gekoppelt. Es ist gerade dieser, der es manchen Kindern erst ermöglicht, sich mit dissozialen Mitteln gegen ihn aufzulehnen. Aber auch viele ältere Kinder und Jugendliche, bei denen der Einsatz physischer Zwangsmittel nicht mehr praktikabel ist, dürften sich eher aus Opportunitätsgründen, d. h. um eine weitere Eskalation der häuslichen Streitigkeiten zu vermeiden, bereit erklären, zur Therapie »mitzukommen«. Sie leisten dann versteckten Widerstand nach dem Motto »Dann komm ich halt, sag aber nichts« (Liechti 2009).

Steht eine Familientherapie an, muss sich die Frage stellen, inwieweit den Eltern eine Freiwilligkeit unterstellt werden darf, sich einer solchen Maßnahme zu unterziehen. Rein formal tun sie dies schon aus eigenem Antrieb. Sie fühlen sich nichtsdestotrotz in einer Zwangslage und erleben sich nicht selten von ihrem sich dissozial verhaltenden Kind regelrecht vorgeführt. In einem solchen Fall mögen sie dies ihrem Kind als Akt der familiären Illoyalität verübeln. Das wiederum ermöglicht dem Kind, seine Loyalität unter Beweis zu stellen, indem es eine Teilnahme an den Familiengesprächen verweigert und mit diesem Therapieboykott seine Eltern aus dieser Zwangslage befreit.

6.7.2.1 Therapie unter Auflagen

Insbesondere wenn es eine *explizit formulierte Auflage* gibt, sich einer Psychotherapie zu unterziehen, dann mag aufseiten des Jugendlichen leicht der ängstigende Verdacht aufkommen, dass die künftige Therapie gewissermaßen unter Aufsicht stattfinden soll. Aber auch der Psychotherapeut mag unsicher sein, wer ihn eigentlich beauftragt hat. Sollte er vom Klienten keine explizite Beauftragung erhalten, dann liegt es nahe, dass er sich von der Behörde, etwa vom Jugendamt oder der Jugendgerichtshilfe, beauftragt erlebt und letztlich diese Institutionen als eigentliche Klienten ausmacht, zumal er verpflichtet ist, der Behörde zumindest Mitteilung darüber zu machen, ob eine Therapie stattgefunden hat oder nicht.

Anlässlich einer solchen Therapie unter Aufsicht muss auch damit gerechnet werden, dass sich die Art, wie sich die Eltern in der Therapie geben, mehr oder weniger stark davon unterscheidet, wie sie sich zu Hause verhalten. Der Familientherapeut sollte sorgsam darauf achten, dass das Kind oder der Jugendliche hinreichend Gelegenheit erhält, seinen Loyalitätsverpflichtungen zu seiner Familie nachzukommen und nicht etwa allzu offen und »authentisch« die intime familiäre Kommunikation auszubreiten. Unter Umständen muss das Kind oder der Jugendlich nämlich dann seine in der therapeutischen Situation praktizierte Offenheit im Nachhinein im häuslichen Kontext »ausbaden«. Um eine solche Komplikation zu vermeiden, empfiehlt es sich für den Therapeuten, darauf zu achten, wie sich die Familienmitglieder wechselseitig beobachten und wie sie ihr Verhalten bewerten. Gegebenenfalls muss daran erinnert werden, dass es durchaus sinnvoll ist, »Familiengeheimnisse« zu wahren. Diese Probleme gilt es jedenfalls in der Therapie anzusprechen.

Ein Zwangskontext wirft die Frage der Therapiemotivation auch auf der Seite des Psychotherapeuten auf. Es lässt sich leicht vorstellen, dass sich seine Motivation, sich mit einem solchen nicht überzeugend motivierten Klienten zu beschäftigen, in Grenzen hält. Wie bereits erwähnt, impliziert gerade der Zwangskontext für den Psychotherapeuten das nicht unbeträchtliche Risiko, als Helfer nicht anerkannt zu werden. Inwieweit es ihm gelingt, dies auszuhalten, hängt von vielen kontextuellen Faktoren ab, unter anderem von persönlichen Faktoren wie Kränkbarkeit und Frustrationstoleranz, von der Qualität seiner Ausbildung, aber auch vom institutionellen Kontext, der bisweilen von den professionellen Helfern als Zwangskontext erlebt werden kann, der von ihnen eher Kontrolle als Hilfe verlangt.

Dass sich ein therapeutischer Erfolg kaum erwarten lässt, sollte bei dem rein formal um Hilfe ersuchenden Klienten tatsächlich keinerlei Motivation bestehen, etwas an seiner Situation zu verändern, erscheint unmittelbar einleuchtend. Allerdings muss der Therapeut seinem Klienten die Kontextsensibilität zubilligen, auf allzu klar formulierte Veränderungserwartungen erst einmal mit »Irritation, Scham, Angst und Ärger bis hin zum offenen Widerstand« (Wahlster 2014) zu reagieren. Daraus auf ein gänzliches Fehlen jeglicher Motivation zu schließen, könnte sich jedoch als vorschnell erweisen. Motivation und Kooperationsbereitschaft sind keine unveränderlichen Größen und lassen sich durchaus auch positiv beeinflussen.

Die hier vorgestellte funktionale Analyse bietet jedenfalls Verständnis für die begrenzte bis fehlende Therapiemotivation von Jugendlichen an. Geht man davon aus, dass die sich dissozial verhaltenden Kinder und Jugendlichen um die auch für sie selbst nachteiligen Auswirkungen ihres Tuns wissen und diese Nachteile zugunsten des damit angestrebten Beweises der eigenen Autonomie gewissermaßen billigend in Kauf nehmen, dann lässt sich eine Beteiligung an einer Therapie zumindest nicht ohne Weiteres erwarten. Eine solche könnte als Zeichen einer fremdbestimmten Unterwerfung aufgefasst werden. Zudem könnte den Kindern und Jugendlichen der Gesichtsverlust in ihrer Peer Group drohen, sollte diese davon erfahren. Weiß man um die Relevanz der Reputation bei den Gleichaltrigen gerade in der Adoleszenz, dann verbietet sich der umstandslose Schluss auf eine fehlende Motivation. Fragt man nämlich dissoziale Jugendliche, ob sie mit ihrer Lebenssituation glücklich seien, wird diese Frage, zumindest nach einer gewissen Zeit des Kennenlernens und des Vertrauenfassens, eindeutig verneint. Es scheint mithin weniger die fehlende Motivation das Problem zu sein als die mit der Psychotherapie verbundene Unsicherheit und Angst.

Um beim Klienten die Therapiemotivation zu fördern, die sich dann für ihn selbst auch motivierend auswirken dürfte, muss der Therapeut zuallererst versuchen, die bestehenden Hindernisse für das Wirksamwerden einer Therapiemotivation bei seinem Klienten zu verstehen, um dann mit diesem zusammen die diesbezüglichen Hypothesen durchzusprechen. Als nützlich hat sich dabei der Hinweis darauf erwiesen, dass ein ängstliches Vermeiden von Gesichtsverlust kaum zum überzeugenden Autonomiebeweis für sich selbst wie für die Gleichaltrigen taugen könne, sondern vielmehr Abhängigkeit signalisiere.

Zeigt sich der Jugendliche trotzdem nicht konziliant, dann mag der Therapeut vielleicht mit seiner Bitte Erfolg haben, »den Eltern zuliebe« mitzumachen und einfach nur zuzuhören, was die Erwachsenen so bereden. Auch kann ein Appell an das Mitleid für die in den Augen des Kindes nur peinlichen, aber schließlich objektiv doch leidenden Eltern angezeigt sein. Zuletzt kann sich noch die Bitte um mildtätige Mitarbeit als nützlich erweisen, etwa als eine Art Co-Therapeut bei der ansonsten überfordernden Arbeit mit den erziehungsunfähigen Eltern. Hat der Therapeut den Jugendlichen überreden können zu kommen oder mitzukommen, ist es wichtig, dass der Therapeut nicht vergisst, dass der Jugendliche eben nicht wegen eigener Probleme mitmacht, sondern sich als Helfer zur Verfügung stellt. Wird dies vergessen, dann wird sich der Jugendliche durchaus zu Recht durch therapietaktische Spiele hintergangen fühlen.

In den dann stattfindenden Familien- oder Eltern-mit-Jugendlichen-Gesprächen besteht die Möglichkeit, dass der Jugendliche zuhört, wie die Eltern zusammen mit dem Therapeuten das Problem thematisieren, gewissermaßen als Reflecting Team. Er mag dann um einen Kommentar gebeten werden. Dabei lässt sich der Jugendliche geradezu als »Experte« für die Erziehungsprobleme der Eltern einbeziehen. Vielleicht ist er auch zu animieren, Vorschläge für eine verbesserte und Erfolg versprechende Erziehungskommunikation zu machen. Jürg Liechti (2009, Kap. 5) gibt in seinem Verlaufsmodell des »konsultativen Einbezugs Jugendlicher« praktische Anleitung für die Arbeit mit therapiebedürftigen, aber sich unmotiviert gebenden Jugendlichen, die eine Veränderung in den Beziehungen zu ihren zumeist offen leidenden Eltern erhoffen lassen. Auch ließe sich für eine künftige Elternarbeit die heikle Frage formulieren, was zu tun ist, dass das Kind seine Eltern vielleicht doch wieder als vertrauenswürdig wahrnehmen kann. Erst wenn der Jugendliche sich in seiner Rolle als nicht pathologiebehafteter Nichtpatient ausreichend sicher ist, lässt sich ihm mit oder ohne Hinweis auf systemtheoretische Basisannahmen zur Interdependenz familiärer Beziehungen die Frage stellen, ob er sich nicht vorstellen könne, auch einen eigenen Beitrag zu leisten, um der familiären Erziehungskommunikation ihren Schrecken zu nehmen.

Ein Thema, an dessen Erörterung mit den Eltern der Jugendliche vielleicht doch Interesse bekunden könnte, wäre die unter entwicklungspsycho(patho)logischem Gesichtspunkt wichtige Frage nach den Gründen für die besondere Sensibilität des Kindes für Fragen von Autonomie, Macht und Ansehen. Daran anschließen könnte sich die Frage, ob man denn etwas tun solle, die große, ja übergroße und durchaus nachteilige Empfindsamkeit für solche Themen zu verringern. Erst wenn diese Frage bejaht wird, darf der Psychotherapeut davon ausgehen, einen Therapieauftrag erhalten zu haben.

Für die Wahl des Settings, ob Individualtherapie oder Familientherapie, für die dann möglich gewordene Therapie dürfte es keine allgemein verbindlichen Regeln geben. Beide Optionen lassen sich mehr oder weniger plausibel begründen. So ließe sich argumentieren, dass das therapeutische Setting an die Ziele der Therapie angepasst sein sollte und dass daher der Jugendliche eher in einer Individualtherapie den altersangemessenen Erwachsenenstatus wird erlangen können als in einem familientherapeutischen Setting, das für das Erreichen gerade dieses Entwicklungszieles hinderlich sein dürfte. Andererseits ließe sich argumentieren, dass das kommunikative Sozialsystem Familie seine intrafamiliären Probleme nur selbst - eben autopoietisch - lösen könne und dass daher eine Loslösung von den Eltern letztlich nur in Beziehungen im Sinne einer »bezogenen Individuation« (Stierlin 1978) gelingen könne.

6.7.2.2 Kontrolle oder Hilfe?

Gerade bei Therapien, die unter Bedingungen der Unfreiwilligkeit stattfinden, kommt der Therapeut nicht umhin, sich mit dem diffizilen und auch persönlich oft belastenden Thema *»Kontrolle und/oder Hilfe?«* auseinanderzusetzen, vor allem dann, wenn die angezeigte Delegation dieser beiden Interventionsformen auf zwei Personen sich nicht realisieren lässt. In einem solchen Fall ist Transparenz unabdingbar. So müssen die

> »Verantwortlichkeiten für den vom Klienten nicht gewollten Kontakt, für die Regeln, die er einzuhalten hat, für die Anforderungen, die an ihn gestellt werden, und für die Mitteilungen, die Anderen gegeben werden« (Rotthaus 2015b, S. 166)

erläutert werden. Überhaupt scheint die Trennung von Therapie und sozialer Kontrolle heute weniger strikt als früher gehandhabt zu werden, gibt es doch

> »in der Praxis erfolgreiche systemische Konzepte für die Arbeit mit und in Zwangskontexten, was zu einer Relativierung der Freiwilligkeit als kritischen Erfolgsfaktor für eine Therapie führte« (Schwing 2014, S. 174).

Jugendliche, denen eine Beteiligung an einer Psychotherapie zur Auflage gemacht wurde, erleben es als narzisstische Kränkung, einen Psychotherapeuten aufsuchen zu sollen. Sie mögen sich dort regelrecht »vorgeführt« fühlen. Wenn sie schon in der Tatsache, überhaupt gekommen zu sein, ein Zeichen von Schwäche zu erkennen meinen, dann lässt sich wenigstens die Gefahr für ihren Selbstwert begrenzen, wenn sie sich bemühen, im Gespräch mit dem Therapeuten die bereits erwähnte Rolle eines »Besuchers« zu spielen und so die Distanz zum therapeutischen Geschehen unter Beweis zu stellen. Gewinnt der Therapeut den Eindruck, dass der zur Therapie »geschickte« Jugendliche im Grunde nur auf eine gute Gelegenheit wartet, den Kontakt zu ihm möglichst noch mit einer selbstwertbestätigenden Begründung abbrechen zu können, muss dieses Beziehungsproblem angesprochen werden.

Geschieht dies nicht, sondern übernimmt der professionelle Helfer unreflektiert die Rolle des Psychotherapeuten, ohne dazu beauftragt zu sein, dann entwickelt sich eine verzerrte Kommunikation, die sich bestenfalls als nicht hilfreich erweisen wird. Möglicherweise verstärkt sie aber auch eine bereits bestehende hilfeaversive Einstellung des Jugendlichen und wirkt sich insofern schädlich aus. Daher sollte der Jugendliche unbedingt gefragt werden, ob er eine Therapie überhaupt für angebracht und notwendig hält. Wird diese Frage verneint, dann ließe sich die Frage diskutieren, was die zuweisende Person oder Institution sich dabei gedacht haben könnte, eine Therapie für sinnvoll zu halten. So ließe sich der Jugendliche fragen, wie man überhaupt auf eine solche Idee kommen könne. Die Diskussion dieser Frage wäre zudem mentalisierungsfördernd. Hilfreich kann es sein, zu einem gemeinsamen Gespräch mit den amtlichen Zuweisern etwa des Jugendgerichts oder des Jugendamts zu laden. Dazu kommt es, wie bereits erwähnt, allerdings eher selten, was damit zu tun hat, dass es sich bei einer solchen Zuweisung um eine Entscheidung handelt, d. h. um eine Form der Kommunikation, wie sie für Organisationen typisch ist.

Aber auch in diesem Fall ließe sich der Jugendliche auffordern, sich selbst bei der Behörde, etwa dem Jugendamt oder der Jugendgerichtshilfe, zu erkundigen, weshalb, unter welcher Auflage was erreicht werden soll und mit welchen Konsequenzen bei Nichterfüllung dieser Auflage zu rechnen ist (vgl. Rotthaus 2015b). Sollte der Jugendliche hierzu nicht in der Lage sein, kann ihm eine Unterstützung bei der Herstellung dieses zugestanden unangenehmen Kontaktes angeboten werden. Schließlich wird die (pro)soziale Kompetenz von sich dissozial verhaltenden Jugendlichen immer wieder überschätzt.

Bestreitet der Jugendliche die Sinnhaftigkeit einer Therapie, bietet sich als überzeugendes und Erfolg versprechendes, weil die Autonomie des Klienten respektierendes Angebot an, mit ihm zusammen die Frage zu diskutieren, wie es sich erreichen lässt, das Gericht oder die Behörde davon zu überzeugen, dass eine Indikation für eine Therapie nicht oder nicht mehr besteht. Es geht mithin darum, Wege zu finden, wie Klienten ihre professionellen Helfer wieder loswerden (Conen u. Cecchin 2016) und wie die entwürdigende Kontrolle und Bevormundung zu beenden ist. Interventionen in einem solchen Sinn ließen sich etwa so formulieren: »Kann ich und, wenn ja, wie kann ich dir helfen, Frau YX vom Jugendamt davon zu überzeugen, dass du alleine ohne fremder Leute Hilfe deine Angelegenheiten zu besorgen imstande bist?« Oder im Falle einer Bewährungsauflage: »Das Gericht hat dich dazu verdonnert, zu mir zu kommen, und mich dazu verdonnert, mit dir so etwas wie Therapie zu machen. Ich weiß, dass du das für unnötig hältst. Was können wir machen, dass unsere gemeinsam verbrachte Zeit für dich von Nutzen ist?«

6.7.3 Stationäre systemische Therapie

Bei Kindern und Jugendlichen, die sich wegen ihrer dissozialen Verhaltensauffälligkeiten einer psychiatrischen Therapie zu unterziehen haben, für die sie allerdings kein glaubhaftes Einverständnis geben, findet diese unter Bedingungen der Unfreiwilligkeit erfolgende Therapie in der Regel in einem stationären oder auch geschlossenen Kontext statt.

Eine solche stationäre Therapie ist dann angezeigt, wenn ambulanten Interventionen kein Erfolg beschieden ist oder wenn ein weiterer Verbleib des Kindes oder Jugendlichen ihm oder den Eltern nicht zuzumuten ist. Dies ist etwa der Fall, wenn das Aggressionsniveau in der Familie ein solches Ausmaß erreicht hat, dass Leib und Leben der Familienmitglieder nicht mehr gesichert erscheinen. Die zeitweilige Ausquartierung des sich dissozial verhaltenden Kindes oder Jugendlichen aus seiner Familie ist dann erst eine Voraussetzung dafür, dass eine Therapie in Gang kommen kann. Insofern bestätigt die stationäre Aufnahme die Macht und Effektanz des Ausstoßungsmodus (Stierlin 1975), wie er die Familiendynamik von Familien mit einem dissozialen Mitglied immer wieder bestimmt.

Das Ziel einer psychiatrischen bzw. psychotherapeutischen Intervention auch im stationären Modus besteht darin, die Funktionsfähigkeit der Familie (wieder)herzustellen. So sollen zum einen die Eltern die ihnen obliegende Aufgabe der Erziehung und Versorgung ihrer Kinder ausreichend erfüllen und zum anderen soll das Kind oder der Jugendliche seinen Erziehungswiderstand aufgeben, auf dissoziale Problemlösung zu verzichten lernen zugunsten »besserer« Lösungen und es so den Eltern leichter machen, ihren Erziehungsverpflichtungen nachzukommen. Auch im stationären Kontext sollte daher ein familientherapeutisches Vorgehen angebracht sein, bei dem das Setting flexibel, d. h. den institutionellen Gegebenheiten angepasst, gehandhabt wird. Angeboten wird zumeist die Kombination von Elternarbeit mit einer mehr oder weniger explizit familienorientierten Individualtherapie mit dem als dissozial etikettierten Kind. Mithin kommt auch im stationären Setting der Elternarbeit zentrale Bedeutung zu. Bei den Eltern der sich dissozial verhaltenden Kinder lassen sich schließlich zumeist gravierende Einschränkungen ihrer Erziehungskompetenz beobachten. Verstärkt werden diese Probleme dadurch, dass diese Eltern oft alles andere als gute Adressaten für die professionellen Hilfebemühungen sind.

Allerdings lassen sich doch auch einige Erschwernisse für die therapeutische Arbeit benennen, die speziell dem stationären Kontext zuzuschreiben sind[16]. Im Gegensatz vor allem zu einer ambulant durchgeführten Familientherapie haben es die Mitarbeiter der Klinik unterschiedlich intensiv mit den verschiedenen familiären Subsystemen zu tun. Da die Mitarbeiter des Pflege- und Erziehungsdienstes den Alltag der Patienten gestalten, kommt ihnen zumindest nach der Eingewöhnungsphase in der Regel die Funktion von Elternsubstituten zu bzw. werden sie als solche von den jungen Patienten verwendet. Insofern bieten sie sich den Patienten eher als Übertragungsobjekte für die aggressiv-dissozialen Tendenzen als die Vertreter der »therapeutischen« Berufsgruppen wie etwa Beschäftigungstherapeuten, Lehrer, Ärzte oder Psychologen. Dieser Umstand mag Anlass geben zu Gefühlen von Konkurrenz oder Neid zwischen den Berufsgruppen, die, wenn sie nicht kommuniziert werden und so unbearbeitet bleiben, dem Grad der Kommunikationsverzerrung in den Patientenfamilien nahekommen können.

Möglichst früh, am besten vor dem Aufnahmetermin, sollte versucht werden, mit der Familie zusammen eine Verständigung über die Ziele des stationären Aufenthaltes des jungen Familienmitglieds zu erreichen. Schließlich muss man davon ausgehen, von den Eltern und

16 Zur Therapie im stationären Kontext: Rotthaus (2015d).

dem betreffenden Kind durchaus divergierende Aufträge zu erhalten. Überhaupt muss mit konfliktuösen Triangulierungsprozessen gerechnet werden, die sich sowohl zwischen dem Kind, seinen Eltern und den Mitarbeitern der Klinik als auch zwischen den unterschiedlichen Berufsgruppen abspielen. Hat das Kind oder der Jugendliche längere Zeit in der Klinik zu verbringen, bekommen Mitarbeiter des Pflege- und Erziehungsdienstes die Aufgabe von elternähnlichen Bezugspersonen übertragen. Dann lässt sich der Vergleich zwischen den elterlichen Versorgungsleistungen und den der professionellen Helfer nicht vermeiden. Gerade im Falle von dissozialen Kindern und Jugendlichen dürften deren Eltern bei einem solchen Vergleich eher schlecht abschneiden. Dabei besteht das Problem nicht so sehr darin, dass die professionellen Bezugspersonen sich als »bessere« Eltern erleben oder diese Einsicht ihrem Patienten gar kundtun könnten, sondern darin, dass die betreffenden Kinder oder Jugendlichen selbst bemerken, was ihnen vonseiten ihrer Eltern vorenthalten wurde. Da eine solche Einsicht ausgesprochen kränkend ist, liegt es nahe, die Bezugsperson durch gekonnt provokatives Verhalten zu einem unempathischen oder feindseligen Handeln zu »verführen«, um so die Eltern vergleichsweise »besser« aussehen zu lassen. Ein solches Vorgehen hat den zusätzlichen Vorteil, die Eltern auf diese Weise vor möglichen Schuldvorwürfen schützen zu können. Sollte sich das Kind sowohl zu Hause als auch in der Klinik gleichermaßen ungebührlich benehmen, dann darf es hoffen, dass den Eltern nicht mehr so leicht vorgeworfen werden kann, an all dem Unbill schuld zu sein.

Die Hauptlast der unerlässlichen Elternarbeit haben im stationären Setting sicherlich die Mitarbeiter des Pflege- und Erziehungsdienstes zu tragen. Als eine der für einen Therapieerfolg »günstigen Bedingungen, die man aber nicht immer voraussetzen kann« nennen von Schlippe und Schweitzer (2016, S. 388):

> »Die Therapeuten sehen Familien nicht als pathogenen Verursachungskeim der Patientenstörung, sondern als an einer Lösung interessierte Kooperationspartner. [...] Sie trauen ihnen Weisheit, bewährte Lebenserfahrung, Lösungsengagement und Lösungskompetenz zu.«

In der Tat lassen sich solche Bedingungen gerade bei Eltern von sich dissozial verhaltenden Kindern und Jugendlichen zumeist nicht voraussetzen, kann ihr elterliches Verhalten nach alltagsweltlichen Kriterien zumeist doch nur als kritikwürdig bewertet werden. Stattdessen dürften diese Bedingungen erst zu erarbeiten sein. Eine Kooperation, die dazu noch vertrauensvoll sein soll, ist schließlich ein Therapieziel. Erfahren die Eltern etwa davon, dass ihnen von den Mitarbeitern der Klinik von vornherein »Weisheit« oder gar »bewährte Lebenserfahrung« zugetraut wird, dürften sie erst nach ausgiebigen Erfahrungen im Umgang mit systemisch orientierten Therapeuten eine solche Einlassung ernst nehmen und sie nicht als Veralberung interpretieren, gegen die sie sich dann verwahren. Überhaupt müssen gerade die auf einer Station tätigen Betreuer damit rechnen, von den Eltern ihrer Patienten kritisiert zu werden. Manche Eltern suchen geradezu nach der Gelegenheit, den professionellen Betreuern Unfähigkeit und Sorglosigkeit wie etwa mit der Kleidung oder den Schulsachen ihres Kindes vorwerfen zu können. Dann mag es Letzteren nicht leichtfallen, sich kritischer Kommentare zu enthalten darüber, »ausgerechnet von diesen Eltern«, die sich dazu noch als »Supereltern« inszenieren, vorgeführt zu werden. Schließlich ist eine psychoanalytisch durchaus korrekte Interpretation eines solchen unverschämten Verhaltens als Ausdruck einer projektiven Identifizierung im Trubel des stationären Alltags eher fernliegend. Stattdessen sollten solche Vorwürfe als Gelegenheit genutzt werden, mit den betreffenden Eltern über den Umgang mit Kritik zu diskutieren und sich dabei in Sachen Kritikfähigkeit als Vorbild anzubieten. Mit dem Verweis auf die Probleme, die sich auftun, wenn man für viele Kinder Verantwortung trägt, könnten die Eltern gebeten werden, die Betreuer zu unterstützen, sie auf Versäumnisse hinzuweisen und Vorschläge zu deren Behebung zu unterbreiten.

Eine andere Möglichkeit für das Kind oder den Jugendlichen, seine familiäre Verbundenheit zu beweisen, besteht darin, die Eltern gegen eine Kritik von außen vehement zu verteidigen. Es hat dann den Anschein, als ob das Kind die Äußerungen seiner professionellen Helfer diesbezüglich genau überprüfen würde, um auch ja keine Gelegenheit zu verpassen, sich als gutes Kind beweisen zu können, nämlich als ein Kind, das loyal zu seinen Eltern steht, diese gegen jede Kritik von außen verteidigt und deren Versorgungsleistungen zu würdigen weiß. Der systemisch inspirierte Psychotherapeut tut gut daran, zu überprüfen, inwieweit sich Auftragskonflikte beobachten lassen. Will er diesbezüglich »auf Nummer sicher« gehen, bietet es sich an, die Eltern zu bitten, dem Kind oder dem Jugendlichen explizit die Erlaubnis zu geben, sich zu bessern, d. h. sein Verhalten in Richtung Normkonformität zu ändern. Die Eltern sollten dem Kind gegenüber die Versicherung abgeben, hierdurch nicht gekränkt zu sein. Inwieweit ein Hinweis Sinn macht, dass es ihrem Kind angesichts der durchdachten und wirkungsmächtigen Interventionen seitens der Klinik keine Wahl blieb, als allen Loyalitätsbemühungen zum Trotz das störende Verhalten abzustellen, mag dahingestellt bleiben.

Auch bei den professionellen Helfern besteht eine Triangulierungsgefahr, die zu Loyalitätskonflikten Anlass gibt. Gerade angesichts einer familientherapeutischen Orientierung mag die Entscheidung nicht leichtfallen, wem - bei aller Verpflichtung zur Allparteilichkeit - Verständnis und Mitgefühl primär zu gelten haben, dem sogenannten Indexpatienten oder dessen Eltern. Schließlich handelt es sich ja bei der Bezeichnung »Patient Familie« um eine Metapher. Eine Familie nämlich ist in der Kommunikation nicht zu adressieren.

Mögliche Auftragsdiskrepanzen auszuräumen sollte am besten in einem Gespräch zur Vorbereitung des stationären Aufenthalts versucht werden. Bei diesem Gespräch ließe sich auch ein Behandlungsvertrag erarbeiten, in dem etwa

> »die Auftragsziele aufgeführt, regelmäßige Familiengespräche vereinbart und ein Familiengespräch [...] in Fällen von Unzufriedenheit auf einer der beiden Seiten abgesprochen werden« (Rotthaus 2014, S. 467).

Bei der Terminierung eines solchen Gesprächs sollte darauf geachtet werden, dass die Beteiligung des künftigen Bezugsbetreuers gesichert ist, auch wenn gerade diese Forderung in der Praxis nicht einfach zu realisieren ist. Schließlich kommt oder sollte zumindest den Betreuern auf Station die zentrale Position zukommen.

Voraussetzung hierfür ist, dass alle Mitarbeiter »zumindest in den wesentlichen systemischen Grundüberzeugungen im Grundsatz übereinstimmen« (Rotthaus 2014, S. 466). Anlässlich dieser Forderung werden Grundfragen der interdisziplinären Kooperation wie auch der interprofessionellen Fortbildung angesprochen. Auch der Informationsaustausch zwischen den Berufsgruppen muss gesichert sein, werden die Angehörigen der unterschiedlichen in einer kinder- und jugendpsychiatrischen Institution tätigen Berufsgruppen nur allzu gerne von den Jugendlichen gegeneinander ausgespielt, die so ihre (dis)soziale Kompetenz an den Tag legen.

Der 14-jährige Falko gilt als lernbehindert. In der intellektuellen Ausstattung ist er benachteiligt. Er besucht eine Sonderschule mit dem Förderschwerpunkt Lernen. Anlass der Aufnahme in der kinder- und jugendpsychiatrischen Klinik waren wiederholte Autoaufbrüche. Hernach unternahm der Junge Spritztouren mit den jeweiligen Autos, nachdem er diese kurzgeschlossen hatte.

Die Mitarbeiter der Klinik vermochten sich davon zu überzeugen, wie gekonnt er diese Delikte ausführte. Falko machte es gerne vor und genoss die ungeteilte Bewunderung für seine Geschicklichkeit. Diese erfuhr allerdings Grenzen, nachdem er anlässlich des freien Ausgangs wiederholt dieses Können unter Beweis stellte. Als Folge wurde dem Jungen der Ausgang beschnitten, zumal die Polizei auf einer solchen Maßnahme seitens der Klinik bestand. Falko war nun nicht mehr verhaltenssauffällig.

Dementsprechend wurde auch in der Teamsitzung nicht mehr über Falko geklagt. Im Gegenteil: Auf die Frage, was es denn über den Jungen zu besprechen gäbe, erfolgte ein bedrückendes Schweigen. Es wurde klar, dass der erzwungene Verzicht auf das delinquente Verhalten teuer erkauft war, nämlich mit Nichtthematisierung und Nichtadressierung.

Die Sprachlosigkeit aufseiten der Betreuer ließ sich als Widerspiegelung der Resignation und depressiven Selbstdeadressierung des Patienten verstehen, nachdem es ihm nun verwehrt war, seine Selbsteffektanz über das gekonnte Aufbrechen von Autos unter Beweis zu stellen. Es wurde aber auch deutlich, dass die Mitarbeiter der Klinik dazu tendierten, bevorzugt auf abweichendes Verhalten der jungen Patienten zu reagieren. Als Problem konnte formuliert werden, dass nicht so sehr das delinquente Verhalten nicht positiv konnotiert wurde, sondern dass normkonformes Verhalten der jungen Patienten kaum oder gar nicht der Rede wert war. Nur dissoziales bis hin zu delinquentem Handeln erwies sich als anschlussfähig, bei den Mitarbeitern der Klinik im Sinne von Sanktionen, bei den Mitpatienten im Sinne von Bewunderung. Da die kommunikative Anschlussfähigkeit bei den Gleichaltrigen für ältere Kinder und Jugendliche ein besonders hohes Gut darstellt, bestand eine wichtige therapeutische Aufgabe darin, ein naheliegendes Devianztraining zu unterbinden.

Dieses Fallbeispiel verweist auch auf die Suboptimalität des dissozialen Problemlöseversuchs. Geht man davon aus, dass dem dissozialen und dem somit zumeist auch als unmoralisch bewertetem Handeln die Funktion einer Sicherstellung der kommunikativen Adressierung und Thematisierung zugeschrieben werden kann, dann dürfte ein längerfristiger Erfolg eher unwahrscheinlich sein. Zwar erreicht der Jugendliche kurzfristig die von ihm erhoffte Adressierung, wenn er über die dissoziale Verletzung von normativen Erwartungen einen moralischen Diskurs eröffnet, mittelfristig muss er aber damit rechnen, dass ihm darin seine Adressierungsmöglichkeiten beschnitten werden, zumindest dann, wenn er »erwischt« und in Gewahrsam genommen wird oder wenn eine stationäre Unterbringung in einer psychiatrischen Einrichtung ansteht, die eine gewisse Exklusion aus der Kommunikation und eine zeitweise partielle Deadressierung zur Folge hat. Insofern konterkariert die stationäre Therapie erst einmal die Funktion des dissozialen Handelns. Das macht auch die Hilfeaversion, die von den sich dissozial verhaltenden Kindern und Jugendlichen an den Tag gelegt wird, nachvollziehbar.

Ein weiteres Problem bringt die für stationäre Institutionen typische Kommunikationsweise mit sich, die nicht nur interaktional, wie etwa bei der Kommunikation zwischen dem jungen Patienten und seinem Bezugsbetreuer oder seinem Psychotherapeuten, sondern in weiten Bereichen auch organisational verfasst ist. Die organisierte Kommunikation ist typisch asymmetrisch. In einer Organisation, so auch in einer kinder- und jugendpsychiatrischen Klinik, besitzen nur die sogenannten Leistungserbringer wie etwa die Mitarbeiter der Pflege- und Erziehungsdienstes, Ärzte oder Psychologen eine formalisierte Mitgliedschaft, was sie als Personal grundsätzlich austauschbar macht.

Von den Patienten wird allerdings erwartet, dass sie sich in hohem Maße inkludieren und »einbringen«. Reziprozität wird ihnen aber beim »helfenden Handeln« typisch verweigert (Baecker 2000). Gerade zu dissozialem Problemlöseverhalten tendierende Jugendliche haben ein Problem damit, sich an einer solchen nicht reziproken professionalisierten Kommunikation zu beteiligen, die ihre Autonomiebedürfnisse frustrieren muss. In einem solchen Fall bietet es sich für die Organisationen an, zur Fortsetzung der interaktionalen Kommunikation Zwang auszuüben. Eine geschlossene Unterbringung soll dann die Anwesenheit sicherstellen. Für die betroffenen Jugendlichen ist dann ein Entweichen aus einer solchen »totalen Institution« (Goffman 1972) häufig ein erstrebenswerter Beweis einer nicht aufgegebenen Autonomie.

Das von Mitarbeitern zur eigenen Entlastung vorgebrachte Argument, dass sie für die Einweisung oder Unterbringung in die Klinik schließlich nicht verantwortlich seien, kann nicht überzeugen, ließe sich in einem solchen Falle der Vorwurf der Mittäterschaft erheben. Die Reaktion, sich nun erst recht hilfeaversiv zu geben, liegt jedenfalls für die Jugendlichen nahe. Verhalten sie sich jetzt verstärkt renitent, dann ist wiederum mit einer Steigerung der exkludierenden Maßnahmen zu rechnen nach dem Schema »Mehr desselben«. Die stationäre Therapie verbleibt mithin unter Paradoxieverdacht, soll doch gerade eine Exklusion aus der Kommunikation eine reinkludierende Therapie ermöglichen. Insofern handelt es sich bei dem stationären Kontext um einen besonderen Kontext, der - nicht nur - von den als dissozial geltenden Patienten als etwas verrückt wahrgenommen wird.

Als ein besonderes Problem für eine sich dissozial verhaltende Klientel kann sich der Umgang mit Mitpatienten herausstellen, deren Kommunikationsfähigkeit aufgrund einer psychotischen Störung beeinträchtigt ist. Vis-à-vis psychotisch gestörter Personen, die sich typischerweise schwertun, Erwartungen zu erwarten, kann sich das dissoziale Problemlöseverhalten, das doch gerade Erwartungen systematisch enttäuscht, als untauglich erweisen. Da diese Mitpatienten nicht wie erwartet reagieren, sind sie für die sich dissozial verhaltenden Jugendlichen nur schwer zu verstehen und in ihrem Verhalten kaum vorherzusehen. Dieses Erleben muss gerade Jugendliche, die auf die »zeitnahe« Bestätigung ihrer kommunikativen Anschlussfähigkeit angewiesen sind, erheblich verunsichern.

Als exkludierende Institution wird eine kinder- und jugendpsychiatrische Institution mit dem Problem konfrontiert, ihre Patienten von einem Devianztraining abzuhalten und ihnen stattdessen normkonforme, alltagstaugliche Lernmöglichkeiten anzubieten. Da der Erfolg der therapeutischen Anstrengungen sich letztlich nur im Alltag »draußen« erweisen kann, gehört der

> »Transfer der erreichten positiven Veränderungen in die außerklinischen Kontexte, vor allem also Familie und Schule« (Arning 2015),

zu den unabdingbaren Zielen einer stationären Therapie, für die die Maxime »so kurz wie möglich, so lang wie nötig« gelten sollte.

6.7.4 Die Gestaltung der therapeutischen Beziehung

Es kann nicht oft genug erwähnt werden, dass der Qualität der therapeutischen Beziehung bzw. der sogenannten therapeutischen Allianz zwischen dem jungen Patienten und den Therapeuten eine große, wenn nicht gar ausschlaggebende Bedeutung zukommt. Bei der therapeutischen Arbeit mit Kindern und Jugendlichen betrifft dies auch die Beziehung zu deren Eltern. Neben der Auftragsklärung dürfte daher mit die wichtigste Aufgabe zu Beginn der Psychotherapie bzw. ihrer Erstgesprächsphase darin bestehen, für die Etablierung einer förderlichen therapeutischen Beziehung zwischen dem Klienten, sei dies eine Einzelperson oder eine Familie, und dem Therapeuten zu sorgen. Diese beiden Ziele sind kaum voneinander zu trennen, bedingen sie sich doch wechselseitig.

Gleich, ob man den Begriff der »systemischen Grundhaltung« angesichts seiner fehlenden Operationalisierbarkeit für entbehrlich hält oder nicht (vgl. Kleve 2016), die für gewöhnlich unter diesem Begriff subsumierten Merkmale bzw. persönlichen Eigenschaften wie Allparteilichkeit, Neutralität, Neugier, Wertschätzung, Bescheidenheit und Respekt dürften als sogenannte allgemeine Wirkfaktoren von Psychotherapie für eine erfolgreiche Arbeit unentbehrlich sein. Insofern sollte eine solchermaßen beschriebene Grundhaltung nicht nur für den systemischen Ansatz zu reklamieren sein, sondern für alle Formen von Psychotherapie. Darüber hinaus dürften die meisten der genannten Eigenschaften nicht nur einen systemischen Psychotherapeuten, sondern letztlich jeden hinreichend gut sozialisierten und wohlerzogenen Menschen charakterisieren. Insofern stellt die systemische Haltung alleine noch keine Begründung des systemischen Ansatzes dar. Vielmehr bedarf es einer gründlichen theoretischen Fundierung (Levold 2014, S. 46).

Allerdings kann das besondere Verhalten von als dissozial bezeichneten Kindern und Jugendlichen, die sich zur psychiatrischen Abklärung ihrer Verhaltensauffälligkeiten oder gleich zur psychotherapeutischen Behandlung einfinden, es einem Psychotherapeuten schwermachen, die oben beschriebene systemische Grundhaltung auch tatsächlich einzunehmen oder aufrechtzuerhalten. Dies betrifft in besonderer Weise die Merkmale Allparteilichkeit, Neutralität und Wertschätzung, deren Einschränkung schon von vornherein die therapeutische Kommunikation in solchem Ausmaß belasten kann, dass der Therapeut seine wichtigste Aufgabe nur noch darin sieht, dafür zu sorgen, dass eine Therapie überhaupt in Gang kommt. Gelingt dies, kann also nachträglich von einem Anfang gesprochen werden, so hat es fast den Anschein, als ob bereits mit dem bloßen Weitermachen das eigentliche Hauptziel der Intervention erreicht worden sei.

Moralische Implikationen

Die therapeutische Beziehung wird zusätzlich zur bereits angesprochenen hilfeaversiven Einstellung der Klientel auch durch die bisweilen brisanten moralischen Probleme, die dissoziales Handeln aufwirft, belastet. Dissoziales Handeln provoziert einen moralischen Diskurs. Dieser Sachverhalt wird ja gerade von Kindern und Jugendlichen genutzt, wenn sie ihre kommunikative Adressierung mit dem Einsatz einer dissozialen Strategie sicherzustellen versuchen. Bei einem solchen Tun dürfen sie weitgehend enttäuschungssicher erwarten, dass ihre Kommunikationspartner nicht neutral, sondern im Gegenteil mit negativen Affekten reagieren, werden doch ihre normativen Erwartungen enttäuscht. Dass Psychotherapeuten auf diese Weise nicht reagieren dürfen, muss nicht eigens begründet werden. Ihre Professionalität erweist sich ja gerade darin, dass sie sich eben nicht zu solchen alltagsweltlichen Reaktionen provozieren lassen, sondern dass sie moralisch indifferent agieren. Insofern sollten die Psychotherapeuten selbst wie auch ihre Klientel eine therapeutische Sondermoral in Anspruch nehmen dürfen, in dem Sinne, dass sie auf die in der Alltagskommunikation naheliegende moralische Wertung verzichten zugunsten des Versuches, Sinn und Funktion des devianten Handelns zu ergründen. Dissoziale Jugendliche werden durch eine solche erwartungswidrige Sondermoral allerdings verunsichert. Schließlich müssen sie erleben, dass sie sich auf ihre gewohnten kommunikativen Strategien nicht mehr verlassen können. Vielmehr müssen sie befürchten, dass sich in der Interaktion mit einem Psychotherapeuten diese Strategien als nicht anschlussfähig herausstellen.

Diese Erwartungsenttäuschung gilt es dann in der Therapie wahrzunehmen und anzusprechen. Der Jugendliche ließe sich fragen, wie andere Leute auf ihn reagieren, wenn sie hören, dass er mit Vorliebe alten Leuten Handtaschen klaut. Und was er denn glaube, warum sein Therapeut mit so einem Burschen, ja »Fiesling«, trotzdem und überhaupt noch rede. Geschieht eine solche Diskussion nicht, läuft der Psychotherapeut Gefahr, dass sich sein Klient nicht ernst genommen fühlt. Dann mag es sich für diesen anbieten, das Ausmaß der Provokation zu steigern, wobei die vorhandene Empathiefähigkeit genutzt wird, um sich an dem frustrierenden Therapeuten zu rächen und diesen zu kränken. Erfahrungsgemäß zeigen zu dissozialem Handeln neigende Jugendliche immer wieder eine besondere Expertise beim Auffinden von »Schwachstellen« bei ihrem Gegenüber, die sie glauben ausnutzen zu können. Eine symmetrische Eskalation droht. Der Psychotherapeut gerät in ein Dilemma. Verärgert würde er am liebsten doch moralisch handeln, d. h. seine Missachtung kundtun und die Kommunikation mit seinem offensichtlich nicht oder zumindest zu wenig leidenden Klienten abbrechen. Täte er dies, würde er allerdings einem Patienten die notwendige Therapie gerade dann versagen, wenn dieser die Symptome zeigt, die ihn schließlich zu ihm geführt haben. Der Psychotherapeut fühlt sich übermäßig abhängig vom Wohlwollen seines Patienten, eine Situation, die nicht nur für den Psychotherapeuten selbst schwer auszuhalten ist, sondern die sich auch für den Patienten nicht unbedingt erfreulich ausnimmt. Dieser muss nämlich erleben, dass der Therapeut, von dem er allen demonstrativen verleugnenden Provokationen zum Trotz letztlich doch auch Hilfe erwartet, sich als allzu verletzlich und kränkbar erweist. Bindungstheoretisch ausgedrückt: Der Psychotherapeut fällt als Bindungsperson aus, die definitionsgemäß »stronger and wiser« (Bowlby 1982, S. 159) zu sein hat und sich bei Provokationen nicht dazu hinreißen lässt, ihrerseits verbal-aggressiv zu reagieren. Zur Kompensation dieser enttäuschenden Erfahrung vermag der Jugendliche sich dann zumindest als stärker und als wirkungsmächtig erleben, was seinem eher schwachen Selbstwert zugutekommen dürfte.

Der Therapeut mag erleben, dass der Jugendliche ihn direkt mit offensichtlich unmoralischem Handeln zu einer sanktionierenden Reaktion wie der Beendigung der Interaktion zu provozieren sucht in der nicht unbegründeten Annahme, dass Psychotherapeuten für gewöhnlich nicht zu fremdenfeindlichen, rassistischen oder behindertenfeindlichen Einstellungen neigen. Die Funktion eines solchen Handelns lässt sich in einer risikoverringernden Kontrolle der Adressabilität vermuten. Sollte der Therapeut tatsächlich den Kontakt empört abbrechen, dann könnte der Jugendliche die Ursachen für dieses Ereignis sich selbst zuschreiben. Hält der Therapeut aber durch, dann wird der Jugendliche für sich selbst eine besondere Attraktivität reklamieren können. Auch und gerade bei der Arbeit mit Dissozialen erlaubt eine plausible funktionale Analyse es dem Psychotherapeuten, das unmoralische Handeln seines Patienten insofern »positiv« zu konnotieren, als sich dieses Handeln als Selbsthilfeversuch rekonstruieren lässt. Eine solche Sicht erleichtert die Einnahme einer professionellen Haltung, die sich durch moralische Indifferenz auszeichnet. Auch lässt sich so die Kränkungsgefahr in Grenzen halten.

Auch bei Kindern, die zu jung sind, um sich gewohnheitsmäßig dissozial zu verhalten, spielt die Frage der Moral eine bedeutsame Rolle. Kinder suchen kaum jemals von sich aus den Therapeuten auf, sondern werden von ihren Eltern bzw. zumeist von ihren Müttern vorgestellt. Aber auch die Eltern selbst kontaktieren eher selten aus freien Stücken einen Psychotherapeuten, sondern nur dann, wenn ihr Kind sich etwa in der Schule auffällig verhält und dort Gleichaltrige wie auch Erwachsene allzu sehr stört. Dann wird ihnen der Gang zum Therapeuten von mehr oder weniger offizieller Seite nahegelegt. Bisweilen wird ihnen gar vom Jugendamt damit gedroht, dass sie ihr Eltern- bzw. Erziehungsrecht verwirken, sollten sie dieser Empfehlung nicht nachkommen. Von Freiwilligkeit kann in einem solchen Kontext dann kaum die Rede sein. Die betreffenden Eltern fühlen sich zu Recht in ihrem Elternverhalten kritisiert. Sie schämen sich, zum einen wegen ihres Kindes, das sich unangemessen verhält und so für Ärger sorgt, zum anderen aber auch, dass ihnen elterliches Versagen vorgeworfen wird. Der Affekt der Scham allerdings ist funktional äquivalent zur moralischen Verurteilung. Während bei der moralischen Verurteilung die Kommunikation mit der als unmoralisch gehaltenen Person abgebrochen wird, zieht sich die sich schämende Person selbst aus der Kommunikation zurück. Eine Kommunikation mit den professionellen Helfern wird daher von den Eltern schon zum Selbstschutz häufig gemieden, wobei sie diese nicht selten noch aggressiv abwerten. Das Wissen um die Funktion eines solchen Vermeidungsverhaltens kann dann für den Therapeuten handlungsanleitend sein, wenn es gilt, sich nicht entmutigen zu lassen und eine Therapie überhaupt erst in Gang zu bringen.

Unabweisbar werden die moralischen Implikationen, wenn ein grobes, das Kindeswohl nicht mehr nur gefährdendes, sondern bereits schädigendes Elternversagen vorliegt, wie es bei der Vernachlässigung oder dem Missbrauch eines Kindes eindeutig der Fall ist. Dann gilt es, möglichst zu Beginn einer Therapie die moralischen Implikationen eines solchen Tuns bzw. Nichttuns zu thematisieren. Zu bedenken ist dabei allerdings das Risiko, dass die Eltern beschämt, gekränkt oder nur, um weitere Unannehmlichkeiten zu vermeiden, den Kontakt zum Psychotherapeuten abbrechen zum Schaden ihres Kindes. Man darf davon ausgehen, dass vernachlässigende und/oder misshandelnde Eltern durchaus wissen, dass ihr Handeln bzw. ihr Nichthandeln von ihren Mitmenschen als unmoralisch bewertet wird. Insofern müssen sie damit rechnen, dass auch ihr Psychotherapeut ihr Handeln »eigentlich« als unmoralisch beurteilt. Da sich aber moralische Urteile zumeist nicht nur auf das jeweils zur Debatte stehende Handeln, sondern quasi automatisch auf die gesamte Person beziehen, müssen die Eltern damit rechnen, dass sie selbst von dem Therapeuten als unmoralisch be- oder gar verurteilt werden. Insofern kann man es ihnen nicht verdenken, wenn sie den Kontakt mit Therapeuten und damit die Beteiligung an einer moralischen Kommunikation zu vermeiden suchen. Da aber die moralische Thematik durchaus relevant ist, dürfte es sinnvoll sein, dass der Therapeut die Eltern taktvoll auf ihr Vermeidungsverhalten anspricht und sie ermutigt, hierüber zu reden.

Die gleichen Überlegungen gelten auch für ältere Kinder oder Jugendliche, die sich dissozial und insofern unmoralisch verhalten. Auch bei ihnen darf man davon ausgehen, dass sie um die moralischen Implikationen ihres dissozialen Tuns wissen. Eine Möglichkeit, wie es Psychotherapeuten gelingen kann, dieses wichtige Thema anzusprechen, ohne dabei aber die geforderte professionelle moralische Indifferenz aufzugeben, besteht darin, sich um eine funktionale Analyse des zur Debatte stehenden unmoralischen Handelns zu bemühen. Als Erstes wäre zu fragen, wie die Eltern oder die Jugendlichen selbst ihr Tun moralisch bewerten und was sie glauben, wie ihre personale Umwelt dieses tut. Bestätigen sie die Vermutung, dass sie selbst durchaus wissen, dass man ihr Tun und damit sie selbst als unmoralisch bewertet, dann lässt sich fragen, ob und inwieweit sie eine solche Einschätzung selbst teilen. In der Regel wird man dann erfahren, dass die Betreffenden »eigentlich« ihr Tun auch missbilligen. Dann stellt sich die Frage, was sie denn glauben, warum sie etwas tun, was sie selbst für nicht gut halten. Der Hinweis, dass es für so ein widersprüchliches Handeln durchaus gute Gründe geben dürfte, kann zur Entspannung der

Situation beitragen. Diese Gründe gilt es dann ausfindig zu machen. Günstig wirkt sich aus, wenn der Therapeut selbst sich hierbei neugierig zeigt und seine Klientel auffordert, mit ihm zusammen quasidetektivisch nach den Gründen zu fahnden. Insofern kann es sich als nützlich erweisen, die Patienten gewissermaßen als Co-Therapeuten »mit ins Boot zu nehmen«.

»Bastian, das krieg ich nicht auf die Reihe. Die ganze Zeit frage ich mich, wieso du so etwas machst, was du selbst eigentlich blöd findest. Kannst du mir dabei helfen, das rauszubekommen?« An die Antworten vonseiten der Klientel lässt sich anschließen. Zu fragen wäre etwa danach, ob der Klient sich auch sonst so unklug widersprüchlich verhält, wann dieses Verhalten auftritt, welche Konsequenzen es hat etc.

Ungünstig wäre es, wenn Psychotherapeuten aus dem nachvollziehbaren Wunsch heraus, ihre Klienten zu schonen, oder nur, um einem drohenden Abbruch der therapeutischen Beziehung zuvorzukommen, die Ursachen für das dissoziale oder gar delinquente Fehlverhalten der Umwelt zuschreiben. In der Tat findet sich ausgesprochen häufig in Texten über Kindesmisshandlung, Delinquenz und soziale Benachteiligung die entschuldigende Rede von einer »Überforderung« etwa der Eltern oder des Jugendlichen. Versteht man eine solches Argument nicht nur als eine letztlich nicht ernst zu nehmende Façon de parler, dann dürften den Eltern oder den betreffenden Jugendlichen streng genommen nur wenige Veränderungsmöglichkeiten zugestanden werden, bekommen sie doch die Position von nicht aktiv handelnden, sondern vornehmlich von passiv erlebenden Opfern zugewiesen. Erst eine »positive« Bestimmung der Funktion ihres negativen, weil dem Kindeswohl abträglichen Erziehungsverhaltens kann ihnen den Spielraum für eine Verhaltensänderung eröffnen. Auch hier hilft eine überzeugende funktionale Analyse, sich der naheliegenden moralischen Bewertung zu enthalten. Therapeutische Professionalität zeigt sich gerade darin, dass die moralische Konnotation reflektiert vorgenommen wird. Dies dürfte erst dann gelingen, wenn die Funktion etwa des vernachlässigenden Handelns ausreichend verstanden ist.

Eine funktionale Analyse hilft auch dabei, eine Pathologisierung von kindlichen Verhaltensauffälligkeiten zu vermeiden. Nicht selten werden dem Erziehungsberater oder dem Kinderpsychiater Kinder vorgestellt, die im familiären Umfeld oder in der Grundschule anderen Kindern etwas unerlaubt wegnehmen. Immer wieder lässt sich dabei beobachten, dass bezüglich der Bewertung dieses Sachverhaltes Meinungsverschiedenheiten bestehen. So wird der Begriff Stehlen oder Klauen vermieden etwa zugunsten des Gebrauchs einer verharmlosenden Wendung wie »stibitzen«. Damit wird zwar auf eine moralische Wertung verzichtet. Allerdings wird das kleine Kind als nicht handlungsfähig entschuldigt. Da das Kind sich nicht als Akteur wahrgenommen erlebt, besteht die Gefahr, dass es sein erwartungswidriges Handeln in der Folgezeit qualitativ wie quantitativ zu steigern sucht, um sich selbst endlich als Ursache von Wirkung beobachten zu können. Das »ungezogene« Kind entwickelt sich zunehmend dissozial.

Muss der Therapeut erleben, dass er von den Eltern abgewertet wird oder dass das Kind dies selbst tut, ohne dass seine Eltern korrigierend eingreifen, dann muss die Beziehung thematisiert werden, sei es bevor die eigentliche Therapie beginnt, sei es im Verlauf einer Therapie. Es lässt sich schließlich schwer vorstellen, wie eine Hilfekommunikation, in der der professionelle Helfer vom Hilfeempfänger als feindlich gesinnt abgewertet wird, sich als hilfreich erweisen kann. Vielmehr dürfte eine solche verwirrende Kommunikation eher zu einer weiteren, nun aber als iatrogen zu qualifizierenden Desorganisation des Bindungskonzeptes und damit des Selbstkonzeptes beitragen.

6.7.5 Systemische Arbeitsweisen und Methoden

Auch wenn die Frage offenbleiben muss, ob und inwieweit es überhaupt spezifisch systemisch zu nennende therapeutische Methoden und Techniken gibt[17], so lassen sich dennoch einige Techniken aus-

17 Hierzu etwa Levold u. Wirsching (2014), von Schlippe u. Schweitzer (2016) oder Barthelmess (2016).

machen, die sich unter einer systemtheoretischen Perspektive als angemessen begründen lassen (Schwing 2014). Als angemessen aus der Perspektive der differenztheoretischen Systemtheorie lassen sich solche Methoden bezeichnen, die zwei Kriterien erfüllen: Zum einen beziehen sie sich darauf, wie das psychische und/oder das soziale System die jeweilige identitätssichernde System-Umwelt-Differenz handhabt, und zum anderen verweisen sie auf die allem sinnhaften Handeln eignende Kontingenz.

6.7.5.1 Systemisches Fragen

Die vorangegangenen Ausführungen sollten schon dargetan haben, dass eine wichtige, vielleicht sogar die wichtigste Methode der systemischen Psychotherapie das Fragen sein dürfte. Mit dem Fragen soll ein Verstehen des als psychiatrisch relevant erachteten Handelns erreicht werden. Wird eine Frage gestellt, wird dadurch etwas infrage gestellt.

Mittels der geradezu als paradigmatisch systemisch geltenden Technik des zirkulären Fragens, bei der nach den vermuteten Einstellungen dritter Personen gefragt wird, wird auf die Möglichkeit verwiesen, dass sich aus einer Außenperspektive heraus ein Sachverhalt durchaus auch anders beobachten lässt. Diese Technik des zirkulären Fragens, die in ihrer »Bedeutung als Erkenntnis- und Interventionsinstrument kaum überschätzt werden« kann (Pfeffer 2004, S. 25), ermöglicht einen Vergleich zwischen den Beobachtungen unterschiedlicher Beobachter, etwa aus der Familie oder der Schule. So ist z. B. die Information bedeutsam, dass der Junge von seiner Lehrerin als ein netter, höflicher und angepasster Grundschüler geschildert wird, von seinen Eltern hingegen als ein Knabe, der zu Hause insbesondere im Umgang mit seiner jüngeren Schwester nur schwer auszuhaltende Machoallüren zeigt.

Fragen erzeugen Unterschiede und sind, sofern diese Unterschiede von Bedeutung sind, auch informativ. Dabei dienen Fragen weniger dem Therapeuten als Mittel zur Informationsgewinnung denn ihrem Klienten bzw. Patienten als Information. Schließlich handelt es sich bei »systemischen« Fragen letztlich um als Fragen formulierte

Hypothesen. So sollen die Antworten darüber informieren, wie genau das Kind oder der Jugendliche mithilfe seines dissozialen Tuns seine Selbstreferenz handhabt und so die Autopoiese seines psychischen Systems sicherstellt. Die Fragen beziehen sich auch darauf, wie der Jugendliche seine Identität zu sichern sucht, z. B. welche Vorlieben und Abneigungen ihn auszeichnen oder welche Verhaltensweisen er zeigen muss, damit seine Eltern oder Freunde ihn »nicht mehr wiedererkennen«, welchen Personen er sich verbunden fühlt, wen er nicht leiden kann, zu wem er die Nähe sucht und von wem er sich tunlichst abgrenzen möchte.

Geschickt formulierte Fragen sind insofern kontingenzgenerierend, als sie darauf aufmerksam machen, dass alles, was ist, nicht notwendigerweise so ist, wie es ist, sondern auch anders sein könnte.

> »Kontingent ist etwas, was weder notwendig ist noch unmöglich ist; was also so, wie es ist (war, sein wird), sein kann, aber auch anders möglich ist«,

formuliert Luhmann (1984, S. 152).

Kontingenz eröffnet Chancen wie Risiken gleichermaßen. Systemische Fragen verweisen darauf, dass es möglich ist, die gegenwärtige Situation auch anders zu beobachten und zu bewerten. Sie können neue Sichtweisen sowohl für Probleme wie für infrage kommende Problemlösungen eröffnen. Damit stellen Fragen gegebene Problemlösungen infrage, so auch die vermeintliche Sicherheit verbürgenden dissozialen Wahrnehmungsschemata. Sie regen an, den Möglichkeitsspielraum für künftiges Handeln zu erkunden.

Fragen erweisen sich insofern als eine »mächtige Intervention«, zumal ja auch nicht direkt zu intervenieren ist (Schwing 2014, S. 166 ff.). Wer Fragen stellt oder stellen kann, realisiert einen Machtanspruch. Deutlich wird dies etwa vor Gericht oder in Prüfungen, wenn der Richter oder der Prüfer dem Angeklagten bzw. dem Prüfling gegenüber mit einem knappen »Ich stelle hier die Fragen!« auf der asymmetrischen Machtverteilung in dieser besonderen Kommunikation besteht. Auch wenn ein solches Statement von einem Psychotherapeuten kaum zu erwarten sein dürfte, kann kein Zweifel daran bestehen, dass das Fragen ein Machtinstrument darstellt. So ist die Fragefrequenz in der psychotherapeutischen Kommunikation typisch asymmetrisch zugunsten des Therapeuten verteilt. Zudem sind Therapeuten in der therapeutischen Situation auch solche Fragen erlaubt, die im alltäglichen Leben zu stellen ihnen kaum in den Sinn kommen dürfte, da sie dort als distanzloser Übergriff aufgefasst werden könnten, wie etwa Fragen, welche die intime Kommunikation in der Familie betreffen. Der Sachverhalt, dass mit dem Stellen von Fragen immer auch Aspekte von Macht und Einfluss verbunden sind, ist geeignet, bei dem Kind oder Jugendlichen den dissozialitätstypischen Autonomiekonflikt zu aktualisieren. Es kommt dann zu einem Machtkonflikt. Das Schema »mächtig/abhängig« wird für den Jugendlichen beobachtungsleitend. »Einfach so« zu antworten, würde als Zeichen von Schwäche gewertet. Daher lässt das oppositionelle Kind oder der Jugendliche den Therapeuten die Abhängigkeit von seiner Klientel spüren. Die Antwort wird verweigert. Schließlich kann niemand gezwungen werden zu antworten. Diese Konstellation lässt sich in Familientherapien so häufig beobachten, dass ihr Jürg Liechti (2009) eigens eine Monografie mit dem Titel *Dann komm ich halt, sag aber nichts* gewidmet hat.

Geht man davon aus, dass Fragen Unterschiede produzieren, dann muss auch in Rechnung gestellt werden, dass manche Fragen zu große Unterschiede machen können und insofern dem Kind oder dem Jugendlichen zu große Angst machen. Dies gilt insbesondere für Fragen, deren Beantwortung beschämend sein kann. Beispiele hierfür wären Fragen nach dem Ansehen des Jugendlichen in seiner Schulklasse oder in seiner Gleichaltrigengruppe und insbesondere Fragen zum Umgang mit beschämenden Erlebnissen. Ganz sicher ist die systemische Fragekompetenz »mehr als Fragetechnik« (Patrzel 2017, S. 55).

Die hier vorgeschlagene funktionale Analyse dissozialen Verhaltens vermag zu erklären, warum sich jugendliche Patienten bisweilen durch die Fragen des Therapeuten geradezu angegriffen fühlen und sich verteidigen zu müssen glauben. Daher empfiehlt es sich, das Autonomiebedürfnis der Jugendlichen sorgsam zu achten. Mit Formulierungen wie »Kannst Du mir helfen, ich verstehe etwas nicht. Wie (...)?«

oder »Ich bin neugierig. Darf ich dir eine Frage stellen?« werden Fragen als Bitten formuliert. So wird der Machtfrage etwas die Brisanz genommen. Auch durch zirkulär formulierte Fragen lassen sich manche Jugendlichen zu Unmutsäußerungen provozieren. So bekommt der Therapeut auf eine allzu sorglos gestellte zirkulär formulierte Frage beispielsweise zu hören: »Fragen Sie meine Mutter doch selbst; für was sitzt sie denn schließlich da!« In einem solchen Fall kann es angebracht sein, den Unterschied zwischen direkten und zirkulär formulierten Fragen zu erläutern und das eigene Vorgehen zu begründen. Schließlich ist es für den Jugendlichen wie auch für die Eltern nur beruhigend, wenn sie wahrnehmen können, wie reflektiert, ernsthaft und souverän ihr Therapeut mit ihnen umgeht.

Der systemische Psychotherapeut tut jedenfalls gut daran, seine Fragen mit Bedacht und Takt zu formulieren. Er muss gewissermaßen eine Kompromisslösung ausprobieren. Auf der einen Seite dürfen die Fragen nicht zu banal sein, will man nicht auf den Informationsgehalt der Antworten verzichten. Auf der anderen Seite sollten die Fragen aber auch nicht zu »systemisch« oder zu mentalisiert verfasst werden. So können offene Fragen wie etwa »Was meinst du, wie findet das deine Mutter, wenn dein Vater dich runtermacht?« einen Jugendlichen leicht verunsichern, wird er doch mit der risikobehafteten Kontingenz aller Sichtweisen und Überzeugungen konfrontiert. Die kontingenzgenerierende und damit enttrivialisierende Eigenschaft gerade zirkulärer Fragen kann ängstigen, sind doch die Antworten auf Fragen eines solchen Typs für Personen, die im Mentalisieren ungeübt sind, zu wenig vorhersehbar. Eine Toleranz für Kontingenz setzt eine ausreichend vertrauensvolle Beziehung voraus. Ein solches Vertrauen als Voraussetzung für einen Verzicht auf die Unsicherheit reduzierende Trivialität kann gerade zu Beginn einer Psychotherapie nicht ohne Weiteres erwartet werden. Es muss sich entwickeln. Trivialität und Vertrauen sind jedenfalls insofern funktional äquivalent, als damit der Umgang mit Unsicherheit erleichtert wird.

Zudem tut man mit einer Antwort immer auch sein Einverständnis mit der gemeinsamen Situationsdefinition kund. Antwortet man, so verzichtet man zumindest kurzfristig auf einen Einspruch gegen den Anspruch des Fragenden, das Heft des kommunikativen Handelns in die Hand nehmen zu wollen. Die Teilnahme am Gespräch mag als Unterwerfung erlebt werden. Diese Problematik tut sich besonders häufig auf bei der Arbeit mit Kindern oder mit intellektuell weniger gut ausgestatteten Jugendlichen. Allerdings wäre es vorschnell, von einer oppositionellen Antwortverweigerung umstandslos auf eine intellektuelle Überforderung zu schließen. Für sich dissozial sozialisierende Kinder und Jugendliche ist Reflexion alles andere als attraktiv, sondern gerät oft zum mühsamen Geschäft. Die Einsicht, dass alles auch anders sein kann, ist für sie ebenso unverständlich wie überflüssig. Angesichts der oftmals komplizierten und diffusen Familiendynamik muss man damit rechnen, dass eine mentalisierende Reflexion sie überfordert. Stattdessen werden Trivialisierung verbürgende Schemata gewählt.

Nachdenken wird bisweilen gar als so riskant gefürchtet, dass das Risiko, wegen des stereotypen Einsatzes von Äußerungen wie »weiß nicht« bzw. »keine Ahnung« als geradezu pseudodebil zu erscheinen, billigend in Kauf genommen wird. Eines der ersten Ziele zu Beginn einer Therapie muss es daher sein, beim Klienten die Angst und Abneigung vor und gegen Fragen zu reduzieren. Andernfalls kann die Psychotherapie kaum in Gang kommen. Fragen sind durchaus von unterschiedlicher Brisanz je nach dem Kontext, in dem die Frage gestellt wird. Wenn es etwa dem Kind oder dem Jugendlichen offensichtlich schwerfällt, einzuschätzen, wie Vater oder Mutter »drauf« sind, dann sollte auch in der Wahl des Settings darauf Rücksicht genommen werden. So kann je nach dem Kohäsionsgrad der Familie mit dem Kind oder dem Jugendlichen, mit seinen Eltern oder mit der gesamten Familie gearbeitet werden. Als Fragen bieten sich an: »Wie bekommst du mit, wie es dem Vater/der Mutter geht?« oder »Kriegt es der Vater/die Mutter mit? Und was geschieht dann?«. Fällt es dem Kind zu schwer, sich mit den mentalen Zuständen seiner Eltern zu beschäftigen, dann wäre auch an ein Elterntraining zu denken. Dessen Ziel bestünde darin, die Eltern zu animieren, ihren eigenen affektiven Zustand zu beobachten und ihrem Kind in ruhiger Weise über das Ergebnis ihrer Beobachtungen Auskunft zu geben. Diesbezüglich bietet der Ansatz der mentalisierungsbasierten Psychotherapie (Taubner 2016) eine Fülle von Anregungen.

6.7.5.2 Beobachten beobachten

Eine Verhaltensweise, die letztlich allem Verhalten zugrunde liegt, ist das Beobachten. Das ist auch der Grund dafür, dass eine der zentralen systemischen, d. h. systemtheoretisch begründeten therapeutischen Strategien darin besteht, zusammen mit den Klienten zu beobachten, wie sie beobachten. Berücksichtigt man die klassische systemtheoretische Definition, wonach bei einer Beobachtung uno actu unterschieden und bezeichnet wird, dann muss interessieren, welche Unterscheidungen die sich dissozial verhaltende Person vornimmt, um ihren Wahrnehmungen Sinn zu verleihen. In einer Familientherapie könnte es etwa darum gehen zu erkunden, mit welchen Unterscheidungen die Familienmitglieder beobachten.

Besonders relevant sind die Unterscheidungen, mit denen sich die Familienangehörigen untereinander beobachten. So lässt sich erkunden, ob Mutter und Vater das dissoziale aggressive Verhalten ihres Sohnes ähnlich oder unterschiedlich wahrnehmen. Es könnte sein, dass der Vater seinen Sohn bereits auf der schiefen Bahn hin zum Gangster wähnt, die Mutter hingegen das Verhalten als temporäre Ungezogenheit interpretiert. Geht man davon aus, dass Kinder grundsätzlich ein Bedürfnis haben, von ihren Eltern doch eher gleich beobachtet und bewertet zu werden, dann wäre zu fragen, ob unterschiedliche Beobachtungsstile und Wahrnehmungsweisen in einer Familie vorrangig die Regel oder die Ausnahme sind. Es kann sich dann die Frage anschließen, was denn passieren müsse, damit die Eltern gleichsinnig wahrnehmen. Der Familientherapeut könnte mit seinen Fragen die Hypothese überprüfen, ob sich die Familiendynamik mit dem Konzept der Triangulation (Minuchin, Rosman u. Baker 1978) nutzbringend beschreiben lässt. Demnach kann einem elterlichen Konflikt die Brisanz genommen werden, wenn Verhaltensauffälligkeiten eines Kindes den Eltern die Möglichkeit eröffnen, ihren Konflikt umzuleiten, sodass nunmehr die elterliche bzw. familiäre Kommunikation das Kind als Sündenbock und/oder als Sorgenkind thematisiert. Zu fragen wäre etwa: »Melanie, was muss dein Bruder anstellen, damit die Eltern sich darin einig sind, dass sie einen verhaltensgestörten (missratenen) Sohn haben?«

Auf der Überzeugung, dass Beobachtungen prinzipiell kontingent sind, d. h. dass sie auch anders ausfallen können im Sinne von Beobachtungen zweiter Ordnung, gründet jede systemische Therapie. Schließlich entfiele die Chance, eine zwar funktional äquivalente, aber eben »bessere« Problemlösung ausfindig zu machen und auswählen zu können, bestünde wie bei einer Trivialmaschine keine Kontingenz. Wenn die jeweiligen Sichtweisen grundsätzlich als kontingent zu behandeln sind, dann ist auch die Einnahme neuer Perspektiven möglich. Die Methode des *Reframings, des Umdeutens,* soll diese Erfahrung vermitteln. Dabei geht es darum, in der Familie vorhandene festgefahrene, habitualisierte und vor allem negative Bedeutungszuschreibungen und Bewertungen aufzuweichen. Geradezu klassisches Beispiel eines Reframings, der umdeutenden Interpretation des devianten Verhaltens eines Kindes oder Jugendlichen, wäre die Zuschreibung einer positiven Funktion für das Familiensystem. Diese ließe sich als ein »Für-Sorgen-Sorgen« zur Verbesserung der elterlichen Beziehung definieren.

Ein erfolgreiches Reframing ermöglicht es, danach Ausschau zu halten, ob es neben dem dissozialen und devianten Handeln vielleicht noch weitere, für die psychosoziale Entwicklung etwa des Jugendlichen weniger nachteilige Handlungsoptionen gibt, wie er seinen familiären Verpflichtungen als ein den Zusammenhalt der Familie garantierender und damit guter Sohn nachkommen kann.

Ob diese Diskussion mit dem Jugendlichen alleine, mit den Eltern oder mit der Familie geführt werden sollte, hängt entscheidend davon ab, wie die Qualität der Beziehung zwischen dem Therapeuten und den jeweiligen Familienmitgliedern einzuschätzen ist. Nur wenn diese ihrem Therapeuten ausreichend Vertrauen entgegenbringen, lässt sich eine Annahme der Umdeutung erwarten. Dieses Ziel dürfte allerdings bei dissozialem Handeln nicht so leicht zu erreichen sein. Schließlich ist die Funktion dissozialen Handelns gerade gebunden an die Enttäuschung normativer Erwartungen, die sich definitionsgemäß kaum verändern oder verändern lassen. Eine neue Perspektive bietet sich insofern gerade nicht an. Die hier vorgeschlagene funktionale Analyse vermag dann eine rationale Begründung für ein überzeugendes Reframing zu liefern. Man wird also nicht davon ausgehen dürfen, dass sich die Kinder bzw. die Jugendlichen ohne Weiteres mit einem Reframing ihres devianten Tuns anfreunden. Vielmehr wird Widerstand zu erwarten sein. Schließlich wird sie der Verweis auf eine ihnen nicht bewusste Funktion ihres Handelns eher kränken, insbesondere dann, wenn sie gewohnt sind, ihren kommunikativen Anschluss über die Provokation negativer Affekte anlässlich delinquenter Handlungen, Unverschämtheiten oder gar Grausamkeiten zu bewerkstelligen. Ein Reframing sollte daher nur dann als therapeutische Strategie eingesetzt werden, wenn der Therapeut davon ausgehen darf, dass der Klient über andere, funktional äquivalente Mittel verfügt, um seinen kommunikativen Anschluss aufrechtzuerhalten. Jedenfalls darf sich der Psychotherapeut nicht darauf verlassen, dass etwa der betreffende Jugendliche die überraschende Umdeutung seiner dissozialen Symptomatik zum Anlass nimmt, darüber zu reflektieren, was der Therapeut sich dabei wohl gedacht haben könnte. Einen solchen wohlwollenden Vertrauensvorschuss sollte er nicht als gegeben voraussetzen.

Im Gegensatz zu den Kindern und Jugendlichen, die von einem positiven Reframing ihrer störenden Verhaltensauffälligkeiten vonseiten wohlwollender Therapeuten und Pädagogen nicht unbedingt angetan sind, zeigen sich die Eltern im Allgemeinen eher flexibel. Allerdings dürfte es Eltern schwerfallen zugeben zu müssen, dass sie es waren, die mit ihren Streitigkeiten, wenn auch ungewollt, letztlich ihr Kind dazu gebracht haben, sich für sie auf diese überraschende Weise einzusetzen oder gar aufzuopfern. Sind ihre Schuldgefühle zu groß, dürfte die Annahme der Umdeutung verweigert werden.

Zu hoffen bleibt aber, dass ein solches Umdeuten es ihnen

ermöglicht, das schmerzlich vermisste Bild eines letztlich guten, lieben Kindes zu rehabilitieren. Schließlich kann man davon ausgehen, dass auch Eltern, die mit ihrem erziehungsschwierigen Kind nur noch ausschließlich im Ausstoßungsmodus kommunizieren, an einer zumindest ambivalenten Beziehung zu ihrem Kind festhalten werden. Dies wird auch an dem folgenden, von Rotthaus (2015a, S. 151) mitgeteilten Fallbericht deutlich.

Frau und Herr M. kamen mit ihrem 15-jährigen Sohn Mike zum Erstgespräch. Sie beklagten sich heftig darüber, dass Mike sich seit etwa zwei Jahren an keinerlei Regeln halte, insbesondere die Mutter beschimpfe und sich dem Vater gegenüber aufsässig und aggressiv verhalte. Die Familienatmosphäre sei ständig angespannt. Ein Familienleben sei kaum noch möglich. Mike, der auf die ersten Fragen der Therapeutin geschwiegen hatte, unterbrach seine Mutter und seinen Vater sofort bei jeder Äußerung, bezichtigte sie der Lüge und erklärte, in dieser Art würden die Eltern ständig auf ihm herumhacken.
Die Therapeutin versuchte daraufhin, den Fokus des Gesprächs zu wenden. An die Mutter gewandt fragte sie: »Es muss furchtbar enttäuschend sein, dass Sie sich ständig mit Ihrem Sohn streiten. Ich könnte mir denken, Sie sehnen sich nach guten Augenblicken mit Ihrem Sohn, in denen Sie sich verstehen und ihn gernhaben können.« Die Mutter bestätigte dies mit leichten Zeichen eines Angerührtseins, und bevor sie ihren »Aber«-Satz beginnen konnte, wandte sich die Therapeutin an Mike mit der Frage: »Wusstest du, dass deine Mutter sich nach guten Augenblicken mit dir sehnt?« Mike reagierte mit einem kurzem ironischen »Ja klar«, und bevor er seinerseits seinen »Aber«-Satz beginnen konnte, fragte die Therapeutin, warum er eigentlich so ungläubig sei. Mikes Äußerung »Die interessiert sich ja gar nicht für mich« eröffnete der Therapeutin die Möglichkeit zu einem Gespräch darüber, warum er dies so zornig gesagt hatte. Über die Fragen an die Mutter: »Wussten Sie, dass Mike so viel Ärger und Wut in sich trägt?« und: »Möchten Sie wissen warum?« gelang es im Weiteren, mit Mike zu erörtern, welche Sehnsucht er hatte und was er sich von seiner Mutter/seinen Eltern wünschte. Die Mike beschuldigenden Einwürfe des Vaters zeigten der Therapeutin sodann die Notwendigkeit, diesen schnellstens mit einzubeziehen, indem sie ihn fragte, ob er ebenfalls die ständigen Enttäuschungen über seine immer wieder fruchtlosen Bemühungen um Mike leid sei und ob er trotz allem noch bereit wäre, gemeinsam an besseren Familienbeziehungen zu arbeiten. Im

Weiteren konnte dies dann als gemeinsame Zielformulierung für die kommende Arbeit bestimmt werden.

Geht man davon aus, dass ein jedes Handeln, mithin auch das als pathologisch etikettierte oder zumindest psychiatrisch relevante Handeln, immer als sinnhaft zu verstehen ist, dann kann dieses Verhalten nur als Resultat einer Wahl unter mehreren Möglichkeiten und damit als prinzipiell anders möglich aufgefasst werden. Wahlmöglichkeit verweist auf Kontingenz und damit auf eine Entscheidung für die eine und gegen die anderen Möglichkeiten. Kontingenz ist damit aber auch an ein mehr oder weniger großes Quantum an Angst gebunden, impliziert doch jede Entscheidung unvermeidlich das Risiko, sich für die nachteilige Alternative und damit falsch zu entscheiden. Insofern ist systemische Therapie anspruchsvoll, wenn sie auf die Kontingenz psychischer und kommunikativer Operationen verweist, treibt sie doch in gewisser Weise damit den - symptomatischen - Teufel mit Beelzebub aus. Der Verzicht auf ein symptomatisches, als gestört oder pathologisch etikettiertes, jedenfalls als negativ und als zu verändernd konnotiertes Verhalten versteht sich schließlich nicht von selbst. Man muss davon ausgehen, dass diesem Verhalten eine wichtige Funktion zukommt. Andernfalls ließe es sich nicht erklären, dass die Klienten oder Patienten einschränkende Kollateralnachteile in Kauf nehmen.

Die prinzipielle Kontingenz aller Beobachtungen, Beschreibungen und Bewertungen lässt sich auch verdeutlichen an weiteren, als typisch systemisch gehandelten Techniken, wie etwa dem *Reflecting Team* oder den Visualisierungsmethoden von *Genogramm-, Skulptur- und Aufstellungsarbeit.* So ermöglichen die systemischen Visualisierungsmethoden eine Veranschaulichung der Verwandtschaftsverhältnisse und eine Vergegenwärtigung der Familiengeschichte. Ihre Praktikabilität und ihr therapeutischer Nutzen zeigen sich auch dann, wenn es in der Familie bereits zu Ausstoßungsprozessen gekommen ist. Dabei wird deren Brisanz, aber auch ihre grundsätzlich mögliche Reversibilität im wahrsten Sinne des Wortes handhabbar. Bestimmt etwa ein brisanter Ausstoßungsmodus die Familiendynamik, wie er in Familien mit einem dissozialen Mitglied häufig zu beobachten ist, dann lässt sich die Rolle eines nicht mehr adressenfähigen »Sündenbocks« oder eines mit einer schlechten und bisweilen auch faszinierenden Adresse versehenen »schwarzen Schafs« geradezu fassbar und vor allem affektiv wirksam darstellen.

6.7.6 Der dissoziale Beobachtungsstil

Auch beim dissozialitätsspezifischen Beobachtungsstil handelt es sich um ein störungsaffines Problem, das es in der systemisch fundierten Psychotherapie zu thematisieren gilt. Wie in Kapitel 3 ausgeführt, soll durch die Verwendung möglichst klarer und eindeutiger Unterscheidungen die kontingenzbedingte Unübersichtlichkeit begrenzt werden. Mithilfe ihrer *theory of nasty mind* versuchen sich die dissozialen Kinder und Jugendlichen gegen Überraschungen, die ihr labiles emotionales Gleichgewicht überfordern würden, ausreichend zu wappnen. Hierzu haben sie sich eine besondere Sensibilität für Situationen erworben, die negative Affekte auslösen. Da negative Affekte wie etwa Ärger und Wut in hohem Maße handlungsanleitend sind, versprechen gerade diese die gewünschte Orientierung. Man weiß dann, woran man ist. Hat man sich etwa über einen anderen Menschen geärgert oder wurde man provoziert, dann kann von einem wahrlich nicht verlangt werden, sich um ein höfliches und zuvorkommendes Benehmen zu bemühen.

In ähnlicher Weise ist es beim sogenannten risikosuchenden Verhalten gerade das Aufregende und Brisante, das für die letztlich beruhigende Gewissheit sorgt, dass es weitergeht. Gewöhnliches, normkonformes Handeln hingegen langweilt und ist nur schwer auszuhalten. Nimmt man sich Zeit zu überlegen, wie man weitermachen soll, entscheidet man sich mithin zu entscheiden. Damit nimmt zwangsläufig das Risiko zu, sich falsch zu entscheiden. Insofern besteht die Funktion eines solchen Verhaltens gerade darin, Entscheidungen zu vermeiden und so Angst zu reduzieren.

Die gleiche Funktion kann impulsivem Handeln zugeschrieben werden. Dieses lässt sich als Ausdruck von Unsicherheitsintoleranz beobachten, wenn man unter einer systemtheoretischen Perspektive darin eine Problemlösestrategie vermutet und dementsprechend nach dem Problem sucht, für das ein impulsiver Handlungsstil als Problemlösung infrage kommt. Das impulsive Kind nimmt sich typischerweise keine Zeit, plant nicht, denkt nicht groß nach, bevor es etwas tut oder sagt. Folge dieses Handlungsstils ist eine hohe Fehleranfälligkeit des Handelns. Die höhere Fehlerquote wird gewissermaßen billigend in Kauf genommen zugunsten einer überschaubaren Kränkungsgefahr. So wird sich im Falle des Misslingens eines Vorhabens die Frustration in Grenzen halten angesichts der doch überschaubaren Investition von Zeit und Mühe. Bei einem Erfolg dagegen besteht die begründete Hoffnung, für die doch offensichtlich vorhandenen Fähigkeiten Anerkennung zu erhalten. Schließlich wurde das positive Ergebnis ohne große Vorbereitung geradezu mühelos erreicht. Planung und ein Sich-Mühe-Geben zeugen dagegen von Interesse und Engagement. Ein solches Eingeständnis ist allerdings riskant, hat man doch im Falle eines Misserfolgs damit zu rechnen, dass Zweifel an den eigenen Fähigkeiten aufkommen. Sich Zeit nehmen und Überlegungen anstellen lässt sich mithin nur von Kindern und Jugendlichen erwarten, welche die Erfolgsaussichten ihrer Vorhaben als ausreichend hoch bewerten. Schätzen sie dagegen das Misserfolgsrisiko als hoch ein, dann lässt sich einem impulsiven Verhalten die Funktion zuschreiben, das Risiko für selbstwertmindernde Bewertungen gering zu halten. Umgekehrt ermöglicht es ein gutes Selbstwertgefühl, auch ein hohes Risiko des Scheiterns auf sich zu nehmen, zumal man in einem solchen Fall auf die tröstenden und aufmunternden Worte der Eltern oder von Freunden vertrauen darf. Ist die Angst vor der unsicheren Zukunft zu groß, versuchen die Kinder und Jugendlichen, die Unsicherheit zu verringern. Dafür nehmen sie bisweilen ausgesprochen nachteilige Folgen in Kauf. Dann ist ihnen tatsächlich »ein bekanntes Unglück« lieber als »ein unbekanntes Glück« (Grabbe 2001).

6.7.7 Erhöhung der Unsicherheitstoleranz

Aus systemischer Sicht bieten sich angesichts einer solchen Problemlösungsstrategie vielfältige Interventionen an, die den Jugendlichen dazu ermutigen sollen, seine Toleranz für Unsicherheit zu erhöhen. Dabei zeigen sich die Erfolgsaussichten auch dieser Interventionen abhängig von der Qualität der therapeutischen Beziehung. Geht es beim Klienten oder Patienten um Angst und Unsicherheit, ist der Therapeut in seiner Rolle als Bindungsperson gefragt. Da Unsicherheit mit Angst verbunden ist, ist davon auszugehen, dass auch bei Kindern und Jugendlichen, die sich dissozial verhalten, eine Angstintoleranz besteht. Sie haben Angst vor der Angst und vor allem Angst, dass andere mitbekommen, dass sie Angst haben. Um einen solchen Eindruck zu vermeiden, bemühen sie sich um ein möglichst cooles Auftreten. Zuallererst gilt es daher, die Angst in der Therapie zu rehabilitieren, sie gewissermaßen »salonfähig« zu machen und die Kinder und Jugendlichen von der Sinnhaftigkeit und dem Nutzen dieses Gefühls zu überzeugen.

Hier kann der systemische Psychotherapeut auf bewährte systemische Techniken zurückgreifen, wie sie etwa für die Angsttherapie entwickelt wurden (vgl. Rotthaus 2015c). Es gilt, die Angst zu normalisieren. Um die Angst vor der Angst zu reduzieren, bietet es sich etwa an auszukundschaften, wer alles in der Familie Angst hat, wer viel oder gar zu viel davon hat und wer wenig oder angeblich keine Angst spürt. Hierfür bieten sich Skalierungsfragen an. Weitere Fragen können sich auf die Angstinhalte beziehen. Bei jüngeren Kindern, die zusammen mit ihren Eltern den Therapeuten aufsuchen, lassen sich Beobachtungsaufgaben stellen. Im Einzelgespräch mit dem Kind lässt sich etwa vereinbaren zu schauen, inwieweit die Eltern oder andere »Erwachsene« selbst ängstlich sind und, wenn ja, wie sie mit Angst umgehen. Auch wäre zu fragen, wie sich Angst etwa bei den Eltern bemerkbar macht oder ob und wie die Eltern mitkriegen, dass der Partner Angst hat. Weitere Fragen betreffen den Umgang mit der Angst, etwa die Frage: Wer kann der Mutter oder dem Vater am besten die Angst nehmen? Oder: Wie reagiert der Vater/die Mutter, wenn ein Familienmitglied Angst zeigt? Thematisiert werden können auch die Vor- und Nachteile von »Coolness«.

Die Probleme des Umgangs mit Angst und Risiken lassen sich auch am Beispiel des Umgangs mit Hilfeangeboten diskutieren. Die Risiken der Hilfekommunikation wurden bereits im Vorangegangenen angesprochen. Über die Angst vor Hilfeangeboten oder dem Erhalt von Hilfe hinaus ist Dissozialität verbunden mit einer grundlegenden Vorsicht gegenüber positiven Sachverhalten. Die Äußerung und damit das Eingeständnis von Wünschen geraten zum Wagnis. Wünsche werden daher entweder nur mit gehöriger Vorsicht geäußert oder im Gegenteil mit einer an Unverschämtheit grenzenden Anspruchshaltung provokativ vorgetragen. Beide Vorgehensweisen sind insofern funktional äquivalent, als beide Male das Kränkungsrisiko kontrolliert wird. Schließlich ist es weit weniger kränkend, wenn einem die unverschämt vorgetragene Forderung nach Unterstützung verwehrt wird, als wenn eine angemessen vorgetragene Bitte um Hilfe abgeschlagen wird.

Auf ähnliche Weise mag das Zeigen von Interesse und Engagement als zu riskant gefürchtet und daher vermieden werden. Während dissoziale Kinder und Jugendliche sich oftmals geradezu als Spezialisten in Sachen devianter Handlungen und der damit verbundenen negativen Affekte hervortun, suchen sie die Äußerung positiver Affekte tunlichst zu vermeiden. Informieren negative Affekte das psychische System darüber, dass eine Veränderung ansteht wie beispielsweise bei der Wut, die dazu motiviert, die andere Person in die Flucht zu schlagen, signalisiert ein positiver Affekt, dass es so bleiben kann, wie es ist. Insofern tendieren negative Affekte zu Unterschieden und sind informativer, während ein positiver Affekt leicht als langweilig bewertet wird.

Einer anderen Person Sympathie, Zuneigung oder gar Liebe zu gestehen, überfordert leicht. Lässt sich beobachten, dass von einem Jugendlichen die Relevanz von Gutem grundsätzlich bestritten und einer differenzierten Wahrnehmung gar nicht für wert gehalten wird, dann bietet es sich an, in der Therapie diesen idiosynkratischen Umgang mit Positivem zu thematisieren mit dem Ziel, das Gute wieder attraktiv werden zu lassen. Zu fragen wäre etwa - im Sinne einer Wunderfrage -, wie die Eltern reagieren, sollte das ungezogene Kind oder der renitente Jugendliche sich wider Erwarten einmal prosozial verhalten. Freuen die Eltern sich oder vermuten sie, dass ihr Kind etwas Neues »ausgefressen« hat? Auch ließe sich thematisieren, ob und wie sich den einzelnen Familienmitgliedern eine Freude bereiten lässt und wie sich diese Freude äußern könnte. Ziel solcher Interventionen ist es, die Sensibilität für nichtdeviantes Handeln zu erhöhen und dabei die Wahrnehmungsschwelle der Eltern für prosoziales Verhalten bei ihrem Kind zu erniedrigen. Zu fragen wären etwa die Eltern: »Können Sie sich vorstellen, dass Ihr Sohn sich einmal wie ein richtig netter Junge benimmt? Was müsste er tun, damit Sie es gleich bemerken?«

Im gemeinsamen Gespräch mit dem Kind und den Eltern könnten dann die Ergebnisse und Erfahrungen ausgetauscht werden. Ein sich immer wieder auftuendes Problem gilt es bei alledem zu beachten. Geschwister beklagen sich zu Recht, dass ihr Artigsein nicht besonders gewürdigt, sondern als selbstverständlich angesehen bzw. übersehen wird. Mit dem sich dissozial verhaltenden Kind oder Jugendlichen selbst ließe sich verabreden, vorsichtig, »um die Eltern nicht zu sehr zu überraschen«, zuerst einmal die Häufigkeit des gewohnten dissozialen Verhaltens schrittweise zu verringern und stattdessen sich höchstens einmal prosozial zu verhalten. Gelingt es, die Notwendigkeit des selbstsichernden dissozialen Handels zu verringern, kann in einem weiteren Schritt vorsichtig gewagt werden, prosoziales Handeln zu fördern. Vorher sollte auf die Risiken prosozialen Handeln aufmerksam gemacht werden. Von verhaltenstherapeutischen Therapietechniken inspiriert ließe sich hierbei etwa folgende Skalierung vornehmen:

- (9) Klassenarbeit mit der neuesten Note 5 freiwillig herausrücken
- (5) Mülleimer runtertragen
- (2) das benutzte Glas von sich aus in die Spülmaschine einräumen

In der Therapie sollte es auch darum gehen, das Kind oder den Jugendlichen zu ermutigen, die rigide risikovermeidende Einstellung zu lockern. Zu fragen wäre, was denn passieren müsse, damit er sich einmal trauen könnte, zu den Eltern nett zu sein. Als Aufgabe bietet es sich an, Situationen zu suchen oder auch eigens zu schaffen, in denen das eigene prosoziale Verhalten wahrscheinlich auf Ablehnung stoßen wird und insofern mit einem geringen, aber doch registrablen Scheitern zu rechnen ist. Eine solche Intervention bietet die Chance für eine emotional korrigierende Erfahrung, dass nämlich das Risiko, eine allfällige Kränkung nicht zu überleben, zumeist kalkulierbar und aushaltbar ist. Auch für eine solche Intervention ist eine ausreichend gute und belastbare therapeutische Beziehung die notwendige Voraussetzung. Zudem empfiehlt es sich wie bei allen Interventionen, auf die ausgeprägten Autonomie- und Selbstwirksamkeitsbestrebungen gerade dieser Klientel Rücksicht zu nehmen. So bietet es sich an, die Aufgaben gemeinsam mit dem jugendlichen Klienten zu formulieren und ihn auf diese Weise gewissermaßen als Co-Therapeuten seiner selbst zu engagieren. Lässt sich die therapeutische Beziehung als ausreichend belastbar einschätzen, dann ließe sich der Schwierigkeitsgrad der Aufgaben sukzessive steigern. Der Jugendliche kann gefragt werden, ob er sich zutraue, einmal einer Autoritätsperson gegenüber auf negierende Interventionen zu verzichten und sich insofern »einfach so« unterzuordnen. Eine solche Intervention könnte durch Beobachtungsaufgaben vor- oder auch nachbereitet werden. Zu fragen wäre etwa, in welchen Situationen am ehesten ein Interventionsverzicht denkbar wäre und in welchen dagegen quasi-automatisch den Aufforderungen widersprochen wird.

Der 14-jährige Paul fiel in der Schule auf durch sein fortwährendes renitentes, oppositionelles Verhalten. Zu Hause ließ er sich von seiner alleinerziehenden Mutter kaum mehr etwas sagen. Dem Jugendpsychiater wurde Paul vorgestellt, nachdem er zusammen mit einem anderen Jungen vergeblich versucht hatte, die Fahrscheinkasse eines Stadtbusses zu plündern.

Bei der Exploration gestand die Mutter ein, schon vor Jahren jeden erzieherischen Einfluss auf ihren Sohn verloren zu haben. In ihrer Kindheit habe sie sehr darunter gelitten, dass ihr um zwei Jahre älterer Bruder von den Eltern extrem hart und immer wieder auch zu Unrecht bestraft worden sei. Damals habe sie sich vorgenommen, später als Mutter mit ihren eigenen Kindern ganz anders umzugehen, vor allem aber auf Strafen möglichst zu verzichten. Im Gespräch wurde deutlich, dass die Mutter von einem übermäßig ausgeprägten Wunsch nach einem friedlichen Miteinander in der Familie beseelt war und auf Vorwürfe vonseiten ihres Sohnes hin sofort bereit war, auf eigene Ansprüche zu verzichten. Schon geringe Meinungsverschiedenheiten interpretierte sie als Vorboten eines völligen Beziehungsabbruchs. Einschränkungen oder gar Strafen lehnte sie strikt ab aus der Befürchtung heraus, letztlich doch ihren aggressiven und als böse erlebten Eltern gleich zu werden. Folgende Arbeitshypothese ließ sich formulieren: Pauls Mutter gelang es nicht, Aggressionen als kontingent wahrzunehmen. Vielmehr interpretierte sie unterschiedslos alle aggressiven Handlungen als schlecht und letztlich als böse. Dadurch fiel sie als entwicklungsfördernde »Containerin« für die aggressiven Impulse ihres Kindes weitgehend aus. Der Junge musste daher sein aggressives und dissoziales Handeln sukzessive steigern in der Hoffnung, am Ende doch noch eine eindeutige Bewertung für sein Tun zu erhalten.

7 Schlussbemerkung

Im Vorangegangenen wurde systemische Therapie als eine systemtheoretisch fundierte Form der Psychotherapie vorgestellt. Zur ihrer Begründung erschien die differenztheoretisch konzipierte Systemtheorie, wie sie von Niklas Luhmann entwickelt wurde, als besonders geeignet. Zentrale Bedeutung kommt in dieser Theorie der Methode der funktionalen Analyse zu. Diese Methode, die das Schema Problem/Problemlösung einsetzt, erlaubt es, ein möglichst überzeugendes Problem zu konstruieren, für das sich ein umschriebenes Verhalten wie etwa das dissoziale Handeln als Problemlösungsversuch eignet.

Als Problem, zu dessen Lösung sich dissoziales, d. h. die normativen Erwartungen systematisch enttäuschendes Handeln einsetzen lässt und dieses auch häufig eingesetzt wird, wurde ein Adressenproblem postuliert, welches das Selbstkonzept beeinträchtigt. Die Methode der funktionalen Analyse ist insofern von therapeutischem Nutzen, als sie den Blick freigibt für funktional äquivalente Problemlösemöglichkeiten, die sowohl für die Patienten und Klienten als auch für deren personale Umwelt mit weniger Nachteilen verbunden wären. Da dissoziales Handeln sowohl dem betreffenden Individuum als auch den kontextuellen sozialen Systemen beträchtlichen Schaden zufügt, sind Verhaltensalternativen dringend gefragt.

Wenn man denn will, lassen sich Interventionen, die vom Problem bzw. seiner Genese ausgehen, von Interventionen unterscheiden, die eher an den jeweiligen Problemlösungen ansetzen. Interventionen, die an der Problemgenese ansetzen, sind angezeigt, wenn sich dem dissozialen Handeln die Funktion zuschreiben lässt, eine durch unzureichende biologische und/oder kommunikative Ressourcen gefährdete Adresse oder Adressierungskompetenz sicherzustellen oder wiederherzustellen. Das Elterntraining mit dem Ziel, die Adressierung des Kindes zu gewährleisten, wäre ein Beispiel dafür. Interventionen, die an Problemlösungen ansetzen, halten Ausschau nach funktional äquivalenten Problemlösungsstrategien. Die funktionale Analyse führt dabei zu folgenden therapeutischen Leitfragen: Welche Bedingungen müssen gegeben sein, damit der eingeschlagene Entwicklungspfad verlassen und ein »besserer«, d. h. sozial verträglicherer, gewählt werden kann, mit andern Worten: Was muss verändert werden, damit das Problem anders, eben auf nicht so prekäre Weise gelöst werden kann? Oder: Was müsste geschehen, damit das eher erwünschte Verhalten zur Problemlösung eingesetzt wird?

Insofern kann die vergleichende Methode der funktionalen Analyse nicht nur als eine rationale Basis für die Bereitstellung hilfreicher Interventionen dienen, sondern sie vermag darüber hinaus auch die Vergleichbarkeit der Hilfeprozesse bzw. deren Effizienz zu ermöglichen. Dies gilt nicht nur für den Vergleich zwischen unterschiedlichen psychotherapeutischen Methoden, sondern auch für einen Vergleich zwischen therapeutischen Interventionen einerseits und (sozial)pädagogischen Interventionen andererseits. Zu fragen wäre dann etwa, in welchem kontextuellen Kommunikationssystem Interventionen größere Veränderungs- bzw. Irritationschancen zugetraut werden. Dass derzeit das Medizinsystem bzw. Krankenbehandlungssystem zumindest in seinem somatologischen Bereich über größere Ressourcen und eine größere Reputation verfügt als etwa das Erziehungssystem oder das System sozialer Hilfe, steht außer Frage. Die funktionale Analyse allerdings eröffnet Anschlüsse in beiden Kommunikationssystemen.

8 Literatur

Adolphs, R. (2009): The social brain: Neural basis of social knowledge. *Annual Review of Psychology* 60: 693–716.

Ahrbeck, B. u. B. Stadler (2000): Geschlossene Unterbringung und verbindlicher Aufenthalt. *Zeitschrift für Heilpädagogik* 21 (1): 21–26.

Aichhorn, A. (1925): Verwahrloste Jugend. Bern (Huber), 8. Aufl. 1974.

APA (Hrsg.) (2013): Diagnostic and statistical manual of mental disorders DSM-5. Arlington (American Psychiatric Association), 5th ed. [dt. P. Falkai u. H.-U. Wittchen (Hrsg.) (2015): Diagnostisches und statistisches Manual psychischer Störungen DSM-5. Göttingen (Hogrefe).

Appleyard, K., B. Egeland, M. H. van Dulmen a. L. A. Sroufe (2005): When more is not better: the role of cumulative risk in child behavior outcomes. *Journal of Child Psychology and Psychiatry* 46 (3): 235–245.

Arning, C. (2015): Klinik. In: R. Hanswille (Hrsg.): Handbuch systemische Kinder- und Jugendlichenpsychotherapie. Heidelberg (Carl-Auer), S. 517–521.

Asen, E. a. P. Fonagy (2012): Mentalization-based therapeutic interventions for families. *Journal of Family Therapy* 34 (3): 347–370.

Baecker, D. (1994): Soziale Hilfe als Funktionssystem der Gesellschaft. *Zeitschrift für Soziologie* 23 (2): 93–110.

Baecker, D. (2000): »Stellvertretende« Inklusion durch ein »sekundäres« Funktionssystem: Wie »sozial« ist die soziale Hilfe? In: R. Merten (Hrsg.): Systemtheorie Sozialer Arbeit. Opladen (Leske + Budrich), S. 39–46.

Barthelmess, M. (2016): Die systemische Haltung. Göttingen (Vandenhoeck & Ruprecht).

Bateman, A. u. P. Fonagy (2014): Psychotherapie der Borderline Persönlichkeitsstörung. Ein mentalisierungsgestütztes Behandlungskonzept. Gießen (Psychosozial).

Baumeister, R. F., L. Smart a. J. M. Boden (1996): Relation of threatened egotism to violence and aggression: The dark side of high self-esteem. *Psychological Review* 103 (1): 5–33.

Beauchaine, T. P. (2015): Future Directions in Emotion Dysregulation and Youth Psychopathology. *Journal of Clinical Child and Adolescent Psychology* 44 (5): 875–896.

Beck, B. (2016): Moralisches Enhancement - Philosophy Fiction oder Conditio sine qua non für die Zukunft der Menschheit? In: R. Schütz, E. Hildt u. J. Hampel (Hrsg.): Neuroenhancement. Interdisziplinäre Perspektiven auf eine Kontroverse. Bielefeld (transcript), S. 109–125

Beck, S. (2014): Medikalisierung sozialer Probleme. *Psyche im Fokus* 1: 38–40.

Beelmann, A. u. T. Raabe (2007): Dissoziales Verhalten von Kindern und Jugendlichen: Erscheinungsformen, Entwicklung, Prävention und Intervention. Göttingen (Hogrefe).

Benkmann, R. (2003): Diagnose der Bedingungen: Sozialisation bei Lernbeeinträchtigungen. In: G. Ricken, A. Fritz u. C. Hofmann (Hrsg.): Diagnose: Sonderpädagogischer Förderbedarf. Lengerich (Pabst), S. 163–173.

Bischof, N. (1985): Das Rätsel Ödipus. München (Piper).

Bohlin, G., L. Eninger, K. C. Brocki a. L. B. Thorell (2012): Disorganized attachment and inhibitory capacity: Predicting externalizing problem behaviors. *Journal of Abnormal Child Psychology* 40 (3): 449–458.

Bordin, E. S. (1979): The generalizability of the psychoanalytic concept of the working alliance. *Psychotherapy: Theory, Research and Practice* 16 (3): 252–260.

Boszormenyi-Nagy, I. u. G. Spark (1981): Unsichtbare Bindungen. Die Dynamik familiärer Systeme. Stuttgart (Klett-Cotta).

Bowlby, J. (1976): Trennung. München (Kindler).

Bowlby, J. (1982): Das Glück und die Trauer. Herstellung und Lösung affektiver Bindungen. Stuttgart (Klett-Cotta).

Boylan, K., K. Georgides a. P. Szatmari (2010): The longitudinal association between oppositional and depressive symptoms across childhood. *Journal of the American Academy of Child and Adolescent Psychiatry* 49 (2): 152–161.

Bukowski, W. M. a. R. Adams (2005): Peer relationships and psychopathology: markers, moderators, mediators, mechanisms, and meanings. *Journal of Clinical Child and Adolescent Psychology* 34 (1): 3–10.

Bundesministerium für Familie, Senioren, Frauen und Jugend (2009): 13. Kinder- und Jugendbericht. Berlin (Bundestagsdrucksache 16/12860).

Burt, S. A. (2009): Rethinking Environmental Contributions to Child and Adolescent Psychopathology: A Meta-Analysis of Shared Environmental Influences. *Psychological Bulletin* 135 (4): 608–637.

Bzdok, D., L. Schilbach, K. Vogeley, K. Schneider, A. R. Laird, R. Langner a. S. B. Eickhoff (2012): Parsing the neural correlates of moral cognition: ALE meta-analysis on morality, theory of mind, and empathy. *Brain Structure and Function* 217 (4): 783–796.

Capaldi, D. M., K. C. Pears, G. R. Patterson a. L. D. Owen (2003): Continuity of parenting practices across generations in an at-risk sample: A prospective comparison of direct and mediated associations. *Journal of Abnormal Child Psychology* 31 (2): 127–142.

Caspi, A., J. McClay, T. E. Moffitt, J. Mill, J. Martin, I. W. Craig, A. Taylor a. R. Poulton (2002): Role of genotype in the cycle of violence in maltreated children. *Science* 297 (5582): 851–854.

Clemens, K., L. Greuel u. O. B. Scholz (1994): Effekte der Sozialpädagogischen Wohngruppe einer JVA auf ausgewählte Aspekte Sozialer Kompetenz. In: M. Steller, K.-P. Dahle u. M. Basqué (Hrsg.): Straftäterbehandlung. Pfaffenweiler (Centaurus), S. 60–65.

Conen, M.-L. u. G. Cecchin (2016): Wie kann ich Ihnen helfen, mich wieder loszuwerden? Heidelberg (Carl-Auer), 5. Aufl.

Costello, E. J., W. Copeland a. A. Angold (2016): The Great Smoky Mountains Study: developmental epidemiology in the southeastern United States. Social Psychiatry and Psychiatric Epidemiology 51 (5): 639–646.

Csibra, G. a. G. Gergely (2011): Natural pedagogy as evolutionary adaptation. *Philosophical Transactions of the Royal Society* B 366 (1567): 1149–1157.

Damasio, H., T. Grabowski, R. Frank, A. M. Galaburda a. A. R. Damasio (1994): The return of Phineas Gage: clues about the brain from the skull of a famous patient. *Science* 264 (5162): 1102–1105.

De Shazer, S. (1989): Der Dreh. Heidelberg (Carl-Auer).

Del Vecchio, T., M. F. Lorber, A. M. S. Slep, J. Malik, R. E. Heyman a. H. M. Foran (2016): Parental Flooding During Conflict: A Psychometric Evaluation of a New Scale. *Journal of Abnormal Child Psychology* 44 (8): 1587–1597.

Demmer, D. H., M. Hooley, J. Sheen, J. A. McGillivray a. J. A. Lum (2017): Sex Differences in the Prevalence of Oppositional Defiant Disorder During Middle Childhood: a Meta-Analysis. *Journal of Abnormal Child Psychology* 45 (2): 313–325.

Dilling, H., W. Mombour, M.-H. Schmidt, E. Schulte-Markwort u. H. Remschmidt (2015): Internationale Klassifikation psychischer Störungen: ICD-10. Kapitel V (F) klinisch-diagnostische Leitlinien. Bern (Hogrefe), 10. Aufl. (unter Berücksichtigung der Änd. entspr. ICD-10-GM 2015).

Dishion, T. J. a. G. R. Patterson (2006): The development and ecology of antisocial behavior in children and adolescents. In: D. Cicchetti a. D. J. Cohen (eds.): Developmental psychopathology. Vol. 3: Risk, disorder, and adaptation. New York (Wiley), 2nd ed., pp. 503–541.

Dodge, K. A. (1993): Social-cognitive mechanisms in the development of conduct disorders and depression. *Annual Review of Psychology* 44: 559–584.

Donnellan, M. B., K. H. Trzesniewski, R. W. Robins, T. E. Moffitt a. A. Caspi (2005): Low self-esteem is related to aggression, antisocial behavior, and delinquency. *Psychological Science* 16 (4): 328–335.

Eigenheer, R., B. Rhiner, M. Schmid u. E. Schramm (2016): Störung des Sozialverhaltens bei Jugendlichen: Die Multisystemische Therapie in der Praxis. Göttingen (Hogrefe).

Ellinger, S. u. R. Stein (2012): Effekte inklusiver Beschulung: Forschungsstand im Förderschwerpunkt emotionale und soziale Entwicklung. *Empirische Sonderpädagogik* 3 (2): 85–109.

Ettekal, I. a. G. W. Ladd (2015): Developmental Pathways From Childhood Aggression-Disruptiveness, Chronic Peer Rejection, and Deviant Friendships to Early-Adolescent Rule Breaking. *Child Development* 86 (2): 614–631.

Fearon, R. P., M. J. Bakermans-Kranenburg, M. H. van Ijzendoorn, A. M. Lapsley a. G. L. Roisman (2010): The significance of insecure attachment and disorganization in the development of children's externalizing behavior: a meta-analytic study. *Child Development* 81 (2): 435–456.

Fergusson, D. M., L. J. Horwood a. M. T. Lynskey (1995): The stability of disruptive childhood behaviours. *Journal of Abnormal Child Psychology* 23 (3): 379–396.

Fisher, P. u. A. Wells (2015): Metakognitive Therapie. Paderborn (Junfermann).

Flouri, E. a. C. Kallis (2007): Adverse life events and psychopathology and prosocial behavior in late adolescence: testing the timing, specificity, accumulation, gradient, and moderation of contextual risk. *Journal of the American Academy of Child and Adolescent* 46 (12): 1651–1659.

Foerster, H. von (1987): Entdecken oder Erfinden - Wie läßt sich Verstehen verstehen? In: W. Rotthaus (Hrsg.): Erziehung und Therapie in systemischer Sicht. Dortmund (modernes leben), S. 22–58.

Fonagy, P. a. M. Target (1997): Attachment and reflective function: their role in self-organization. *Development and Psychopathology* 9 (4): 679–700.

Fonagy, P., S. Butler, D. Cottrell, S. Scott, S. Pilling, I. Eisler, P. Fuggle, A. Kraam, S. Byford, J. Wason, R. Ellison, E. Simes, P. Ganguli, E. Allison a. I. M. Goodyer (2018): Multisystemic therapy versus management as usual in the treatment of adolescent antisocial behaviour (START): a pragmatic, randomised controlled, superiority trial. *Lancet Psychiatry* 5 (2): 119–133.

Freud, S. (1917): Eine Schwierigkeit der Psychoanalyse. Gesammelte Werke Bd. XII. Frankfurt a. M. (Fischer), 7. Aufl. 2006, S. 3–12.

Freud, S. (1925): Geleitwort zur ersten Auflage. In: A. Aichhorn (1974): Verwahrloste Jugend. Bern (Huber), 8. Aufl., S. 7–8.

Frick, P. J. a. E. Viding (2009): Antisocial behavior from a developmental psychopathology perspective. *Development and Psychopathology* 21 (4): 1095–1109.

Fritz, A. u. J. Funke (2003): Planungsfähigkeit bei lernbehinderten Kindern: Grundsätzliche Überlegungen zum Konstrukt sowie zu dessen Diagnostik und Training. In: G. Ricken, A. Fritz u. C. Hofmann (Hrsg.): Diagnose: Sonderpädagogischer Förderbedarf. Lengerich (Pabst), S. 416–439.

Fuchs, P. u. D. Schneider (1995): Das Hauptmann-von-Köpenick-Syndrom. Überlegungen zur Zukunft funktionaler Differenzierung. *Soziale Systeme* 1 (2): 203–224.

Fuchs, P. (1997): Adressabilität als Grundbegriff der soziologischen Systemtheorie. *Soziale Systeme* 3 (1): 57–79.

Fuchs, P. (2000): Systemtheorie und Soziale Arbeit. In: R. Merten (Hrsg.): Systemtheorie Sozialer Arbeit. Opladen (Leske + Budrich), S. 157–176.

Fuchs, P. (2004): Das System »Terror«. Bielefeld (transkript).

Fuchs, P. (2005): Soziale Arbeit – System, Funktion, Profession. In: H. D. Uecker u. M. Krebs (Hrsg.): Beobachtungen der Sozialen Arbeit. Heidelberg (Carl-Auer), S. 13–18.

Goffman, I. (1972): Asyle. Frankfurt a. M. (Suhrkamp).

Goodman, S. H., M. H. Rouse, A. M. Connell, M. R. Broth, C. M. Hall a. D. Heyward (2011): Maternal depression and child psychopathology: a meta-analytic review. Clinical Child and Family Psychology Review 14 (1): 1–27.

Grabbe, M. (2001): Lieber das bekannte Unglück als ein unbekanntes Glück. *systhema* 15 (1): 5–16.

Hails, K. A., J. D. Reuben, D. S. Shaw, T. J. Dishion a. M. N. Wilson (2017): Transactional Associations Among Maternal Depression, Parent-Child Coercion, and Child Conduct Problems During Early Childhood. Journal of Clinical Child and Adolescent Psychology (in print).

Haley, J. (1977): Direktive Familientherapie. München (Pfeiffer).

Happé, F. a. U. Frith (1996): Theory of mind and social impairment in children with conduct disorder. *British Journal of Developmental Psychology* 14 (4): 385–398.

Hartmann, K. (1970): Theoretische und empirische Beiträge zur Verwahrlosungsforschung. Berlin (Springer), 2. Aufl. 1977.

Hartmann, K. (1973): Verwahrlosung. In: C. Müller (Hrsg.): Lexikon der Psychiatrie. Heidelberg (Springer), S. 557.

Hawley, P. H. (2015): Social Dominance in Childhood and Its Evolutionary Underpinnings: Why It Matters and What We Can Do. *Pediatrics* 135 Suppl. 2: 531–538.

Heinz, A. (2015): Krankheit vs. Störung. Medizinische und lebensweltliche Aspekte psychischen Leidens. *Nervenarzt* 86 (1): 36–41.

Henggeler, S. W., S. K. Schoenwald, C. M. Borduin, M. D. Rowland u. P. B. Cunningham (2012): Multisystemische Therapie bei dissozialem Verhalten von Kindern und Jugendlichen. Berlin (Springer).

Hölling, H., R. Schlack, F. Petermann, U. Ravens-Sieberer, E. Mauz u. KiGGS Study Group (2014): Psychische Auffälligkeiten und psychosoziale Beeinträchtigungen bei Kindern und Jugendlichen im Alter von 3 bis 17 Jahren in Deutschland – Prävalenz und zeitliche Trends zu 2 Erhebungszeitpunkten (2003–2006 und 2009–2012). *Bundesgesundheitsblatt – Gesundheitsforschung – Gesundheitsschutz* 57 (7): 807–819.

Holz, G. u. B. Hock (2006): Infantilisierung von Armut begreifbar machen - Die AWO-ISS-Studien zu familiärer Armut. *Vierteljahrshefte zur Wirtschaftsforschung* 75 (1): 77–88.

Hosser, D. (2008): Prisonisierungseffekte. In: M. Steller u. R. Volbert (Hrsg.): Handbuch der Rechtspsychologie. Göttingen (Hogrefe), S. 172–179.

Hosser, D. u. C. Bosold (2008): Behandlung im Jugendvollzug. In: M. Steller u. R. Volbert (Hrsg.): Handbuch der Rechtspsychologie. Göttingen (Hogrefe), S. 128–134.

Hubbard, J. A., M. D. McAuliffe, M. T. Morrow a. L. J. Romano (2010): Reactive and proactive aggression in childhood and adolescence: Precursors, outcomes, processes, experiences, and measurement. *Journal of Personality* 78 (1): 95–118.

Jaffee, S. R. a. T. S. Price (2012): The implications of genotype-environment correlation for establishing causal processes in psychopathology. Development and Psychopathology 24 (4): 1253–1264.

Jehle, J. M., W. Heinz u. P. Sutterer (2003): Legalbewährung nach strafrechtlichen Sanktionen - Eine kommentierte Rückfallstatistik. Berlin (Bundesministerium der Justiz).

Kade, J. (1997): Vermittelbar/nicht-vermittelbar: Vermitteln: Aneignen. Im Prozeß der Systembildung des Pädagogischen. In: D. Lenzen u. N. Luhmann (Hrsg.): Bildung und Weiterbildung im Erziehungssystem. Frankfurt a. M. (Suhrkamp), S. 30–70.

Kanter, G.-O. u. G. Scharff (2002): Lernbehinderung. In: Bundesanstalt für Arbeit (Hrsg.): Berufliche Rehabilitation junger Menschen. Handbuch für Schule, Berufsberatung und Ausbildung. Nürnberg (Bundesanstalt für Arbeit), S. 155–174.

Kind, J. (1990): Zur Interaktionstypologie suizidalen Verhaltens. *Nervenarzt* 61 (2): 153–158.

Klahr, A. M. a. S. A. Burt (2014): Practitioner Review: Evaluation of the known behavioral heterogeneity in conduct disorder to improve its assessment and treatment. *Journal of Child Psychology and Psychiatry* 55 (12): 1300–1310.

Klasen, F., A.-K. Meyrose, C. Otto, F. Reiss u. U. Ravens-Sieberer (2017): Psychische Auffälligkeiten von Kindern und Jugendlichen in Deutschland. Ergebnisse der BELLA-Studie. *Monatsschrift Kinderheilkunde* 165 (5): 402–407.

Kleve, H. (2016): Rezension zu: Manuel Barthelmess (2016): Die systemische Haltung. Was systemisches Arbeiten im Kern ausmacht. Vandenhoeck & Ruprecht (Göttingen). In: socialnet Rezensionen, https://www.socialnet.de/rezensionen/20784.php [21.02.2018].

Kliem, S., S. S. Aurin u. C. Kröger (2014): Zur Wirksamkeit des adoleszenzspezifischen Elterntrainings Group Teen Triple P. *Kindheit und Entwicklung* 23 (3): 184–193.

Kochanska, G., R. A. Barry, S. A. Stellern a. J. J. O'Bleness (2009): Early attachment organization moderates the parent-child mutually coercive pathway to children's antisocial conduct. *Child Development* 80 (4): 1288–1300.

Kopp, D., C. Spitzer, P. Kuwert, S. Barnow, S. Orlob, H. Lüth, H. J. Freyberger u. M. Dudeck (2009): Psychische Störungen und Kindheitstraumata bei Strafgefangenen mit antisozialer Persönlichkeitsstörung. *Fortschritte Neurologie Psychiatrie* 77 (3): 152–159.

Köttgen, C. u. D. Kretzer (1989): »Grenzfälle« – Psychiatrie – Heime. In: U. Gintzel u. R. Schone (Hrsg.): Jugendhilfe und Jugendpsychiatrie – Zwischen Konkurrenz und Kooperation. Münster (Votum), S. 92–118.

Kriz, J. (2009): Systemische Familientherapie. In: T. Slunecko (Hrsg.): Psychotherapie. Eine Einführung. Wien (facultas/wuv), S. 221–261.

Kumsta, R., E. Sonuga-Barke a. M. Rutter (2012): Adolescent callous-unemotional traits and conduct disorder in adoptees exposed to severe early deprivation. *British Journal of Psychiatry* 200 (3): 197–201.

Kutter, P. (1989): Moderne Psychoanalyse. München (Internationale Psychoanalyse).

Lahey, B. B. a. I. D. Waldman (2003): A developmental propensity model of the origins of conduct problems during childhood and adolescence. In: B. B. Lahey, T. E. Moffitt a. A. Caspi (eds.): Causes of conduct disorder and serious delinquency. New York (Guilford), pp. 76–117.

Lehmkuhl, G., M. Döpfner, J. Plück, W. Berner, J. M. Fegert, M. Huss, K. Lenz, K. Schmeck, U. Lehmkuhl u. F. Poustka (1998): Häufigkeit psychischer Auffälligkeiten und somatischer Beschwerden bei vier- bis zehnjährigen Kindern in Deutschland im Urteil der Eltern – ein Vergleich normorientierter und kriterienorientierter Modelle. Zeitschrift für Kinder- und Jugendpsychiatrie 26 (2): 83–96.

Levold, T. (2014): Zirkularität und Feedback: Kybernetisches Denken. In: T. Levold u. M. Wirsching (Hrsg.): Systemische Therapie und Beratung – das große Lehrbuch. Heidelberg (Carl-Auer), S. 50–53.

Levold, T. u. M. Wirsching (Hrsg.) (2014): Systemische Therapie und Beratung – das große Lehrbuch. Heidelberg (Carl-Auer).

Liddle, H. A. (2016): Multidimensional Family Therapy: Evidence Base for Transdiagnostic Treatment Outcomes, Change Mechanisms, and Implementation in Community Settings. *Family Process* 55 (3): 558–576.

Lieb, H. (2011): Kontextsensibilität: Eine aus der Systemtheorie abgeleitete Wirkvariable. In: H. Schindler, W. Loth u. J. von Schlippe (Hrsg.): Systemische Horizonte. Göttingen (Vandenhoeck & Ruprecht), S. 25–38.

Lieb, H. (2014): Störungsspezifische Systemtherapie. Heidelberg (Carl-Auer).
Liechti, J. (2009): Dann komm ich halt, sag aber nichts. Heidelberg (Carl-Auer).
Lilienfeld, S. O., A. L. Watts a. S. F. Smith (2015): Successful Psychopathy: A Scientific Status Report. *Current Directions in Psychological Science* 24 (4): 298–303.
Loeber, R., D. P. Farrington, M. Stouthamer-Loeber a. W. B. van Kammen (1998): Antisocial behavior and mental health problems. Mahwah, NJ (Erlbaum).
Lorber, M. F., T. del Vecchio a. A. M. S. Slep (2015): The emergence and evolution of infant externalizing behavior. *Development and Psychopathology* 27 (3): 663–680.
Loth, W. u. A. von Schlippe (2004): Die therapeutische Beziehung aus systemischer Sicht. *Psychotherapie im Dialog* 4 (4), 341–347.
Luhmann, N. (1975): Formen des Helfens im Wandel gesellschaftlicher Bedingungen. In: N. Luhmann: Soziologische Aufklärung 2. Opladen (Westdeutscher Verlag), S. 134–149.
Luhmann, N. (1983): Medizin und Gesellschaftstheorie. *Mensch, Medizin, Gesellschaft* 8 (2): 168–175.
Luhmann, N. (1984): Soziale Systeme. Frankfurt a. M. (Suhrkamp).
Luhmann, N. (1989): Ethik als Reflexionstheorie der Moral. In: N. Luhmann: Gesellschaftsstruktur und Semantik. Studien zur Wissenssoziologie der modernen Gesellschaft, Bd. 3. Frankfurt a. M. (Suhrkamp), S. 358–447.
Luhmann, N. (1990a): Paradigm lost. Über die ethische Reflexion der Moral. Frankfurt a. M. (Suhrkamp).
Luhmann, N. (1990b): Der medizinische Code. In: N. Luhmann: Soziologische Aufklärung 5: Konstruktivistische Perspektiven. Opladen (Westdeutscher Verlag), S. 183–195.
Luhmann, N. (1993): Das Recht der Gesellschaft. Frankfurt a. M. (Suhrkamp).
Luhmann, N. (1995): Das Risiko der Kausalität. *Zeitschrift für Wissenschaftsforschung* 9: 107–119.
Luhmann, N. (1997): Die Gesellschaft der Gesellschaft. Frankfurt a. M. (Suhrkamp).
Luhmann, N. u. K. E. Schorr (1982): Personale Identität und Möglichkeiten der Erziehung. In: N. Luhmann u. K. E. Schorr (Hrsg.): Zwischen Technologie und Selbstreferenz. Frankfurt a. M. (Suhrkamp), S. 224–260.
Melzer, W. u. W. Schubarth (2016): Gewalt in der Schule und die Gesundheit von Schülerinnen und Schülern. *Bundesgesundheitsblatt – Gesundheitsforschung – Gesundheitsschutz* 59 (1): 66–72.
Mentzos, S. (1982): Neurotische Konfliktverarbeitung. München (Kindler).
Mentzos, S. (2009): Lehrbuch der Psychodynamik. Die Funktion der Dysfunktionalität psychischer Störungen. Göttingen (Vandenhoeck & Ruprecht).

Merten, R. (2000): Soziale Arbeit als autonomes Funktionssystem der modernen Gesellschaft? Argumente für eine konstruktive Perspektive. In: R. Merten: Systemtheorie Sozialer Arbeit. Opladen (Leske + Budrich), S. 177–204.

Mikulincer, M. a. P. R. Shaver (2005): Attachment security, compassion, and altruism. *Current Directions in Psychological Science* 14 (1): 34–38.

Minuchin, S. (1977): Familie und Familientherapie. Theorie und Praxis struktureller Familientherapie. Freiburg (Lambertus).

Minuchin, S., B. Rosman u. L. Baker (1978): Psychosomatische Krankheiten in der Familie. Stuttgart (Klett-Cotta).

Moffitt, T. E. (1993): Adolescence-limited and life-course persistent antisocial behavior: A developmental taxonomy. *Psychological Review* 100 (4): 674–701.

Murray, J., H. Scott, C. Connolly a. A. Wells (2018): The Attention Training Technique improves Children's ability to delay gratification: A controlled comparison with progressive relaxation. *Behaviour Research and Therapy* 104: 1–6.

Müller, C. M. u. M. Minger (2013): Welche Kinder und Jugendliche werden am stärksten durch die Peers beeinflusst? Eine systematische Übersicht für den Bereich dissozialen Verhaltens. *Empirische Sonderpädagogik* 4 (2): 107–129.

Müller, S. (2018): Moral Enhancement durch Neurochirurgie? Machbarkeit und ethische Vertretbarkeit. Ethik in der Medizin 30 (1): 39–56.

Myschker, N. u. R. Stein (2014): Verhaltensstörungen bei Kindern und Jugendlichen. Stuttgart (Kohlhammer), 7. Aufl.

OECD (2017): PISA 2015 Results (Volume III): Students' Well-Being. Paris (OECD Publishing). Verfügbar unter: http://dx.doi.org/10.1787/9789264273856-en [5.6.2018].

Olweus, D. (1993): Bullying at school. What we know and what we can do. Oxford (Blackwell).

Olweus, D. (2013): School bullying: development and some important challenges. *Annual Review of Clinical Psychology* 9: 751–780.

Patrzel, A. (2017): Systemisches Fragen. Wiesbaden (Springer Gabler), 2. Aufl.

Patterson, G. R. (1996): Some characteristics of a developmental theory of early-onset delinquency. In: M. F. Lenzenweger a. J. J. Haugaard (eds.): Frontiers of Developmental Psychopathology. New York (Oxford University), S. 81–124.

Patterson, G., J. Reid a. T. Dishion (1992): Antisocial boys. Vol. 4. Eugene, OR (Castalia).

Petersen, I. T., J. E. Bates, K. A. Dodge, J. E. Lansford a. G. S. Pettit (2015): Describing and predicting developmental profiles of externalizing problems from childhood to adulthood. Development and Psychopathology 27(3): 791–818.

Pfeffer, T. (2004): Das »zirkuläre Fragen« als Forschungsmethode zur Luhmannschen Systemtheorie. Heidelberg (Carl-Auer), 2. Aufl.

Pieper, A. (2008): Gut und Böse. München (Beck), 3. Aufl.

Pine, F. (1990): Die vier Psychologien der Psychoanalyse und ihre Bedeutung für die Praxis. *Forum der Psychoanalyse* 6 (4): 232–249.

Redl, F. (1978): Erziehungsprobleme – Erziehungsberatung. München (Piper).

Redl, F. u. D. Winemann (1984): Kinder, die hassen. München (Piper).

Rehberg, W., U. Fürstenau u. B. Rhiner (2011): Multisystemische Therapie (MST) für Jugendliche mit schweren Störungen des Sozialverhaltens. *Zeitschrift für Kinder- und Jugendpsychiatrie und Psychotherapie* 39 (1): 41–45.

Reiter, M., A. Bock, M.-L. Althoff, S. Taubner u. K. Sevecke (2017): Mentalisierungsbasierte Therapie einer Jugendlichen mit Störung des Sozialverhaltens. *Praxis der Kinderpsychologie und Kinderpsychiatrie* 66 (5): 362–377.

Retzlaff, R. u. K. von Sydow (2015): Systemische Therapie mit Kindern und Jugendlichen. *Psychotherapeut* 60 (4): 295–301.

Rhiner, B., T. Graf, G. Dammann u. U. Fürstenau (2011): Multisystemische Therapie (MST) für Jugendliche mit schweren Störungen des Sozialverhaltens. *Zeitschrift für Kinder- und Jugendpsychiatrie und Psychotherapie* 39 (1): 33–39.

Rhule-Louie, D. M. a. R. J. McMahon (2007): Problem Behavior and Romantic Relationships: Assortative Mating, Behavior Contagion, and Desistance. *Clinical Child and Family Psychology Review* 10 (1): 53–100.

Richter, H.-E. (1963): Eltern, Kind, Neurose. Stuttgart (Klett).

Richter, H.-E. (1970): Patient Familie. Reinbek (Rowohlt).

Robbins, M. S., J. F. Alexander, C. W. Turner a. A. Hollimon (2016): Evolution of Functional Family Therapy as an Evidence-Based Practice for Adolescents with Disruptive Behavior Problems. *Family Process* 55 (3): 543–557.

Roth, G. u. D. Strüber (2009): Neurobiologische Aspekte reaktiver und proaktiver Gewalt bei antisozialer Persönlichkeitsstörung und »Psychopathie«. *Praxis der Kinderpsychologie und Kinderpsychiatrie* 58 (8): 587–509.

Rotthaus, W. (2014): Kinder- und Jugendpsychiatrie. In: T. Levold u. M. Wirsching (Hrsg.): Systemische Therapie und Beratung – das große Lehrbuch. Heidelberg (Carl-Auer), S. 466–470.

Rotthaus, W. (2015a): Therapie mit Jugendlichen. In: R. Hanswille (Hrsg.): Handbuch systemische Kinder- und Jugendlichenpsychotherapie. Heidelberg (Carl-Auer), S. 130–152.

Rotthaus, W. (2015b): Freiwilligkeit und Zwang. In: R. Hanswille (Hrsg.): Handbuch systemische Kinder- und Jugendlichenpsychotherapie. Heidelberg (Carl-Auer), S. 160–168.

Rotthaus, W. (2015c): Ängste von Kindern und Jugendlichen. Heidelberg (Carl-Auer).

Rotthaus, W. (2015d): Stationäre systemische Kinder- und Jugendpsychiatrie. Heidelberg (Carl-Auer).

Runkel, T. (2010): Enhancement und Identität. Tübingen (Mohr Siebeck).

Rutter, M. a. D. J. Smith (1995): Psychosocial disorders in young people: Time trends and their causes. Chichester (Wiley).

Salekin, R. T. (2017): Research Review: What do we know about psychopathic traits in children? *Journal of Child Psychology and Psychiatry* 58 (11): 1180–1200.

Sameroff, A. J. a. M. J. Chandler (1975): Reproductive risk and the continuum of caretaking casualty. In: F. D. Horowitz, M. Hetherington, S. Scarr-Salapatek a. G. Siegel (eds.): Review of child development research, Vol. 4. Chicago (University of Chicago), S. 187–244.

Schleiffer, R. (1982): Familienhistorische Anmerkungen zur Familientherapie. *Familiendynamik* 7 (1): 19–30.

Schleiffer, R. (1993a): Dissoziale Störungen bei adoptierten Jugendlichen. Eine klinisch-empirische Studie. *Zeitschrift für Kinder- und Jugendpsychiatrie* 21 (2): 115–122.

Schleiffer, R. (1993b): Anderssein – Zur Familiendynamik dissozialer Adoptivkinder. *Familiendynamik* 18 (4): 386–396.

Schleiffer, R. (1994): Das Scheidungskind als kollusives Partnersubstitut. *Psychotherapie, Psychosomatik, Medizinische Psychologie* 44 (3): 193–199.

Schleiffer, R. (1996): Rechtsradikales Handeln Jugendlicher. *Neue Praxis* 26 (6): 519–528.

Schleiffer, R. (2002): Desorganisierte Bindung als gemeinsamer Risikofaktor für Dissozialität und Lernbehinderung. In: U. Schröder, M. Wittrock, S. Rolus-Borgward u. U. Tänzer (Hrsg.): Lernbeeinträchtigung und Verhaltensstörung. Stuttgart (Kohlhammer), S. 108–120.

Schleiffer, R. (2005): Über Lernvermeidung – Eine funktionale Analyse »lernbehinderter« Kommunikation. *Zeitschrift für Sozialpädagogik* 3 (4): 338–359.

Schleiffer, R. (2008): Konsequenzen desorganisierter Bindungsmuster für Pädagogik und Therapie. In: Arbeitskreis der Therapeutischen Jugendwohngruppen Berlin (Hrsg.): Das therapeutische Milieu als Angebot der Jugendhilfe. Bd. II: Beziehungsangebote, Diagnostik, Interventionen. Berlin (Verlag Allgemeine Jugendberatung), S. 116–135.

Schleiffer, R. (2012): Das System der Abweichungen. Eine systemtheoretische Neubegründung der Psychopathologie. Heidelberg (Carl-Auer).

Schleiffer, R. (2013): Verhaltensstörungen. Sinn und Funktion. Heidelberg (Carl-Auer).

Schneider, W. (2013): Medikalisierung sozialer Prozesse. *Psychotherapeut* 58 (3): 219–236.

Schwing, R. (2014): Auftragsklärung. In: T. Levold u. M. Wirsching (Hrsg.): Systemische Therapie und Beratung - das große Lehrbuch. Heidelberg (Carl-Auer), S. 172–174.

Scott, S., M. Knapp, J. Henderson a. B. Maughan (2001): Financial cost of social exclusion: follow up study of antisocial children into adulthood. *British Medical Journal* 323 (7306): 191.

Selvini Palazzoli, M., L. Boscolo, G. Cecchin u. G. Prata (1981): Hypothetisieren - Zirkularität - Neutralität. *Familiendynamik* 6 (4): 123–138.

Serres, M. (1981): Der Parasit. Frankfurt a. M. (Suhrkamp).

Shanahan, L., W. Copeland, E. J. Costello a. A. Angold (2008): Specifity of putative psychosocial risk factors for psychiatric disorders in children and adolescents. *Journal of Child Psychology and Psychiatry* 49 (1): 34–42.

Sharp, C. (2007): Theory of mind and conduct problems in children: Deficits in reading the »emotions of the eyes«. *Cognition and Emotion* 22 (6): 1149–1158.

Shepherd, J. P., I. Shepherd, R. G. Newcombe a. D. Farrington (2009): Impact of antisocial lifestyle on health: Chronic disability and death by middle age. *Journal of Public Health* 31 (4): 506–511.

Silverthorn, P. a. P. J. Frick (1999): Developmental pathways to antisocial behavior: The delayed-onset pathway in girls. *Development and Psychopathology* 11 (1): 101–126.

Snyder, J. J. a. G. P. Patterson (1995): Individual differences in social aggression: A test of a reinforcement model of socialization in the natural environment. *Behavior Therapy* 26 (2): 371–391.

Specht, F. (1985): Dissozialität, Delinquenz, Verwahrlosung. In: H. Remschmidt u. M. H. Schmidt (Hrsg.): Kinder- und Jugendpsychiatrie in Klinik und Praxis. Bd. III. Stuttgart (Thieme), S. 276–294.

Spitz, R. A. (1992): Nein und Ja. Die Ursprünge der menschlichen Kommunikation. Stuttgart (Klett).

Sroufe, L. A. (1999): The Concept of Development in Developmental Psychopathology. *Child Development Perspectives* 3 (3):178–183.

Staborinski, J. (1989): Montaigne. Denken und Existenz. Frankfurt a. M. (Fischer).

Steinhausen, H. C. (2006): Psychische Störungen bei Kindern und Jugendlichen. München (Elsevier), 6. Aufl.

Stern, D. N. (1992): Die Lebenserfahrung des Säuglings. Stuttgart (Klett-Cotta).

Stern, D. N. (1998): Die Mutterschaftskonstellation: Eine vergleichende Darstellung verschiedener Formen der Mutter-Kind-Psychotherapie. Stuttgart (Klett-Cotta).

Stierlin, H. (1975): Eltern und Kinder im Prozeß der Ablösung. Frankfurt a. M. (Suhrkamp).

Stierlin, H. (1978): Delegation und Familie: Beiträge zum Heidelberger familiendynamischen Konzept. Frankfurt a. M. (Suhrkamp).

Storz, R. (2007): Zur Entwicklung der Jugendkriminalität. Jugendstrafurteile von 1946 bis 2004. Neuchâtel (Bundesamt für Statistik).

Sukhodolsky, D. G., S. D. Smith, S. A. McCauley, K. Ibrahim a. J. B. Piasecka (2016): Behavioral Interventions for Anger, Irritability, and Aggression in Children and Adolescents. *Journal of Child and Adolescent Psychopharmacology* 26 (1): 58–64.

Szapocznik, J., S. J. Schwartz, J. A. Muir a. C. H. Brown (2012): Brief Strategic Family Therapy: An Intervention to Reduce Adolescent Risk Behavior. *Couple Family Psychology* 1 (2): 134–145.

Taubner, S. (2016): Bindung und Mentalisierung. Grundzüge der mentalisierungsbasierten Therapie (MBT). *Psychotherapie im Dialog* 17 (3): 54–59.

Taubner, S., L. O. White, J. Zimmermann, P. Fonagy a. T. Nolte (2013): Attachment-Related Mentalization Moderates the Relationship Between Psychopathic Traits and Proactive Aggression in Adolescence. *Journal of Abnormal Child Psychology* 41 (6): 929–938.

Taubner, S., J. Volkert, T.-C. Gablonski u. T. Rossouw (2017): Mentalisierungsbasierte Therapie bei Adoleszenten mit Borderline-Persönlichkeitsstörung - Konzept und Wirksamkeit. *Praxis der Kinderpsychologie und Kinderpsychiatrie* 66 (5): 423–434.

Thapar, A., M. van den Bree, T. Fowler, K. Langley a. N. Whittinger (2006): Predictors of antisocial behaviour in children with attention deficit hyperactivity disorder. *European Child and Adolescent Psychiatry* 15 (2): 118–125.

Thiersch, H. (2014): Schwarze Pädagogik in der Heimerziehung. *Widersprüche* 34 (131): 23–30.

Tilfors, M., B. El-Khouri, M. B. Stein a. K. Trost (2009): Relationships between social anxiety, depressive symptoms, and antisocial behaviors: Evidence from a prospective study of adolescent boys. *Journal of Anxiety Disorders* 23 (5): 718–724.

Timimi, S. (2002): Pathological child psychiatry and the medicalization of childhood. Hove (Brunner-Routledge).

Minuchin, S. (1977): Familie und Familientherapie: Theorie und Praxis struktureller Familientherapie. Freiburg (Lambertus).

Tronick, E., H. Als, L. Adamson, S. Wise a. T. B. Brazelton (1978): The infant's response to entrapment between contradictory messages in face-to-face interactions. *Journal of the American Academy of Child Psychiatry* 17 (1): 1–13.

Trüper, J. (1904): Psychopathische Minderwertigkeiten als Ursache von Gesetzesverletzungen Jugendlicher. In: Beiträge zur Kinderforschung und Heilerziehung. Beihefte zur *Zeitschrift für Kinderforschung*, Heft VIII. Lan-

gensalza (Beyer & Söhne).
Tusch, M., W. Hussy u. A. Fritz (2002): Ausmaß und Förderbarkeit der Planungsfähigkeit Lernbehinderter: Ein prozessorientierter Ansatz im Sinne des Metakognitionskonzeptes. *Heilpädagogische Forschung* 28 (4): 176–188.
Van Goozen, S. H, G. Fairchild, H. Snoek a. G. T. Harold (2007): The evidence for a neurobiological model of childhood antisocial behavior. *Psychological Bulletin* 133 (1): 149–182.
Van IJzendoorn, M. H. a. M. J. Bakermans-Kranenburg (2015): Genetic differential susceptibility on trial: Meta-analytic support from randomized controlled experiments. *Development and Psychopathology* 27 (1): 151–162.
Van Ryzin, M. J., L. D. Leve, J. M. Neiderhiser, D. S. Shaw, M.-N. Natsuaki a. D. Reiss (2015): Genetic Influences Can Protect Against Unresponsive Parenting in the Prediction of Child Social Competence. *Child Development* 86 (3): 667–680.
Van Zeijl, J., J. Mesman, M. N. Stolk, L. R. Alink, M. H. van Ijzendoorn, M. J. Bakermans-Kranenburg, F. Juffer a. H. M. Koot (2006): Terrible ones? Assessment of externalizing behaviors in infancy with the Child Behavior Checklist. *Journal of Child Psychology and Psychiatry* 47 (8): 801–810.
Vloet, T. D., S. Herpertz u. B. Herpertz-Dahlmann (2006): Ätiologie und Verlauf kindlichen dissozialen Verhaltens – Risikofaktoren für die Entwicklung einer antisozialen Persönlichkeitsstörung. *Zeitschrift für Kinder- und Jugendpsychiatrie und Psychotherapie* 34 (2): 101–114.
Von Schlippe, A. u. J. Schweitzer (2016): Lehrbuch der systemischen Therapie und Beratung I. Göttingen (Vandenhoeck & Ruprecht), 3. Aufl.
Vreugdenhil, C., T. A. Doreleijers, R. Vermeiren, L. F. Wouters a. W. van den Brink (2004): Psychiatric disorders in a representative sample of incarcerated boys in the Netherlands. *Journal of the American Academy of Child & Adolescent Psychiatry* 43 (1): 97–104.
Wahlster, A. (2014): Was tun, wenn sich nichts tut? Zum Umgang mit dem Phänomen Nichtveränderung. *Zeitschrift für Systemische Therapie und Beratung* 32 (1): 26–36.
Waller, R. a. L. W. Hyde (2018): Callous-unemotional behaviors in early childhood: the development of empathy and prosociality gone awry. *Current Opinion in Psychology* 20 (1): 11–16.
Watzlawick., P., J. H. Beavin u. D. D. Jackson (1969): Menschliche Kommunikation: Formen, Störungen, Paradoxien. Bern (Huber).
Weidner, J. u. R. Kilb (Hrsg.) (2011): Handbuch Konfrontative Pädagogik. Weinheim (Juventa).
Weidner, J., R. Kilb u. D. Kreft (Hrsg.) (1997): Gewalt im Griff. Neue Formen des Anti-Aggressivitäts-Trainings. Weinheim (Beltz).
Weinberg, M. K., E. Z. Tronick, J. F. Cohn a. K. L. Olson (1999): Gender diffe-

rences in emotional expressivity and self-regulation during early infancy. *Developmental Psychology* 35 (1): 175–188.

Weltgesundheitsorganisation (1946): Verfassung der WHO vom 22.7.1946. Genf (Weltgesundheitsorganisation).

Willke, H. (1987): Strategien der Intervention in autonome Systeme. In: D. Baecker, J. Markowitz, R. Stichweh, H. Tyrell u. H. Willke (Hrsg.): Theorie als Passion. Niklas Luhmann zum 60. Geburtstag. Frankfurt a. M. (Suhrkamp), S. 333–361.

Wilson, M. A. a. M. Daly (1985): Competitiveness, Risk Taking, and Violence: The Young Male Syndrome. *Ethology and Sociobiology* 6 (1): 59–73.

Winkler, M. (2003): Verliebt in das eigene Programm. *Sozial Extra* 27 (4): 44–46.

Winnicott, D. W. (1976): Die antisoziale Tendenz. In: D. W. Winnicott: Von der Kinderheilkunde zur Psychoanalyse. München (Kindler), S. 224–237.

Wissenschaftlicher Beirat Psychotherapie (2004): Stellungnahme zur psychodynamischen Psychotherapie vom 11. November 2004.

World Health Organization (1993): The ICD-10 Classification of Mental and Behavioural Disorders: Diagnostic criteria for research. Genf (World Health Organization).

Über den Autor

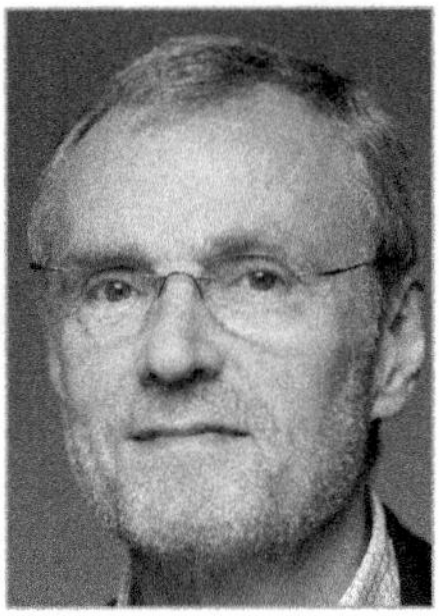

© Konrad Gös

Roland Schleiffer, Dr. med., Facharzt für Kinder- und Jugendpsychiatrie sowie für Psychotherapeutische Medizin; psychoanalytische Zusatzausbildung. Nach langjähriger Tätigkeit in der stationären Kinder- und Jugendpsychiatrie von 1995 bis zu seiner Emeritierung im Jahr 2012 Professor für Psychiatrie und Psychotherapie in der Heilpädagogik an der Universität zu Köln. Schwerpunkte: Entwicklungspsychopathologie, Systemtheorie, Bindungstheorie, Fremdunterbringung. Veröffentlichungen u. a.: *Das System der Abweichungen – Eine systemtheoretische Neubegründung der Psychopathologie* (2012), *Verhaltensstörungen – Sinn und Funktion* (2013).

Justine van Lawick | Margreet Visser

Kinder aus der Klemme

Interventionen für Familien in hochkonflikthaften Trennungen

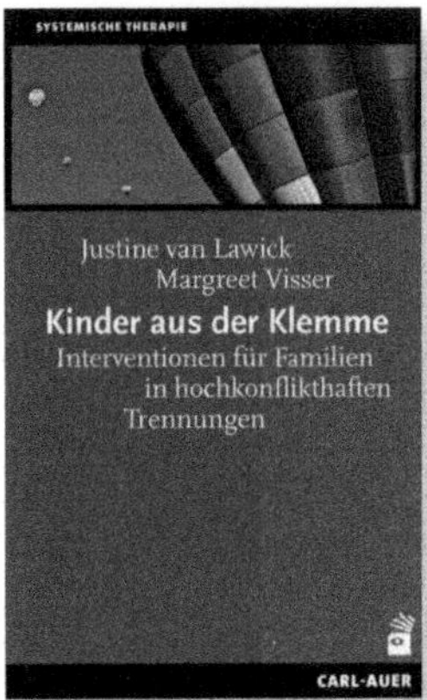

Unter Mitarbeit von Stephanie Schöne und Annegret Eckhart-Ringel

Aus dem Niederländischen von Hildegard Höhr

195 Seiten, Kt, 2017
ISBN 978-3-8497-0170-3

Nach einer Trennung leiden Kinder besonders, wenn es Eltern nicht gelingt, einen konstruktiven Weg einzuschlagen. Trauer, Verletzungen und Enttäuschungen sind der Nährboden für nicht enden wollende Konflikte, in denen die Kinder zwischen die Fronten, in einen Loyalitätskonflikt und überhaupt aus dem Blick geraten. Sie stecken in der Klemme.

Justine van Lawick und Margreet Visser haben mit ihrem Programm „Kinder aus der Klemme" einen neuen Weg für diese Familien gefunden. Sie arbeiten im Multifamiliensetting mit zwei parallelen Gruppen: einer Elterngruppe und einer Kindergruppe. Statt auf die Fehler und Verletzungen des anderen Elternteils wird der Blick wieder auf die Kinder gerichtet. Und statt wie gewohnt zu zweit in alte Muster zu verfallen, werden die Eltern angeregt, neue Sichtweisen zu entwickeln – nicht zuletzt durch Rückmeldungen der anderen Eltern.

Auch die Kinder machen neue Erfahrungen: Sie sind nicht allein, anderen Kindern geht es ähnlich. Im geschützten Rahmen können sie ihren Gedanken und Gefühlen Ausdruck verleihen.

Das Programm „Kinder aus der Klemme" ist sowohl für Jugendhilfe und Erziehungsberatung wie auch für den klinischen Kontext der Kinder- und Jugendpsychiatrie geeignet.

Carl-Auer Verlag • www.carl-auer.de